AF723047

Karl Hecht
Elena Hecht-Savoley

Klinoptilolith-Zeolith

Siliziummineralien und Gesundheit

SPURBUCHVERLAG

Karl Hecht
Elena Hecht-Savoley

Klinoptilolith-Zeolith

Siliziummineralien und Gesundheit

Bibliografische Information der Deutschen Nationalbibliothek
Die Deutsche Nationalbibliothek verzeichnet diese Publikation in der Deutschen Nationalbibliografie; detaillierte bibliografische Daten sind im Internet über
http://dnb.dnb.de abrufbar.

6. Auflage, 2023
© Alle Rechte beim Spurbuchverlag GmbH & Co. KG
Am Eichenhügel 4, 96148 Baunach
Ausführung: pth-mediaberatung GmbH, Würzburg
www.mediaberatung.de
ISBN 978-3-88778-322-8

Copyright 2008 by Spurbuchverlag GmbH & Co. KG
Alle Rechte, einschließlich der Übersetzung in Fremdsprachen, vorbehalten. Kein Teil des Werkes darf in irgendeiner Form (Druck, Fotokopie, Mikrofilm, CD oder einem anderen Verfahren) ohne schriftliche Genehmigung des Verlages reproduziert oder unter Verwendung elektronischer Systeme verarbeitet, vervielfältigt oder verbreitet werden.

Wichtiger Hinweis

Die Medizin ist eine Wissenschaft, die seit Jahrhunderten ständigen veränderlichen Entwicklungen unterliegt, sich derzeitig in einer Krisensituation befindet und nicht mehr den Bedürfnissen der Menschen bezüglich einer echten Gesundheit gerecht werden kann. Das nähere Kennenlernen des Menschen als ein biopsychosoziales Wesen und Berufserfahrungen der ganzheitlich denkenden Ärzte geben Anlass neue Richtungen in der Medizin zu entwickeln im Sinne einer sanften, gefahrlosen, humanen Medizin. Wir haben mit Bezug auf den weltbekannten Arzt Rudolf Virchow nachdrücklich betont, dass die Medizin eine individuumsbezogene Lebenswissenschaft ist. Deshalb können z. B. Wirkstoffeffekte und ihre Dosierung bei jedem Menschen unterschiedlich sein.
Für die Angaben über Dosierungsanweisungen, Therapieschemata, Applikationsformen können die Autoren und der Verlag keine Gewähr übernehmen. Jedem Therapeuten wird empfohlen, die entsprechende Produktbeschreibung der Produzenten genau zu studieren und die Behandlung auf das Individuum auszurichten. Jedem Interessenten an den Natur-Siliziummineralien wird empfohlen, sich mit einem Therapeuten zu beraten.
Wir haben in Kurzform, hochinformativ versucht, den neuesten wissenschaftlichen Erkenntnisstand der uns zugänglichen Literatur zu reflektieren. Weitere Literaturquellen sind unserem Buch „Naturmineralien, Regulation, Gesundheit", Schibri-Verlag, Berlin, Milow 2005/2007 zu entnehmen (dort sind ca. 1.500 angegeben). Geschützte Warenzeichen haben wir erwähnt, aber nicht im Detail gekennzeichnet.
Das Werk, einschließlich aller seiner Teile, ist urheberrechtlich geschützt. Jede Verwertung außerhalb der engen Grenzen des Urheberrechtgesetztes ist ohne Zustimmung des Verlags unzulässig und strafbar. Das gilt vor allem für Vervielfältigung, Übersetzung, Mikroverfilmung und die Einspeicherung und Verarbeitung in elektronischen Systemen.

Inhalt

Teil II
Natur-Klinoptilolith-Zeolith in der alltäglichen medizinischen Therapie und Prophylaxe

Teil III
Biologische Transmutation von Mineralien (Kervran)

Prolog

Wir gehen davon aus, dass der Mensch ein biopsychosoziales Wesen, welches mit besonderen geistig-emotionellen Eigenschaften ausgestattet ist. Seine Handlungsfähigkeit wird bestimmt durch eine außerordentliche Flexibilität des Gehirns, das sich Tag und Nacht in einer ständigen Dynamik befindet. Nur mit Hilfe dieser menschenspezifischen Hirnfunktion ist er imstande hohen körperlichen und geistigen Anforderungen gerecht zu werden, um Anpassung an die sich ständig verändernde Umwelt- und Umfeldbedingungen rasch vollziehen zu können.
Diese Prozesse sind wiederum nur durch eine optimal ablaufende Selbstregulation möglich. Die Selbstregulation ist das elementare Grundprinzip der Natur und jeglichen Lebens. Deshalb ist eine optimale Selbstregulation auch für die Gesundheit des Menschen der wesentliche Grundpfeiler. Der berühmte Arzt, Wissenschaftler und Sozialmediziner Rudolf Virchow hat auf diese heute mehr denn je aktuelle Tatsache in einem Vortrag der Deutschen Naturforscher und Ärzte im Dezember 1869 in Innsbruck nachdrücklich wie folgt hingewiesen.

„Diese bekannte wunderbare Akkomodationsfähigkeit der Körper, sie gibt zugleich den Maßstab an, wo die Grenze der Krankheit ist. **Die Krankheit beginnt in dem Augenblick, wo die regulatorische Einrichtung des Körpers nicht ausreicht, die Störung zu beseitigen. Nicht das Leben unter abnormalen Bedingungen als solches erzeugt Krankheit, sondern die Krankheit beginnt mit der Insuffizienz des regulatorischen Apparats.** Wenn diese Apparat nicht mehr ausreicht, um in Kürze die natürlichen Lebensverhältnisse wieder herzustellen, dann ist der Mensch krank.

Daher kann unter den selben Verhältnissen der eine mit starkem regulatorischen Apparate ganz gut durchkommen, vielleicht mit einigen unangenehmen Sensationen; der andere wird vielleicht längere Zeit sich unbehaglich fühlen, es dauert Stunden, tagelang, ehe er sich an die neuen Verhältnisse gewöhnt, wie man sagt; der dritte erkrankt sehr bald, der vierte schleppt sich einige Tage, vielleicht wochenlang hin, ehe die Krankheit wirklich zum Ausbruch kommt.“

Rudolf Virchow gab mit diesem Postulat auch eine Erklärung dafür, dass z. B. bei Grippeepidemien manche Menschen nicht erkranken, andere leicht, wieder andere schwer und manche sogar daran sterben. Folglich ist es erforderlich in erster Linie die Selbstregulation zu stärken. Eine starke Selbstregulation ist ein wichtiger Faktor für eine kernige Gesundheit, mit der man allen Einflüssen widerstehen kann. Diese Selbstregulation beruht auf der Energie des Menschen, die durch seine Bioelektrizität gewährleistet wird.

Der Mensch ist bekanntlich ein elektrisches Wesen. Die elektrischen Ströme des Gehirns (EEG), des Herzens (EKG), der Muskeln (EMG) und der Haut (EDA) können gemessen werden und dienen zu vielseitigen diagnostischen und Gesundheitskontrollen. Wenn die Bioelektrizität des Menschen gestört ist, dann liegen Krankheiten vor.
Die Bioelektrizität des Menschen wird durch Elektrolyte aufrechterhalten. **Die Elektrolyte stellen faktisch die elektrische Batterie oder den Akku der Elektrophysiologie des Menschen dar,** durch den sie immer im elektrischen Gleichgewicht gehalten wird. Wenn dieser Akku schwach ist, lässt auch die Energie und Kraft des Menschen nach und wenn er leer ist, ist der Mensch tot. Der klinische Tod wird mit dem Hirnstrombild (EEG) bestimmt. Wenn das Gehirn keine elektrischen Signale mehr gibt, dann ist die Elektrolytaktivität erloschen. Wenn der Elektrolythaushalt aus dem Gleichgewicht kommt, z. B. bei der Dysmineralose, dann kann es bioelektrische Funktionsausfälle durch Krankheiten geben.

Als Elektrolyte werden alle Mineralien bezeichnet, die auf Grund von Dissoziationen in Anionen und Kationen elektrische Leitfähigkeit besitzen. Elektrolyte sind faktisch Mineralien in Ionenform. Die Kationen sind positiv geladen, die Anionen negativ. Als Elektrolythaushalt wird die Gesamtheit des Stoffwechsels der in den Körperflüssigkeiten gelösten Ionen verstanden. Kationen sind z. B. Na^{+}, Ca^{++}, Mg^{++}. Anionen sind z. B. Cl^{-}, $HCO3^{-}$.

In dieser Elektrolyt-Ionenform erfüllen die Minerale die Funktionen der elektrophysiologischen Selbstregulation des gesamten menschlichen Organismus.

Eine wesentliche Funktion unter den Elektrolyten erfüllt das SiO_2^-. Es ist der Dirigent eines wichtigen Organs (welchem in der Medizin bisher wenig Beachtung geschenkt wird), der Grundsubstanz der extrazellulären Matrix. Sie ist das Organ der unspezifischen Reaktivität eines Individuums, ohne die das Leben nicht möglich ist.
Die reich mit SiO_2 versehenen Gesteine wie Klinoptilolith-Zeolith und Montmorillonit haben noch zusätzliche, wichtige, für unsere Gesundheit dienliche Funktionen inne.

Silizium ist nach dem Sauerstoff das zweithäufigste Element unseres Planeten. Ohne Sauerstoff können wir nicht leben. Das wissen alle! Was gegenwärtig leider nicht alle wissen ist, dass der Mensch ohne Silizium auch nicht leben kann. Unsere Vorfahren und einfache Völker der Gegenwart sind darüber besser informiert. Silizium ist das älteste Heil-, Gesundheitsvorsorge- und Hautpflegemittel der Menschheit. Die alten Ägypter wandten es vor 5.000 Jahren genauso wie die Menschen der Antike und des Mittelalters an. Sie verwendeten vor allem verschiedene Tonarten und SiO_2-haltige Pflanzen. Rezepturen aus dieser Zeit, z. B. die essigsaure Tonerde von Ibn Sina (Avicenna), haben sich bis heute erhalten.

Die Tonarten Bentonit (Montmorillonit) und hochdisperses SiO_2 sind heute als Arzneihilfsmittel zugelassen.

Wir haben 2005 ein Buch „Naturmineralien, Regulation, Gesundheit“ im Schibri-Verlag herausgebracht. Dieses Werk von 425 Seiten fand mit mehr als 1.500 Literaturquellen im In- und Ausland eine große Resonanz, sodass schnell eine zweite Auflage notwendig wurde. In jenem Buch stellten wir das SiO_2 als Dirigent der Regulation unserer Lebensprozesse und auch den siliziumhaltigen Klinoptilolith-Zeolith und Montmorillonit vor. Da 425 Seiten wissenschaftlicher Text nicht einfach zu bewältigen sind, wurden wir wiederholt gebeten, eine Kurzform, quasi ein Abstrakt zu dieser hoch interessanten Thematik zu verfassen. Dank der Unterstützung des Spurbuchverlags sind wir in der Lage, diesem vielfach geäußerten Wunsch nachzukommen. Wir legen nunmehr ein Buch mit dem Titel „Klinoptilolith-Zeolith Siliziumminineralien und Gesundheit“ vor. Dieses ist aber nicht nur schlechthin ein Abstrakt unseres „großen Buchs“, sondern wir haben es durch entsprechende Ergänzungen auf den heutigen wissenschaftlichen Stand gebracht. Wir informieren in diesem neuen Buch straff in komprimierter Form. Das Buch umfasst drei Hauptteile. I „Wissenschaftliche Grundlagenerkenntnisse über SiO_2 (Kieselsäure) und Siliziummineralien", II „Natur-Klinoptilolith-Zeolith in der alltäglichen medizinischen Therapie und Prophylaxe" und Teil III „Biologische Transmutation von Mineralien (Kervan)".

Die ärztliche Erfahrung, seine Intuition und Empathie beim Umgang mit den Patienten sind die wichtigsten Eigenschafen eines Heilkundlers (Hippokrates). Da heute Studien gefragt sind, folgen wir auch dieser Forderung. Das fiel uns nicht schwer, weil in den letzten Jahren in Russland, Kroatien, in Deutschland, in Österreich und der Schweiz Wissenschaftler und Ärzte viele Forschungsergebnisse zur Wirkung von Klinoptilolith-Zeolith zusammengetragen haben. Es sind Ergebnisse, die aus der medizinischen Praxis und aus klinischen Erfahrungen entstammen.
Diese sollen nach neuesten Erkenntnissen besser für Therapiestandards sein als die randomisierten, kontrollierten Studien [Willich 2007]. Obgleich diese Untersuchungen in verschiedenen Ländern mit verschiedenen Natur-Klinoptilolith-Zeolithformen unabhängig voneinander durchgeführt worden sind, ergaben sich übereinstimmende Ergebnisse.
In Russland wurde der Natur-Klinoptilolith-Zeolith aus Kholinsk (Sibirien) mittels speziellem Mahlverfahren unter dem Namen Litovit (NOV-Novosibirsk) in Pulver-, Tabletten- und Kapselform produziert.
Der in Kroatien hergestellte Natur-Klinoptilolith-Zeolith in Form des Tribomechanisch aktivierten Zeolith (TMAZ), als Megamin bekannt (Firma Tribomin, Megamin, Zagreb) stammt aus dem Zeolithvorkommen der Slowakei (Nižny Hrabovec (Košiče)).

Die Arzneimittelrezepturen der Firma Heck Biopharma (Winterbach/Stuttgart) sind ebenfalls aus dem slowakischen Natur-Klinoptilolith-Zeolith, der durch eine Spiralmühle zerkleinert, immer als ein Gemisch zusammen mit Na-Montmorillonit rezeptiert wird. Forschungsergebnisse u. a. aus Deutschland stellte uns die Firma froximun zur Verfügung, die mit ihrem Medizinprodukt erzielt worden sind und die auch auf dem slowakischen Zeolith basieren, der nach einem ähnlichen Zerkleinerungsverfahren bearbeitet wird, wie es in Kroatien geschieht. Der Hauptnenner dieser Naturwirkstoffe ist der hohe Anteil von SiO_2, das über eine enorme unspezifische Heilkraft verfügt, wobei der Antioxidantien-, antiviruelle und antibakterielle Effekt einerseits und andererseits die autopilotartigen systemischen Regulationseigenschaften dominieren. Allen Klinoptilolith-Zeolith-Rezepturengruppen ist eigen, dass sie gleiche Wirkungen hervorrufen.

Klinoptilolith-Zeolith möchten wir keinesfalls als ein Allheilmittel deklarieren. Es scheint uns aber nach dem heutigen Stand, dass er ein sehr wichtiges Basistherapeutikum bzw. pharmazeutisches Hilfsmittel (Adjuvans) sein kann, auf das kein Heilberufler verzichten sollte. Er sollte ihn auf Grund der dargelegten Erkenntnisse recht bald seinen Patienten näher bringen. Der Vorteil von Natur-Klinoptilolith-Zeolith: seine Unschädlichkeit. Er hat keine unerwünschten Nebenwirkungen und birgt keine Gefahr der Überdosierung in sich. Dies betonen wir deshalb, weil in Ärztezeitschriften der letzen Zeit und auch in Medien vor der Gefahr vor den heutigen Arzneimitteln gewarnt wird. Zwischenzeitlich konnten sich auch manche Ärzte, die den Klinoptilolith-Zeolith als „paramedizinisches Zeug“ abgetan haben, von dessen Wirkung überzeugen.

Alle angeführten und zitierten Daten sind durch entsprechende wissenschaftliche Literaturquellen belegt. Wenn Sie „Siliziummineralien und Gesundheit“ gelesen haben, dann werden Sie wissen, dass SiO_2 biogen geprägt ist und für die Menschen das adäquate Mineral darstellt und dass Klinoptilolith-Zeolith und Montmorillonit in erster Linie biophysikalisch und weniger biochemisch wirkt. Das soll ein neues Denken anregen. Der Mensch ist nicht nur „Biochemie“, sondern vielmehr „Biophysik“!

Den genannten Firmen danken wir vielmals für die Einsicht in ihre Produkte und für die Zurverfügungstellung ihrer Ergebnisse für dieses Buch. Ganz besonders möchten wir Frau Dipl. Ing. Dahmen für die technische Erstellung und Gestaltung des Manuskripts danken.

Noch eine abschließende Information: Wir nehmen seit acht Jahren täglich 3-5 g Natur-Klinoptilolith-Zeolith ein. Als 84- bzw. 73-Jährige fühlen wir uns jung, gesund und leistungsfähig.

Dies möchten wir mit nachfolgendem Bild und unseren biografischen Daten belegen.

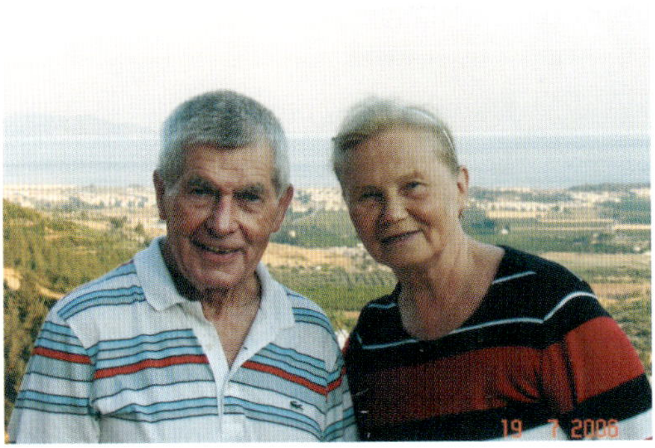

Karl Hecht, geb. 15.02.1924 in Wohlmirstedt (Thüringen). Emeritierter Professor für experimentelle und klinische pathologische Physiologie der Charité, Humboldt-Universität zu Berlin. Prof. für Neurophysiologie. Arbeitsgebiete: Stress-, Schlaf-, Chrono-, Umwelt- und Weltraummedizin sowie Gesundheitswissenschaften. Mehr als 800 wissenschaftliche Publikationen, 42 Bücher, 29 Patente. Doktorvater von 172 Promovenden mit abgeschlossener Promotion. Mitglied und Ehrenmitglied zahlreicher internationaler Akademien und medizinisch-wissenschaftlichen Gesellschaften

Elena Hecht-Savoley, geb. 19.08.1934 in Moskau. Diplomphilosophin und Diplompädagogin, Deutschlehrerin. Autorin zahlreicher Publikationen in russischen Zeitungen und Journalen. Präsidiumsmitglied der russischen und aserbaidschanischen Sektion der internationalen Akademie der Wissenschaften (Gesundheit und Ökologie). Langjährige Beschäftigung mit der russischen Volksmedizin und deren Behandlungsmethoden.

Karl Hecht
Elena Hecht-Savoley

Berlin, November 2007

Teil I
Wissenschaftliche Grundlagenerkenntnisse über SiO_2- (Kieselsäure-) und Siliziummineralien

■ 1. Alarm! Umweltverschmutzung = Gesundheitsverschmutzung des Menschen

Zum Schutz unserer Gesundheit sollten wir jeden Tag kräftig die Alarmglocken läuten, damit alle Welt es hört.
Warum?
Täglich spucken Weltindustrie und Weltverkehr 12-13 Millionen Tonnen von Chemikalien in die Lufthülle unseres schönen blauen Planeten. Das bedeutet im Mittelwert für jeden Erdenbewohner ca. 2 kg Tagesportion. Von dieser atmet er 24 Stunden lang kleine Mengen ein. Auch Nahrung und Trinkwasser sind angereichert von diesen Schadstoffen. So werden dem menschlichen Körper täglich Giftstoffe zugeführt.

Umweltverschmutzung ist daher immer Gesundheitsverschmutzung des Menschen. Umweltkonferenzen müssten daher immer Gesundheitskonferenzen sein, dann wären sie vielleicht ein bisschen effektiver als bisher. Und der Umweltminister eines Landes sollte auch gleichzeitig Gesundheitsminister sein. Die wertvollsten Güter der Menschen, unserer Erde, Gesundheit und saubere Ökologie, sollten kompetent in Personalunion verwaltet werden.

■ 2. Die Verseuchung der Umwelt und des menschlichen Körpers ist immer komplex

Außer den Schadstoffen der Chemie belasten den Menschen auch Lärm, Elektrosmog und der aus der sozialen Umwelt kommende vielfältige emotionelle Dysstress. Alle Schadwirkungen an der Umwelt führen beim Menschen zu Fehlregulation, Dysmineralose (Ungleichgewicht der Mineralien) und zum oxidativen Stress.

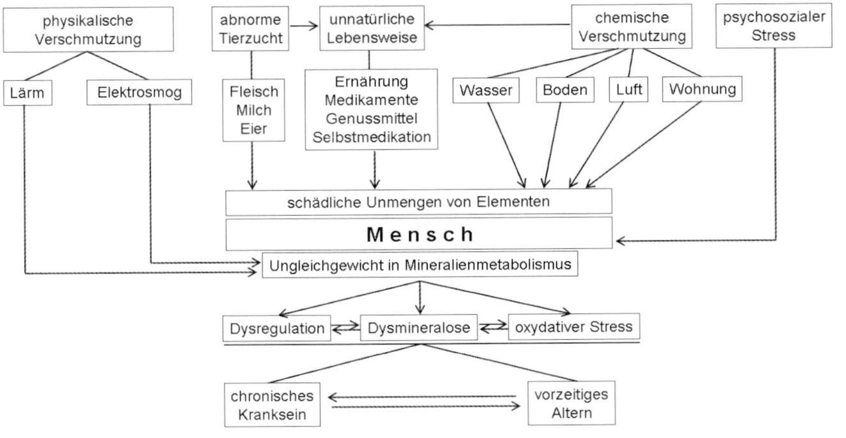

Abbildung 1: Schema des Schadwirkungseinflusses auf den Menschen

■ 3. Neue Leiden: Dysmineralose und oxidativer Stress

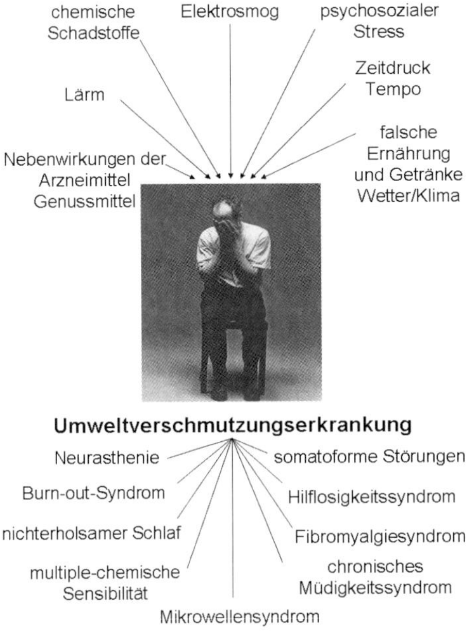

Die Folge der aus der verschmutzten Umwelt resultierenden Verseuchung des menschlichen Körpers sind vielfältige Krankheitsbilder mit Verlegenheitsbezeichnungen für einzelne Schadfaktoren, mit denen gewöhnlich ein Arzt Probleme hat, klar zu kommen. Umweltverschmutzungskrankheit wäre zutreffender.

Abbildung 2: Umweltverschmutzungserkrankung mit verschiedensten Bezeichnungen

Die Symptome der in Abbildung 2 dargestellten Krankheitsbilder sind einander ähnlich und sind im wesentlichen wie folgt zu charakterisieren: Allergien, Asthma, Kopfschmerzen, Ganzkörperschmerzen, Schlafstörungen, Rheuma, Bronchitis, Nervosität, Herz-Kreislauf-Erkrankungen, Verdauungsstörungen, Leistungsabfall, Hauterkrankungen verschiedenster Art, nervöse Erschöpfung, Tagesmüdigkeit, Konzentrationsstörungen, Gedächtnisschwund, gesteigerte Infektanfälligkeit, Haarausfall, Osteoporose, Hautjucken, brüchige Fingernägel. Die Entwicklung dieser Symptomatik ist schleichend. Sie kann auch nur teilweise bei den einzelnen Individuen in Erscheinung treten.

■ 4. Komplexe Mensch-Umwelt-Beziehung beachten

Die in Abbildung 2 angeführten Umwelteinflüsse wirken auf den einzelnen Menschen nicht isoliert voneinander, sondern in komplexer Weise. Diese einzelnen Schadfaktoren können sich im menschlichen Körper durch Interaktionen gegenseitig verstärken. So wurde in letzter Zeit an verschiedenen Orten der USA (NMMAPS) und in Europa (APHEA) beobachtet, dass der gemeinsame Einfluss von chemischen Schadstoffnanopartikeln und Lärmbelästigung zu Lungenerkrankungen führt. In lärmarmen Gegenden haben diese Schadstoffpartikel nicht diese Erkrankungen ausgelöst.

Politik, Wirtschaft, Unternehmer, Justiz verlangen, entsprechend ihrer Interessenlage, den wissenschaftlichen Nachweis für die Wirkung immer nur eines **„einzelnen Umweltfaktors“** auf den Menschen, z. B. für chemische Luftpartikel oder für Lärm oder für elektromagnetische Felder. Das ist aber in der Praxis nicht möglich.

Die Forderung, die Einzelwirkung eines Schadfaktors in einer komplexen, geschlossenen Umwelt nachweisen zu wollen, widerspricht jeglicher menschlichen Logik.

■ 5. Warum der eine erkrankt und der andere gesund bleibt

Aber noch ein wichtiger Faktor wird gewöhnlich bei der Wirkung von Schadfaktoren vergessen: der allgemeine Gesundheitszustand und die individuelle Widerstandskraft gegen äußere Einflüsse, also die Stärke der Selbstregulation und die typischen menschlichen Charakteristika, die geistigen und emotionellen (seelischen) Prozesse und Reaktionen. Wie bedeutsam diese für die Menschen sind, zeigen folgende Beispiele aus der Medizinhistorik.

Max Pettenkofer (1818-1901), Hygieniker und Umweltmediziner (unter heutigem Aspekt), war ein harter Widersacher von Robert Koch (1843-1910), der bekanntlich Bakterien als Krankheitsverursacher nachwies. Um das Gegenteil zu beweisen, trank er 1892 vor dem Auditorium im Hörsaal ein Glas Flüssigkeit aus, in dem sich Millionen von Cholerabakterien befanden. Seine physische und psychische Kraft waren so stark in der Auseinandersetzung mit den Bakterien, dass er sie besiegen konnte. Er blieb gesund. Er hatte eine starke Selbstregulation (siehe Zitat von Virchow).

Neuere Untersuchungen zeigen, dass jeder Mensch eine angeborene Immunabwehr hat [Wehkamp et al. 2007]. Im menschlichen Körper befinden sich demnach körpereigene „Antibiotika", die in Form von **defensiven** oder **antimikrobiellen Peptiden** in Erscheinung treten. Die Moleküle der „körpereigenen Apotheke" sind in der Lage, wirksam gegen Bakterien, Pilze, Viren und Protozoen zu sein. Durch die heutige Lebensweise, durch chronische Erkrankungen, nicht zuletzt durch künstlich zugeführte Antibiotika u. a. verlieren die körpereigenen Antibiotika ihre Immunabwehrkraft. Zur Erhaltung dieser natürlichen Immunabwehr können SiO_2-haltige Mineralien erheblich durch ihre detoxifizierende und Ionenaustausch-Adsorbenten-Funktion beitragen.

Wenn die Selbstregulation schwach ist, können nur wenige Bakterien oder Schadstoffe den Tod herbeiführen. So bei einem 10-jährigen Mädchen, welches gerade einen Grippeinfekt überstanden hatte. Ihr Vater war Bakteriologe und beschäftigte sich zu dieser Zeit mit Cholerabakterien. Nach Einhaltung aller hygienischen Regeln (Quarantäne, Desinfektion usw.) kam er

nach Hause und begrüßte seine Tochter mit Küssen. Nur wenige Bakterien waren es, die auf die Tochter übertragen wurden. Sie erkrankte und starb an der Cholera.
So verschieden können die Menschen auf Umwelteinflüsse reagieren und dies muss unbedingt berücksichtigt werden. Die Ursache dafür ist der Zustand ihrer Selbstregulation.

■ 6. Selbstbeherrschung stabilisiert die Selbstregulation, Angst stört sie

Dieses Postulat wird in nachfolgender Untersuchung belegt.
120 jungen Männern im Alter von 21-25 Jahren wurde in folgender Weise Blut entnommen: Sie erhielten die Aufgabe liegend mit geschlossenen Augen und mit Konzentration auf die Atmung (gedankliches Mitschwingen mit der Atemfrequenz) zu relaxieren. Ihnen war bekannt, dass nach 10 Minuten Relaxationszeit bei gleichzeitigem Aufpumpen einer Blutdruckmanschette am Oberarm in die Kubitalvene mit einer Kanüle eingestochen und Blut entnommen wird. Während der Untersuchungszeit wurde die elektrodermale Aktivität (auch als Hautleitwert bezeichnet) gemessen. Hohe Werte bedeuten Stress (negative Emotionen wie Angst), niedrige Werte Relaxation. Gleichzeitig wurde aus dem Blut Adrenalin, Cortisol, Betaendorphine und Substanz P bestimmt. Dabei kristallisierten sich aus 120 derartigen Untersuchungen folgende drei unterschiedliche „Reaktionstypen" heraus, die sich reproduzieren ließen (Abbildung 3).

Typ 1: Stressempfindlicher Typ

Hautwiderstand: Ausgeprägte Relaxation vor dem Einstich in die Vene und eine kurz dauernde heftige Reaktion als Folge der Venenpunktion sowie Rückkehr in den Bereich der Ausgangssituation.
Bluthormone: Anstieg des Adrenalins (bezogen auf Referenzwerte der Literatur). Diese Reaktion wurde in 23 % der Fälle nachgewiesen.

Typ 2: Ängstlicher Typ

Hautwiderstand: Keine Relaxation, sondern Ansteigen der emotionellen Erregung, die nach dem Einstich noch an Steilheit zunahm. Nur geringe

Tendenz zur Rückkehr in die Ausgangslage.
Bluthormone: Anstieg von Cortisol und Betaendorphin, Abfallende Substanz-P-Konzentration im Plasma. Die Probanden gaben an, grundsätzlich Angst vor der Spritze zu haben. Es waren 62 % der Untersuchten, die auf diese Weise reagierten.

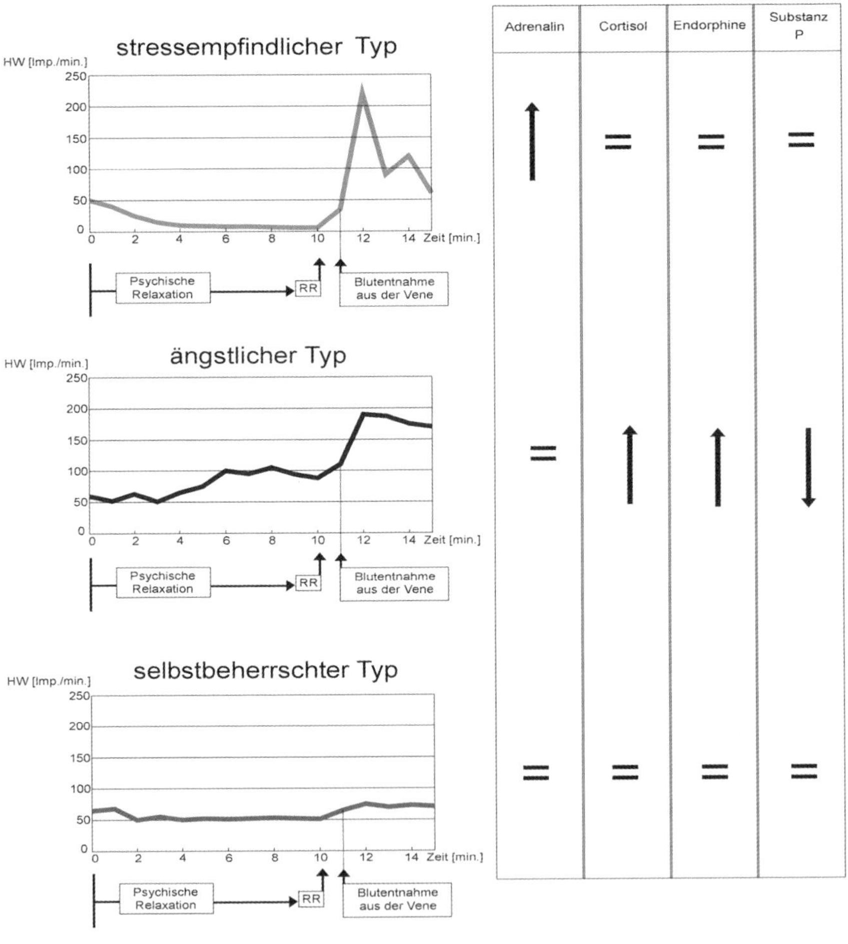

Abbildung 3: Untersuchungen zur Stressempfindlichkeit (n=120)

Typ 3: Typ mit Selbstbeherrschung
Hautwiderstand: Geringer Abfall, d. h. geringe Relaxation (entspannte Abwehrhaltung). Keine emotionelle Reaktion auf den Einstich in die Vene.
Bluthormone: Keine Veränderung. Auf diese Art reagierten 15 %.
Diesen Ergebnissen ist zu entnehmen, erstens dass die Probanden recht unterschiedlich auf den gleichen Stressor (Einstich in die Vene) reagierten, so wie es Rudolf Virchow bezüglich Krankheitserregern postulierte und Max Pettenkofer demonstrierte und zweitens, dass Selbstbeherrschung die Selbstregulation unanfällig, Angst dagegen anfällig macht.

■ 7. Stärkung der Selbstregulation – wichtigstes Prinzip als Schutz gegen Umweltfaktoren

Mit Bezug auf das Zitat von Rudolf Virchow, ist zu schlussfolgern, dass die Stärkung der Selbstregulation das Wichtigste ist, um gesund zu bleiben. Dann können Schadfaktoren und Noxen nicht oder nur wenig wirksam werden.

Zur Stärkung der Selbstregulation sind zwei wesentliche Faktoren wichtig.
Erstens eine komplexe gesunde Lebensweise (Bewegung, Rhythmus und Regelmäßigkeit, mäßige Ernährung, Relaxation, positive Emotionen, Willensstärke, Selbstdisziplin, Verzicht auf alle Genussmittel).
Zweitens: Sicherung des Elektrolythaushalts durch Zufuhr der richtigen und wichtigen Mineralien. Diese Mineralien müssen die Eigenschaft haben, Schadstoffe, Toxine und Krankheitskeime aus dem Körper zu beseitigen (auszuleiten), den oxidativen Stress zu neutralisieren und die systemische Mineralien-Regulation des Körpers zu gewährleisten bzw. wieder herzustellen, wenn sie gestört ist.

Diese Fähigkeit besitzen nach dem heutigen Kenntnisstand nur das SiO_2 (Kieselsäure) und die siliziumreichen Gesteine und Tone, vor allem aber der Klinoptilolith-Zeolith, der als der Rohstoff des 21. Jahrhunderts bezeichnet wird.

■ 8. Was ist oxidativer Stress?

Wir wissen, dass Sauerstoff (O_2) ein lebenswichtiges Element für den Menschen darstellt. Sauerstoff reguliert den Stoffwechsel durch Energiebereitstellung. Unter bestimmten Umständen ist es notwendig, dass sich in unserem Körper aggressive Sauerstoffradikale bilden, z. B. in Form von Superoxidanion, Perhydroxolradikal, Hydroxyradikal, Wasserstoffsuperoxid, z. B. zur Beseitigung von Krankheitserregern (Bakterien). Wenn jedoch Störungen in der Enzymregulation vorliegen, dann werden diese Sauerstoffradikale in einer Übermenge produziert und zum Gift für den menschlichen Körper. Wenn das ständig der Fall ist, kann ein vorzeitiges Altern beginnen. Dies ist die Grundlage für chronische Erkrankungen, auch für Tumorerkrankungen. Die Bildung von einem Überschuss von freien Sauerstoffradikalen nennt man oxidativen Stress. Freie Radikale können z. B. als biologisches antioxidatives Potential BAP oder als TAS (totaler Antioxidantien Status) diagnostisch bestimmt (gemessen) werden.

■ 9. Wodurch wird der oxidative Stress hervorgerufen?

Dazu ist eine lange Tabelle anzuführen. Nachfolgend sollen einige genannt werden:

- Rauch- und Rußpartikel in der Luft
- Schwermetalle (Blei, Hg)
- Zigarettenrauch
- Toxine, Dioxine, Furane
- Alkohol, Nikotin, Koffein im Übermaß
- Pestizide
- Schwefeldioxid (SO_2)
- Lösungsverdünner
- Kohlenmonoxid (CO)
- Strahlungen aller Art: UV-, ionisierende und nicht ionisierende Strahlungen, Radionuklide
- Stickoxide (NO und NO_2)
- Schwermetalle (Blei, Hg)

Durch die Übermenge von freien Sauerstoffradikalen im Körper (Mito-

chondrien) können verschiedene Erkrankungen ausgelöst werden, z. B. Arteriosklerose, Herzinfarkt, Diabetes mellitus, Tumorkrankheiten, Darmleiden, neurologische, Nieren-, Haut-, Autoimmun- und Lebererkrankungen, Sterilität. Bei Leistungssportlern kann oxidativer Stress auftreten. Dadurch wird die Verletzungsgefahr erhöht.
Bestimmte Stoffe können im menschlichen Körper als „Radikalfänger" dienen, als so genannte Antioxidantien. Dazu gehören das SiO_2 und SiO_2-haltige Mineralien, z. B. Klinoptilolith-Zeolith, Vitamin E, Vitamin C.

10. Was ist emotioneller Stress?

Emotioneller Stress ist eine unspezifische Reaktion des Menschen auf exogene (äußerliche) Einflüsse und auf innere Wirkungen (z. B. negative Gedanken, Angst, Depression, Überforderung). Es wird von einem funktionellen Stresssystem gesprochen, in welches psychoneurobiologische, psychoneuroendokrine, psychoneuroimmunologische Prozesse einbezogen sind. Stress ist eine Reaktion dieses Systems. Der auslösende Faktor (Stimulus) wird als Stressor bezeichnet.
Es wird in Eustress und Dysstress unterschieden. Eustress benötigt der Mensch zum Leben. Dysstress ist der krankmachende Stress, der zur Dysregulation vieler Körperfunktionen führt, ein Mineralienfresser (z. B. Magnesium und SiO_2) ist und somit auch eine Dysmineralose verursacht. Nachfolgend wird die unspezifische Stressreaktion am vereinfachten Modell der Regulation des vegetativen Nervensystems (Sympathikotonus und Parasympathikotonus, auch als Vagotonus bezeichnet) dargestellt (Abbildung 4).

1. Eustress ist dadurch gekennzeichnet, dass nach jeder Stressorwirkung der Einschwingvorgang des Systems regulativ die Homöostase aufrechterhält.
2. Dysstress reversibel. Hierbei zeigt sich eine zeitweilige Überforderung des Regulationssystems, wodurch der Einschwingvorgang ausbleibt. nach Erhöhung des Systems kann sich der Einschwingvorgang wieder einstellen.
3. Dysstress irreversibel. Der Einschwingvorgang kann sich in diesem Fall nicht wieder herstellen. Durch Erschöpfung des Stresssystems tritt

schließlich Regulationsstarre auf. Diese kann sich als hypertone oder auch als hypotone Regulationsstarre zeigen (z. B. Hyperkortisolismus oder Hypokortisolismus, arteriellen Hypertonie oder Hypotonie, Diabetes mellitus oder Hypoglykämie).

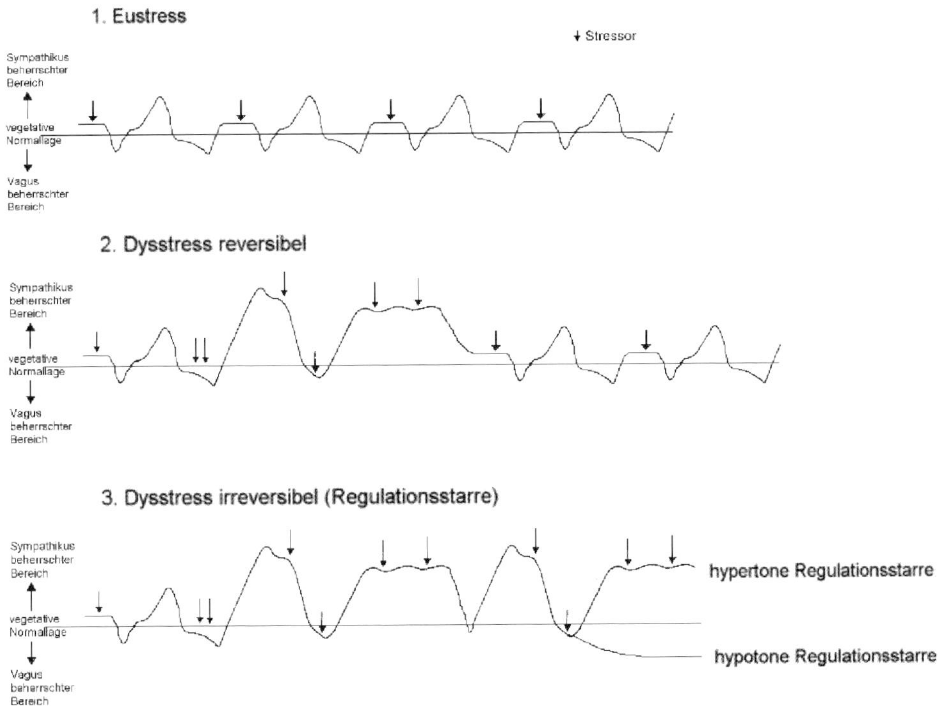

Abbildung 4: Modell von unspezifischen Aktivierungs-(Stress-)Reaktionen, (reversibel = wiederherstellend, irreversibel = nicht mehr rückgängig zu machen)

11. Warum ist der emotionelle Dysstress so gefürchtet?

Der Dysstress ist dann gegeben, wenn das regulative System des Menschen Insuffizienz anzeigt, die sich im allgemeinen neuropsychologischem, psychoneuroendokrinologischen psychoneuroimmunologischen, mineralische und chronobiologischen Dysregulation ausdrückt, die den Menschen gemäß der Gesundheitsdefinition der WHO [1987] in einer Funktionsfähigkeit in physischer, psychischer, sozialer und wirtschaftlicher Hinsicht einschränkt und die Selbstbetreuungsfähigkeit bis ins hohe Alter nicht mehr gewährleistet. Infolge dessen spielt Dysstress in der Pathogenese aller chronischen Erkrankungen eine führende Rolle (Tabelle 1).

Funktionsveränderung	**pathophysiologische Folge**
Unterdrückung von Immunreaktivität	reduzierte Resistenz gegenüber vielen Krankheiten
Mobilisierung von Energie und gleichzeitige Verhinderung von Energiespeicherung	Diabetes mellitus Myopathien Asthma
erhöhter Output im Herz-Kreislauf-System	essentielle Hypertonie
Unterdrückung der Verdauung	Magen- und Darmgeschwüre bzw. Entzündungen
chaotische Verspannungen in verschiedenen Muskelgruppen (-partien)	Nacken-, Schulter-, Rücken-, Kopf- und Rückenschmerzen
periphere Vasokonstruktion oder Dilatation	Migräne Durchblutungsstörungen an den Beinen
Hemmung des Wachstums	psychogener Zwergwuchs
neuronale Dysreaktionen Veränderung der Wahrnehmungsschwelle	Beschleunigtes Altern kognitiver Funktionen (z. B. Gedächtnis)
Hemmung der Reproduktionsfunktion	Infertilität, Anovulation, Impotenz, Libidoverlust
Störung des Mineral-Elektrolyt-Stoffwechsels	Dysmineralose Störung der Elektrophysiologie (z. B. EKG, EMG, EEG) mit Beschwerden in verschiedenen Funktionsbereichen Knochenentkalkung Osteoporose Hautveränderungen

Tabelle 1: Wirkungen von chronischem Dysstress (zusammengestellt nach der internationalen wissenschaftlichen Fachliteratur)

12. Können emotioneller Dysstress und oxidativer Stress gleichzeitig auftreten? Ja

Das hektische Leben unserer Gesellschaft, das Prinzip der Non-Stop-Gesellschaft und die vielfältige Schadstoffbelastung der Luft, der Nahrung, des Wassers sowie viele Medikamente bewirken das gleichzeitige Auftreten von emotionellem und oxidativem (auch nitrosativem NO^-) Stress. Damit wird der menschliche Körper nicht nur mit freien Radikalen übersättigt, sondern gleichzeitig erheblich aus dem Mineral-Elektrolyt-Gleichgewicht gebracht. Prophylaktisch und auch therapeutisch ist daher der Gebrauch von Klinoptilolith-Zeolith empfehlenswert, weil er beide Stressvorgänge zu kupieren vermag.

13. Ohne Mineralien keine Lebensprozesse

Die Mineralien sind in alle Lebensprozesse der Pflanzen, Tiere und des Menschen integriert. Sie bilden einerseits das Grundgerüst der Struktur, also des Skeletts von Mensch, und Tier und sind andererseits an jedem regulatorischen Prozess im Organismus beteiligt. Es gibt keinen biochemischen oder biophysikalischen Vorgang im Organismus, bei dem Mineralien nicht beteiligt sind. Sie bilden faktisch das anorganische Substrat des Lebendigen.

Die Mineralien kommen im menschlichen Körper in gelöster und fester Form vor und üben viele Funktionen aus, z. B. in der Regulation der extrazellulären Matrix, im Säure-Basenhaushalt, in der Osmolarität, in der Voluminarität der Körperflüssigkeiten. Sie sind an dem Aufbau der Stütz- und Hartsubstanzen und Bindegewebe beteiligt sowie in viele Funktionen eingeschaltet, z. B. im hormonellen, Lymph-, Enzym- und Blutsystem. Sie halten auch die elektrische Aktivität der Zelle, der extrazellulären Matrix und des Gewebes aufrecht und sind im Energiestoffwechsel unerlässlich.

Ohne Mineralien ist kein Lebensvorgang möglich

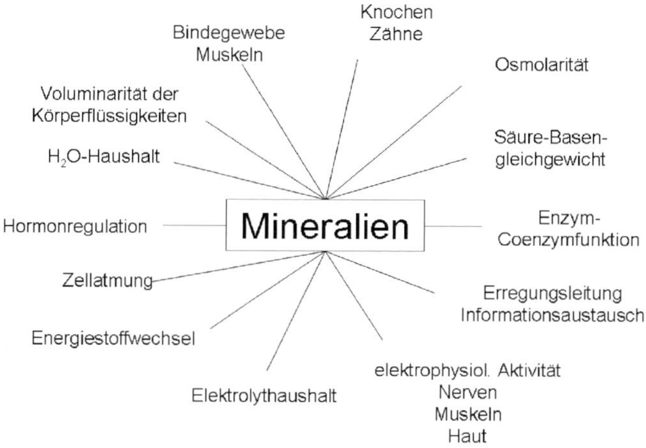

Abb. 5: Schema der Funktionen der Mineralien im menschlichen Organismus

■ 14. Welche Mineralien sind im menschlichen Körper zu finden?

Der aus ca. 60 % Wasser bestehende menschliche Körper enthält ca. 6 % Mineralien zu einem großen Teil in gelöster Form. Dabei wird herkömmlich in Mengenmineralien, die in größerem Umfang und in Spurenmineralien, die in geringen Mengen nachweisbar sind, unterschieden. Zu den Mengenmineralien zählen Kalzium, Kalium, Magnesium, Phosphor, Chlor, Schwefel, Natrium. Den Spurenmineralien werden zugeordnet Eisen, Jod, Mangan, Kupfer, Chrom, Zink, Zinn, Vanadium, Kobalt, Silizium, Selen, Nikkel und Molybdän. In der russischen Fachliteratur werden die Begriffe Makroelemente für Mengenmineralien und Mikroelemente für Spurenmineralien verwendet.

Die Menge des Nachweises der Mineralien sagt aber noch nichts über deren Funktion und Wichtigkeit aus. Das Fehlen von Spurenelementen ist häufig spürbarer als das von Mengenelementen.

Es wird heute die Auffassung vertreten, dass im lebenden Organismus die meisten Elemente des Mayer-Mendelejew'schen Periodischen Systems vorhanden sind [Shalmina und Novoselov 2002]. Manche sind entweder so gering vorhanden, dass sie nicht nachweisbar sind, weil es an geeigneten Methoden für ihre Bestimmung fehlt.

15. Elektrolyte – Der Mensch ein elektrisches Wesen

Als Elektrolyte werden alle Mineralien bezeichnet, die auf Grund von Dissoziationen in Anionen und Kationen elektrische Leitfähigkeit besitzen. Elektrolyte sind faktisch Mineralien in Ionenform. Die Kationen sind positiv geladen, die Anionen negativ. Als Elektrolythaushalt wird die Gesamtheit des Stoffwechsels der in den Körperflüssigkeiten gelösten Ionen verstanden. Kationen sind z. B. Na^+, Ca^{++}, Mg^{++}. Anionen sind z. B. Cl^-, HCO_3^-.

Die Ionen sind vor allem in der extra- und intrazellulären Flüssigkeit zu finden, wo sie Potentialdifferenzen erzeugen können. In dieser Elektrolyt-Ionenform erfüllen die Minerale die Funktionen der elektrophysiologischen Regulation des gesamten menschlichen Organismus.

Der Mensch ist bekanntlich ein elektrisches Wesen. Die elektrischen Ströme des Gehirns (EEG), des Herzens (EKG), der Muskeln (EMG) und der Haut (EDA) können gemessen werden und dienen zu vielseitigen diagnostischen und Gesundheitskontrollen. Wenn die Bioelektrizität des Menschen gestört ist, dann liegen Krankheiten vor.

Die Elektrolyte stellen faktisch die elektrische Batterie oder den Akku der Elektrophysiologie des Menschen dar, durch den sie immer im elektrischen Gleichgewicht gehalten wird. Wenn dieser Akku schwach ist, lässt auch die Energie und Kraft des Menschen nach und wenn er leer ist, ist der Mensch tot. Der klinische Tod wird mit dem Hirnstrombild (EEG) bestimmt. Wenn das Gehirn keine elektrischen Signale mehr gibt, dann ist die Elektrolytaktivität erloschen. Wenn der Elektrolythaushalt aus dem Gleichgewicht kommt, z. B. bei der Dysmineralose, dann kann es bioelektrische Funktionsausfälle durch Krankheiten geben.

Der Akku eines Menschen muss daher immer mit den im richtigen Verhältnis zueinander stehenden Mineralien „aufgeladen“ werden. Das vermögen SiO_2 und Klinoptilolith-Zeolith.

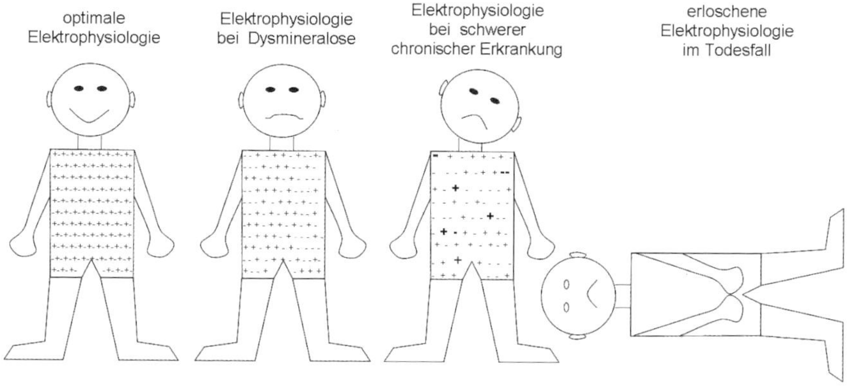

Abbildung 6: Schematische Darstellung: Der Mensch ein elektrisches Wesen mit Modellbeispielen der optimalen Elektrolytregulation und deren Störungen

■ 16. Was ist die Dysmineralose?

Die Dysmineralose ist eine Gleichgewichtsverschiebung der Mineralien und somit des Elektrolythaushalts. Dysmineralose ist eine Änderung, Störung und Verschiebung im Elemente-(Elektrolyt-)Haushalt. Sie entsteht dadurch, dass z. B. Schadstoffionen (Blei, Quecksilber, Nitrate, Stickstoffoxide usw.) den Platz einnehmen, an dem zur Regulation des Elektrolythaushalts Magnesium, Kalium, Kalzium und andere andocken sollten. Damit wird das systemische Zusammenspiel der einzelnen Elemente gestört.

Die Mineralien wirken in unserem Körper nicht als Einzelelemente, sondern immer in synchronisiertem Zusammenspiel mit anderen.
Durch die Dysmineralose kann auch oxidativer Stress entstehen, mit all seinen Folgen. Folgen von Dysmineralose sind u. a. Schlafstörungen, Depressionen, Immunschwäche, Autoimmunschwäche, Tumor- und andere chronische Erkrankungen. Diese Erkrankungen werden verursacht durch Störungen

- des Säure-Basen-Gleichgewichts
- der Bioelektrizität
- der osmotischen Funktionen
- der Transmitter

- des Informationssystems zwischen den Zellen
- der Rhythmustaktung in Zellen und Gewebe
- der biomolekularen Regulation
- des Wachstums
- des Wasserhaushalts (Dehydration)
- des unspezifischen Immunsystems
- der O2-Regelung (oxidativer Stress)
- im Kollagensystem des Bindegewebes

Wir müssen neben der Schadstoffbelastung, welcher der Mensch ausgesetzt ist, auch noch den Mangel an bestimmten Mineralien in den Lebensmitteln beachten. Durch die Hochzüchtung von Früchten und Gemüse hat sich ihr Mineralgehalt in den letzten 25 Jahren halbiert.

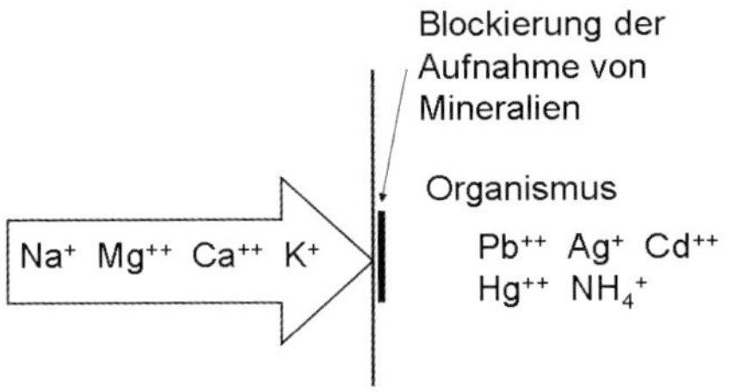

Abbildung 7: Schema zur Dysmineralose. Die eingenommenen notwendigen Mineralien können nicht im Organismus aufgenommen werden und werden wieder ausgeschieden

Einnahme von Mineralien aus dem Supermarkt oft nutzlos.

- Der größte Teil der eingenommenen Mineralien wird aus verschiedensten pharmakinetischen Gründen vom Körper nicht aufgenommen und gleich wieder ausgeschieden.

Warum?

- Wegen der unphysiologischen Lebensweise und Ernährung sowie minderwertiger Lebensmittel ist bei vielen Menschen der Darm nicht zur Resorption von Wirkstoffen, Aufnahme von Mineralien und anderen nützlichen Wirkstoffen fähig. Das gilt vor allem für ältere Menschen, für Raucher und regelmäßig Alkohol trinkende.
- Die im Supermarkt angebotenen Mineralien haben häufig unphysiologisch wirkende Eigenschaften, z. B. Brausetabletten, und werden nicht vom Darm aufgenommen.
- Das Übergewicht an Zufuhr nur eines einzelnen Minerals kann das bestehende Ungleichgewicht im Organismus weiter verstärken oder wenn

es wirklich noch intakt war, ins Ungleichgewicht bringen. Zugeführte Wirkstoffe können z. B. durch das mineralische Ungleichgewicht im Körper durch Nahrungsmittel (Nutropharmakologie), durch Genussmittel, durch Stress, durch Tages- und Jahreszeiten und viele andere Faktoren eine verändernde Beeinflussung des Effekts erfahren.

- Wenn man Mineralien zuführen möchte, müssen die „Schadstoffe" erst ausgeschieden werden, sonst haben sie keine Wirkung oder werden wieder ausgeschieden. Das trifft heute für jeden Menschen zu.

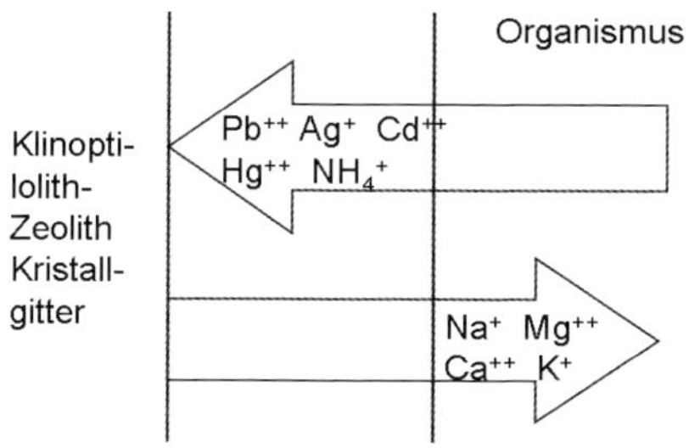

Abbildung 8: Durch Ionenaustausch wieder herbeigeführter funktionsfähiger Zustand des schadstoffverseuchten menschlichen Organismus nach Einnahme von Natur-Klinoptilolith-Zeolith

Die Schadstoffe wurden durch die Kristallgitter des Zeolith durch physikalische Kräfte aus dem Körper ausgezogen und einverleibt. Die im Kristallgitter freigesetzten Ionen können im Organismus andocken und die Dysmineralose und auch den oxidativen Stress beseitigen. Der Zeolith hat auch Radikalenfängerfähigkeiten. Die mit Schadstoffen beladenen Kristallgitter werden mit dem Stuhl ausgeschieden.

17. Die systemische Regulation der Mineralien

Wie bereits erwähnt, und es soll noch einmal nachdrücklich wiederholt werden, kommt es nicht darauf an, das eine oder andere Mengen- oder Spurenelement in großen Dosen einzunehmen. Diese Art der Einnahme kann durch Verschiebungen im Gleichgewicht des Mineralstoffwechsels sogar zu gesundheitlichen Schäden führen.

> Es ist wichtig, die richtigen Verhältnisse dieser Stoffe im Organismus zu gewährleisten. Deshalb ist systemisches Denken und Handeln beim Umgang mit Mineralien angebracht.

Außerdem sind entsprechende Kenntnisse von den bioregulatorischen Mechanismen erforderlich.
Die systemischen Wechselbeziehungen der verschiedenen Mengen- und Spurenelemente vollziehen sich im Organismus auf verschiedenen Ebenen der Regulation und in flexiblen antagonistischen und synergistischen Wechselwirkungen.

Es wurde nachgewiesen, dass die Cofermentfunktionen, die vielen Mineralien eigen ist, zwischensystemischen und interaktionssystemischen Gesetzmäßigkeiten unterliegen.

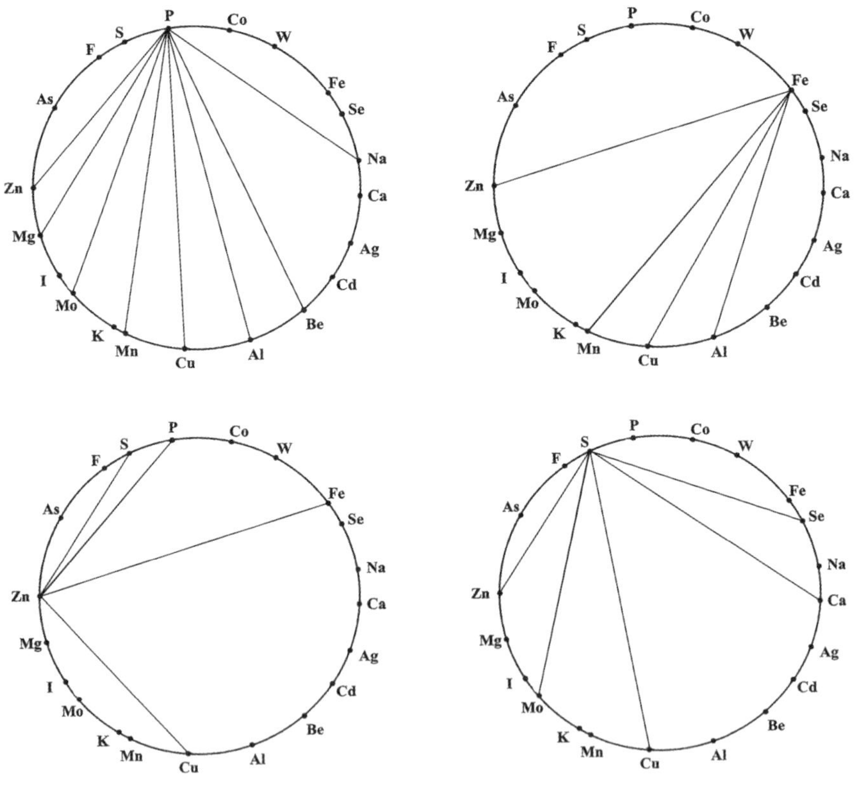

Abbildung 9: Beispiele von systemischen Wechselwirkungen im Elektrolythaushalt des Menschen für Phosphor, Eisen, Zink und Schwefel

Die Resorption unwissenschaftlich und willkürlich zugeführter Mineralien kann z. B. von der schon im Organismus vorhandenen systemischen Konzentration der Mengen- und Spurenelemente negativ beeinflusst werden. Untersuchungen nur einzelner Mikro- oder Makroelemente sind wegen des sehr komplizierten Charakters der funktionellen synergistischen und antagonistischen Beziehungen innerhalb des Mineralmetabolismus eigentlich inadäquat und widersprechen den regulatorischen Prozessen im Organismus.
Oben werden einige Beispiele vom systemischen Zusammenwirken in Schemata dargestellt. Phosphor hat viele systemische Beziehungen. Wenn zu viel oder zu wenig Phosphor im Organismus ist, dann kommen auch alle anderen Elemente aus dem Gleichgewicht. Das Gleiche gilt für die Beispiele Schwefel, Eisen und Zink.

■ 18. Systemisches Prinzip der Mineralienwirkung lange bekannt

Justus Liebig (1803-1873) formulierte das agrochemische Minimumgesetz. Dieses besagt: „Wenn ein Ackerboden alle zum Wachstum erforderlichen Mineralstoffe mit einer Ausnahme enthält, so wird sich das Wachstum der Pflanze doch immer nach jenem Mineralstoff richten müssen, an welchem der größte Mangel besteht. Wird der Boden mit diesem Mineralstoff angefüllt, dann kann die Pflanze ihr volles Wachstum entfalten.“ Um diesem Gesetz gerecht zu werden, verwendet man heute in manchen Gebieten unserer Erde Natur-Klinoptilolith-Zeolith mit seiner Adsorptions- und Ionenaustauschfunktion als natürliches Düngemittel.

Da Pflanzen, Tiere und Menschen die gleichen Mineralien unseres Planeten im Stoffwechsel verarbeiten, gilt dieses Gesetz von Justus Liebig, wie wir noch sehen werden, auch für den Menschen.

Es gilt heute als gesicherte wissenschaftliche Erkenntnis, dass jeder Stoffwechselvorgang im Organismus nur bei Gegenwart und mit unmittelbarer Aktion aller essenziellen Mineralstoffe möglich ist und optimal ablaufen kann.

■ 19. Was ist bei Mangel oder Überschuss einer oder mehrerer Mineralien?

Diese Frage soll nachfolgend an einigen Beispielen beantwortet werden.

- Ein Übermaß an Mg, Al und Ca im Organismus stört die Aufnahme von Phosphor. Phosphormangel führt zu Wachstumsstörungen, zum Knochenabbau, zum Zahnverfall und zu Arthritis
- Kaffee und Tee führen übermäßig Ca ab
- Stress und Alkoholgenuss verbrauchen sehr viel Magnesium
- Wenn Al im Gewebe angereichert ist, kann kein Eisen im Organismus aufgenommen werden. Eisen ist für die Hämoglobinbildung und für die Zellatmung wichtig
- Beim Mangel an Blei ist die Hämatopoese (Blutbildung) nicht möglich, ebenso aber auch nicht bei Bleiüberschuss
- Zink regulativ dosiert fördert die Stärkung des Immunsystems und das Wachstum, auch die Insulinsynthese. Eine Überdosierung an Zink erhöht aber das Risiko für die Entwicklung von onkologischen Erkrankungen. Ein Defizit an Zink kann zum veränderten Stoffwechsel des Vitamins A mit toxischen Erscheinungen sowie zur Kryptopyrollurie führen
- Magnesiummangel stört die Funktionsfähigkeit der Vitamin B-Gruppe und verhindert die Aufnahme von Kationen
- Wenn Kalium appliziert werden soll ist es notwendig, eine halbe Stunde vorher Magnesium zu applizieren, damit das Kalium im Darm resorbiert wird
- Ein Überschuss an Bor bedingt ein Defizit an Kalzium mit möglicher Osteoporosewirkung
- Kupferüberschuss geht einher mit einem Defizit von Zink, Magnesium und Kalzium
- Kupferdefizit verursacht eine Blockade der phagozytoren Aktivität von Leukozyten, Killerzellenaktivität, wobei gleichzeitig ein Anstieg der Katecholamine und der Milchsäure erfolgt
- Mangel an SiO_2 führt zur Dysfunktion von Kalzium (Arterioskleresebildung), von Magnesium (Vergiftung der Zelle), hemmt das Wachstum und verursacht andere Störungen im Mineralhaushalt, im Vitaminstoffwechsel und in der Proteinsynthese
- Beim Defizit an Mangan führt der Stoffwechsel, in den Vitamin B1 ein-

bezogen ist, zur Bildung toxischer Stoffe. Bei ausreichender Versorgung des Organismus mit Mangan wird die Toxizität von Äthanol und Azidose verhindert.

20. Was fordern wir von einigen Elementen, wenn die systemische Ordnung stimmen soll?

- **Selen** galt im 19. Jahrhundert als toxisches Element. In hohen Konzentrationen in Ackerböden vorkommend hat es zu Intoxikationen bei Menschen und Tieren geführt. Erst als man 1975 in China die Selenmangelkrankheit „Ke'shan" und Kashin-Beck entdeckte, wurde dem Selen bezüglich seiner Essentialität für den menschlichen Organismus gebührende Aufmerksamkeit geschenkt. Heute wird dem Selen eine Rolle im Enzymstoffwechsel zugeschrieben. Man kennt über 20 selenabhängige Proteine, die am Schutz vor Zellschäden durch oxidative Prozesse beteiligt sind [Bürgerstein 2002; Gröber 2002].
- **Kalium** ist ein wichtiger Regulator des osmotischen Drucks, des pH-Gleichgewichts und der Elektrolytfunktion in den extra-intrazellulären Wechselbeziehungen. Kalium ist der regulatorische Antagonist des Natriums. Überschuss des einen Elements bedingt den Mangel des anderen. Kaliumüberschuss hemmt den Magnesiumstoffwechsel und vermindert die Funktionen des Herzmuskels. Mangel an Kalium verlangsamt das Wachstum.
- **Chrom** ist ebenfalls ein essentielles Mikroelement. Chrom beteiligt sich an dem Nucleinsäuren-, Ferment-, Fett- und Kohlenhydratstoffwechsel. Chrommangel führt zur Wachstumshemmung und auch zur Störung des Glukosestoffwechsels. Wegen hoher Ausscheidungsquote von Glukose im Urin bei Chrommangel vermutet man einen Chrommechanismus in der Diabetesmellitus-Pathogenese. Im Alter sinkt die Chromkonzentration im Gewebe.

Das Zusammenwirken von Zink, Mangan, Kupfer, Ferrum, Kobalt und Jod aktiviert die Antikörperbildung.

21. Was sollte möglichst nicht sein?

- **Blei**überschuss führt zur Verdrängung des Eisens in der extrazellulären Matrix. Einer Eisentherapie, z. B. bei Anämie, sollte stets eine Ausleitung des Bleis vorausgehen.
- Eiweißmangelnahrung führt zur Senkung des **Magnesiums** im Gewebe. Bleibt der Magnesiummangel bei einer Erhöhung des Eiweißes bestehen, wurden Wachstumsstörungen beobachtet.
- **Nickel** trägt zur Stabilisierung der zytoplasmatischen Membran bei und spielt eine Rolle bei der Formierung der Spiralstruktur der Nukleinsäuren. Nickelmangel kann zur Chlorosen und Nekrosen führen. Ein Überschuss von Nickel kann zu Hauterkrankungen und zu bösartigen Neubildungen führen.
- **Strontium** bildet im Körper mit Eiweißen Verbindungen (indem es Zink verdrängt), wodurch elementarer Stickstoff und Harnstoff ausgeschieden wird; aber auch Phosphor- und Schwefelausscheidungen werden durch Strontium beeinflusst. Strontium verdrängt das Kalzium und kann Strontiumrachitis auslösen. Überschuss an Strontium vermag auch zu einer Störung des Kupfer-Kobalt-Verhältnisses zu führen [Racikov 1999].
- **Kadmium** soll in feinsten Spuren an Wachstumsprozessen und an der Fermentregulation beteiligt sein. Aber schon die geringste Erhöhung von Kadmium im Gewebe oder im Blut führt zur Störung der Fermentaktivität und des Stoffwechsels von Kalzium, Phosphor, Eisen, Kupfer und Zink [Racikov 1999].
- Schwermetalle im Überschuss gelten für den menschlichen Organismus als besonders toxisch, weil sie die Fähigkeit besitzen, mit Eiweißen und Cofermenten Verbindungen einzugehen. Nach Racikov[1999] hängt aber die Toxizität von Quecksilber, Plumbum, Kadmium, Nickel, Arsen und Zink von folgenden Faktoren ab:
- von der Speicherung in den Geweben. Gespeicherte Metalle bzw. Schwermetalle wirken in Abhängigkeit von der Menge toxischer als nicht gespeicherte.
- von den Wechselwirkungen der Metalle und Schwermetalle untereinander bzw. zu anderen Elementen.
- von der Absorption im Gewebe, wobei auch die Wechselbeziehungen zu

anderen Elementen eine Rolle spielen können.
- von der Härte des Wassers, in welchem die Ionen der Metalle gelöst sind. Je härter das Wasser, umso geringer ist die Re- und Absorption der Schwermetalle im Organismus.
- von der Fähigkeit des Körpermagnesiums und Körperkalziums, Metalle zu binden.
- Bei Mangel an Kalzium und an Magnesium ist eine Gewebeabsorption und -speicherung der Schwermetalle begünstigt [Račikov 1999].
- Chlor verdrängt Fluor im Gewebe und Wasser.

22. Mineralmangel als Ursache von psychischen und neurologischen Störungen

Bisher wurde verkannt, dass Mineralmangel nicht selten die Ursache für psychische Störungen sein kann. So stellte Fehlinger 1978 fest, dass Magnesiummangel die Ursache der bis dahin als Atemneurose bezeichneten Krankheit ist.
Neuropsychische Störungen bei Mineralmangel sind häufig zu beobachten. Das sollen folgende Beispiele zeigen.

Jodmangel:
- Müdigkeit
- mentale Trägheit
- allgemeine Leistungsschwäche
- Antriebsarmut
- nervöse Unruhe
- erhöhte Stress-Sensibilität

Magnesiummangel:
- Nervosität
- Angst- und Verwirrungszustände
- Kribbeln in Armen und Beinen
- depressive Verstimmung
- Muskelverkrampfungen
- neuroseartige Zustände

Die weltweit gestresste und psychisch belastete Menschheit hat einen hohen Verlust an Mineralien, vor allem an Magnesium. Deshalb benötigen Patienten mit psychischen Störungen unbedingt den Klinoptilolith-Zeolith, der komplex den Mineral-Elektrolytstoffwechsel wie ein Autopilot reguliert.

23. Es gibt keine schädlichen und nützlichen Mineralien – es gibt nur ihre schädlichen und unnützlichen Übermengen im Organismus

Diese Auffassung wird heute von allen, die sich mit dem Gebiet des Mineralstoffwechsels und der Spurenelemente beschäftigen, geteilt. Dazu einige Beispiele:

- Arsen z. B. ist ein gefürchtetes Gift, denn es wirkt in einer Dosis von 0,1 g tödlich. Fehlt aber Arsen in unserem Körper als Spurenelement (der tägliche Bedarf liegt etwa bei 0,0000015 g), dann kann es zu Störungen im Eiweißstoffwechsel kommen [Schaenzler und Burkhardt 1996].
- Natriumchlorid als 0,9 %ige physiologische Kochsalzlösung ist lebensnotwendig und in bestimmten ernsten Situationen lebensrettend. Ein Überschuss an Natrium kann die Na-K-Pumpe der Zellmembran stören und zu erheblichen Funktionsstörungen führen. Sportler und Hochofenarbeiter, die viel schwitzen, haben wiederum einen erhöhten Bedarf an Na. Ihnen wird geraten, NaCl-haltiges Mineralwasser zu trinken.
- In sehr hohen Dosen und bei Siliziummangel soll eventuell Aluminium in der Pathogenese der Alzheimerkrankheit eine Rolle spielen. **(Nach neuesten Erkenntnissen soll diese Aussage auf methodischen Fehlern beruhen. Al soll daher nichts mit der Alzheimerkrankheit zu tun haben.)** Als Aluminium-Magnesium-Silikat oder als Aluminiumhydroxid spielt es im Verdauungstrakt als Antazidum eine wichtige Rolle bei der Regulierung des pH-Werts und bei der Verhinderung einer Azidose.

Derartige Beispiele könnten beliebig fortgesetzt werden. Es kommt wirklich auf die Überdosis an, wenn gesundheitliche Schäden auftreten. Paracelsus (1493-1541) postulierte bereits: **„Nur die Dosis macht den Stoff zum Gift.“** Zugegeben, kein Mensch hat es in der heutigen Zeit in der Hand, bei der unverantwortlichen Luft-, Boden- und Wasserverschmutzung Überdosierungen zu vermeiden. So sind heute die meisten Menschen durch Überdosierung von Blei, Quecksilber (z. B. in Form von Amalgam), Kadmium, Wismut, Nitriten u. a. gesundheitlich negativ beeinflusst, weil diese Elemente im Körper, z. B. in der extrazellulären Matrix und der Zelle, Funktionspositionen einnehmen, die eigentlich von anderen Elementen besetzt sein sollten, um die optimale Regulation zu gewährleisten.

Der Natur-Klinoptilolith-Zeolith mit seinen vielfältigen regulativen Eigenschaften im menschlichen Körper kann eine große Hilfe bei der Regulierung des Elektrolytstoffwechsels sein, weil er in der Lage ist, durch Ionenaustausch und Adsorption den Körper von den Schadstoffen zu befreien.

■ 24. Silizium – Dirigent des Mineralstoffwechsels

Das Silizium geht im Organismus mit anderen Elementen, Ionen und Elektrolyten verschiedene Interaktionen ein, die der Gewährleistung der gesamten Regulation dienen. Dabei gibt es Wechselbeziehungen, Substitutionsbeziehungen, Steuerungsbeziehungen u. a. Nachfolgend möchten wir einige Beispiele von derartigen Interaktionen anführen. Dabei spielt nicht zuletzt sowohl die Adsorptions- und Ionenaustauscheigenschaft des SiO_2 als auch die Fähigkeit des Siliziums, im hydratisierten Zustand bioaktiv-regulativ zu sein, eine Rolle. Die folgenden Beispiele stellen eine zufällige Auswahl dar.

- **Kalium-Silizium-Beziehungen**
  Die Aufnahme von SiO_2 von Cycletellazellen ist abhängig von der Kaliumkonzentration des Nährmediums. Sowohl in Helligkeit als auch in Dunkelheit wird die SiO_2-Aufnahme bei Kaliummangel reduziert. Gegenläufig ist die Kaliumaufnahme durch Cycletellazellen von dem Vorhandensein von Kieselsäure abhängig. Auch der pH-Wert spielt dabei eine Rolle. Günstig 6,5-8,0. In diesem Bereich werden die Hydroxidionen von hydratisiertem SiO_2 frei [Roth 1980].
- **Kalium-Natrium-Silizium**
  Mittels Ionenaustauschfunktion vermag Silizium das Gleichgewicht zwischen K^+- und Na^+-Ionen zu regulieren und somit auf die Funktion der Kalium-Natrium-Pumpe in der Zellmembran Einfluss zu nehmen [Kahlilov und Bagirov 2000].
- **Phosphor-Silizium**
  Silizium vermag Phosphor aus seinen Verbindungen zu verdrängen und sich selbst an diese Stelle zu setzen [Carlisle 1986c; Voronkov et al. 1975; Schwarz 1973].

- **Interaktionen beim Knochenaufbau**
  Im Wachstumsprozess vermag Silizium die Aufnahme in den Knochenaufbau für Kalzium, Magnesium, Mangan, Molybdän u. a. zu regulieren [Carlisle 1986c].
- **Interaktionen in der Mineralienregulation des Organismus**
  Es bestehen zwischen dem hydratisierten SiO_2 und Magnesium, Kalzium, Eisen, Phosphor, Stickstoff, Schwefel, Kohlenstoff, Chlor und Fluor verschiedenste Beziehungen [Bgatova und Novoselov 2000; Carlisle 1986c; William 1986; Iler 1979; Voronkov et al. 1975].
- **Ionenaustausch mit anderen Mineralien**
  Adsorptions- und Ionenaustauscheigenschaften des SiO_2 führen zu regulatorischen Interaktionen mit den verschiedensten Elementen [Veretenina et al. 2003; Shalmina und Novoselov 2002; Bgatova und Novoselov 2000; Avzyn et al. 1991; Voronkov und Kuznezov 1984; Voronkov et al. 1975; Wolfseder 1963], z. B. für Kupfer, Chrom, Zinn, Zink, Kadmium Aluminium, Germanium, Fluor, Argentum, Chrom, Blei und die Lanthanelemente.
- **Silizium-Aluminium**

Zwischen beiden Elementen besteht ein Regulationsprinzip welches bewirkt, dass in einem gesunden Organismus nur so viel Al aufgenommen wird, wie er benötigt. SiO_2 muss dabei stets um ein Vielfaches mehr vorhanden sein, das überflüssige Al wird ausgeschieden.

Abbildung 10: Mögliche Interaktionen zwischen Silizium und anderen Elementen im Organismus; schematische Übersicht auf Grundlage einer Literaturzusammenstellung

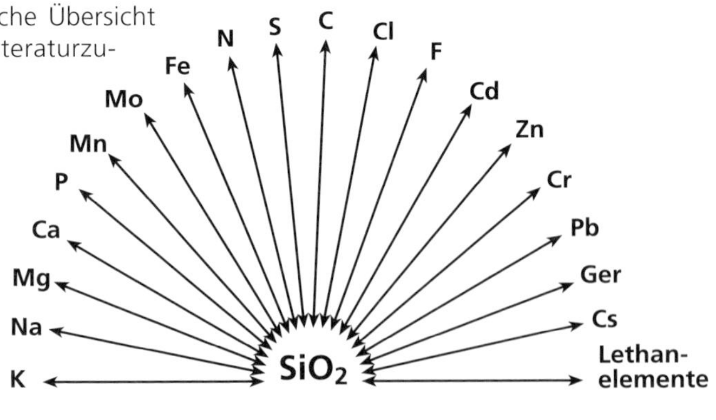

25. Silizium – das zweithäufigste Element unseres Planeten

Nach dem Sauerstoff ist das Silizium (als Silikat und Siliziumdioxid vorkommend) das zweithäufigste Element unseres Planeten. Auch im Universum nimmt es eine vorrangige Stellung ein. Nach den Elementen H, He, O, Ne, N, C steht Si an siebter Stelle vor Mg, Fe, S, Ar und Al. Die Gesteine des Monds, die mit der Station Luna 16 sowie mit Raumschiff Apollo zur Erde gebracht worden sind, enthalten 41 Gewichtsprozent SiO_2.

Die Erdkruste soll zu 75 % aus Silikaten und zu 12 % aus Kieselsäure (SiO_2) bestehen. Insgesamt sind 800 verschiedene Siliziumverbindungen gefunden worden. Zu den Kieselsäureverbindungen SiO_2 zählen Quarz, Bergkristall, Amethyst, Rauchquarz, Morion, Citrin, Rosenquarz, Kieselgur, Basalt, Glimmer, Feldspat, Opal, Olivin u. a. Der Übergang zwischen Lithosphäre und Biosphäre ist bekanntlich der Erdboden. Er ist die fruchtbarste Oberflächenschicht des Festlands unseres Planeten und wird als verwittertes Gestein bezeichnet. Der Boden ist die oberste belebte Verwitterungsschicht der Geosphäre. Die so genannten schweren Böden mit feinkörnigem Ton und Lehm und somit SiO_2 gelten als die fruchtbarsten. Die leichten Böden sind Sandböden. Sie enthalten ebenfalls Ton, Quarz bzw. Kieselsäure (SiO_2), aber grobkörnig.

26. Ton – eine siliziumreiche Erde

In allen Böden befinden sich SiO_2-Verbindungen oder Silikate. Böden mit den feinsten Anteilen von Ton (SiO_2) weisen die höchste Fruchtbarkeit für Pflanzen aus. Der Ton besteht aus sehr feinkörnigem Quarz, Feldspat, Glimmer, also SiO_2-Gesteinen sowie aus biogenen Anteilen. Die Tonmineralien sind gewöhnlich wasserhaltige Aluminiumsilikate, die Wasser und Ionen anlagern können. Durch Wasseraufnahme vermag der Ton sein Volumen durch Quellung zu vergrößern. Wenn Ton mit Wasser gesättigt ist, wird er wasser- und luftundurchlässig.

Tonschichtenlager in der Natur sind wichtige Grundwasserträger. Ton wird daher auch für unterirdische Dichtungsschleier, z. B. für Talsperren

und Deichdämme, verwendet. Wasser, welches mit Tonschichten in Verbindung steht, enthält gewöhnlich (in unterschiedlichen Mengen) Monokieselsäure und kolloidale Kieselsäure in Solform. Die Menge der kolloidalen Anteile hängt vom pH-Wert und von der Temperatur ab.
Weißer Ton (Kaolin) wird als Puder oder Paste bei Hauterkrankungen und zur Hautpflege, innerlich zur Regulierung der Darmfunktion, z. B. bei Durchfällen, verwendet. Von Tonerde ist auch eine adstringierende Wirkung, z. B. bei Prellungen, Insektenstichen usw. bekannt.

■ 27. Biologische und medizinische Bedeutung des Siliziums schon lange erforscht

Von Ende des 18. Jahrhunderts an wurde SiO_2 in lebenden Organismen beschrieben. So berichtete Abildgaard 1789 über die Anwesenheit von SiO_2 in Schwämmen, Russel 1790 in Bambus. Alexander von Humboldt hat die Ergebnisse seiner Untersuchung über das Vorkommen von Silizium in Pflanzen 1793 in lateinischer Sprache und 1794 in deutscher Sprache beschrieben. Justus Liebig beschrieb die große Bedeutung des Siliziums für die Agrokultur. Obwohl aus dem alten Griechenland bekannt war, dass der siliziumhaltige Schachtelhalm (Zinnkraut) zur Wundheilung gute Dienste leistete und Louis Pasteur, der französische Hygieniker und Bakteriologe, schon 1878 die Bedeutung für die Gesundheit des Menschen prognostizierte, wurde dem Silizium (SiO_2) erst mit Beginn des 20. Jahrhunderts mehr Aufmerksamkeit geschenkt.

■ 28. Silizium – Quellen bringen Gesundheit

In kalten unterirdischen Gewässern bzw. Quellen werden 20-40 mg/l SiO_2 nachgewiesen. In Thermalquellen können bis 300 mg/l SiO_2 vorkommen. In diesen Gewässern besteht der Hauptteil des SiO_2-Anteils aus monomerer Kieselsäure und ein geringerer Teil aus kolloidalem SiO_2 in Solform.

Siliziumreiche Quellen sollen überall auf der Erde vorkommen. Thermalquellen in Neuseeland und im Yellowstone Park in den USA sowie die Geysire in Island sollen einen Gehalt an SiO_2 von 100-400 mg/l Wasser zeigen. Die Marienbader Waldquelle in Tschechien soll ebenfalls 400 mg SiO_2/l Wasser, die Baden-Badener Quelle 155 mg SiO_2/l und die Kronthalquelle bei Frankfurt am Main 100 mg SiO_2/l Wasser ausweisen. Vielfach ist der Siliziumdioxidgehalt der Quellen nicht bekannt, weil dieses Mineral sehr wenig von der Medizin beachtet wird.

Siliziumhaltige Mineralquellen gibt es besonders in den Kaukasusländern. Aus Borshomi (Georgien) kommt das in der ehemaligen UdSSR sehr beliebte Mineralwasser gleichen Namens. Es enthält 46 mg SiO_2/l Wasser. Weitere berühmte Kurorte dieser Region mit siliziumhaltigen Quellen sind Avadchara (Abchasien) mit 58 mg/l und Dsan-Suar (Südossetien). In den angeführten Kurorten werden funktionelle Magenstörungen, chronische Gastritis, Ulcusleiden verschiedener Art und Colitiden therapiert. Im Kurort Dzhermuk (Armenien) mit einem Mineralwasser von 112 mg SiO_2/l Wasser werden Stoffwechselerkrankungen, besonders Diabetes mellitus und Adipositas, behandelt. **In dem westdeutschen Ort Daun, in welchem die Mineralquelle und das daraus entnommene Trinkwasser einen Gehalt von 80 mg SiO_2/l Wasser haben soll, wurde beobachtet, dass in diesem Bezirk eine sehr niedrige Erkrankungs- und Sterbequote an Krebs gegenüber anderen Bezirken Deutschlands vorhanden ist** [Goldstein 1932]. In der Thermalquelle von NaturMed in Davultar, Westtürkei, wurden 84,2 mg/l Wasser SiO_2 nachgewiesen. Dort wurde bei vielen Menschen Schmerzlinderung, Blutdrucksenkung, Depressions- und Schlafstörungsverminderung erreicht.

■ 29. Die Ozeane sind voller SiO_2-Ablagerungen

Der größte Teil der Skelette von Meerestieren scheidet aus dem biogenen Kreislauf des hydrogenen SiO_2 aus. Das führt auf dem Meeresgrund zu mächtigen Ablagerungen, die sich als Diatomit, Glukovit, Radiolarienschlamm usw. anbieten. Die Zuwachsrate an biogenem SiO_2 soll in den pelagischen Ozeanablagerungen 1,9 x 1014 g/Jahr betragen und ihr Volumen soll hunderttausende von km^3 erreichen.

SiO2-Ablagerungen bedecken nach Svedrup et al. [1942]6,7 % der Fläche des Atlantischen, 14,7 % der Fläche des Stillen und 20,4 % der Fläche des Indischen Ozeans.

In kälteren Gewässern in Richtung Polgebiete sind vorwiegend Diatomeen-Ablagerungen, in tropischen und subtropischen Gewässern vorwiegend Radiolarienskelette zu finden. Es wurde beobachtet, dass bei einem Anstieg der Temperatur in den Ozeanen, z. B. nach Vulkantätigkeiten, eine sprunghafte Steigerung der Siliziumorganismen zu verzeichnen ist.

30. Siliziumbodenmineralien sind biogen geprägt und zum Nutzen für Mensch und Tier von der Natur vorbereitet

Früher glaubte man, dass die Verwitterung von Siliziumgestein nur auf physikalisch-meteorologische Faktoren zurückzuführen sei. Heute weiß man, dass sich dabei vorwiegend biogene Prozesse abspielen, d. h. dass Bakterien, Algen, Flechten und Pilze das Silikatgestein in SiO2-Stoffe umwandeln. Damit ist ein nahtloser Übergang von der Geosphäre zur Biosphäre gewährleistet [Voronkov et al. 1975].

Der biochemische Zyklus des Siliziums beginnt mit der Zersetzung der kristallinen Gesteine, woraus sich der Boden bildet. Die biologischen Mikroorganismen spalten die Silikate der Gesteine und setzen SiO2, Kalium, Kalzium, Natrium, Magnesium, Aluminium usw. frei.

Dieser geobiochemophysikalische Prozess schuf sekundäre Bodenmineralien. Derartige sekundäre Bodenmineralien **biogener** Prägung sind der Ton und die Tonbestandteile Montmorillonit, Beidellit, Glimmer, Muskovit, Hydroglimmer, wasserhaltiger Quarz und auch manche Zeolithe. Die amorphe Kieselsäure, die sich beim Zerfall abgestorbener Mikroorganismen bildet, wird von höheren Pflanzen aufgenommen. Von den höheren Pflanzen gelangt SiO2 in die tierischen Organismen und in den menschlichen Körper.

Ein anderer Teil des SiO2 wird ausgewaschen und gelangt als gelöste biogene Kieselsäure oder als kolloidales Siliziumdioxid-Sol in das Grundwasser in oberflächliche und unterirdische Flüsse und Seen, Meere und Ozeane. Gemeinsam mit unlöslichen Silikaten und Aluminium-Silikaten lagern sich die Siliziumverbindungen in den Schlamm (Tonschlamm) der verschiedenen Gewässer, vor allem als monomere, polymere und kolloidale Kieselsäure, ab.

31. Kluge Tiere schätzen SiO_2-haltige Getränke und Gesteine

> Diese siliziumhaltige sahneartige zarte Masse an den Böden von Gewässern ist bei Tieren, besonders in der Brunstzeit, aber auch in der Trächtigkeits- und Laktationsperiode sehr beliebt. Es wurde beobachtet, dass Tiere aller Art mit den Pfoten dies Wasser an seichten Stellen umrühren und dann trinken.

Wir selbst haben diese Beobachtung in der sehr tonreichen Westtürkei (Kusadasi) gemacht. Mit üblichen Bewässerungssystemen wurde im Sommer tonreiches Land bewässert, auf dem sich drei Pferde und zwei Esel befanden. Als das Wasser in die vorbereitete Erdrinne strömte, tranken sie nicht etwa das klare Wasser, sondern verrührten dies per Vorderpfote mit dem Tongrund und erst dann nahmen sie es zu sich.

Bei Tieren Sibiriens und des fernen Ostens Russlands wurde beobachtet, dass die Tiere vor allem siliziumhaltige Mineralien der Zeolith-Gruppe, z. B. Klinoptilolith, Heulandit, Montmorillonit u. a. sowie tonartige Stoffe und kolloidales Silizium enthaltendes Wasser mit milchartigem Aussehen, das sich in Flussbetten oder Bächen und Seen befindet, bevorzugen. Diese Lithophagie wurde bei Wildtieren und bei sich im Freien befindlichen Haustieren (Kühe, Schafe, Ziegen, Vögel, Hühner, Gänse, Enten) beobachtet. Die am Boden von Gewässern befindliche Gesteinmilch wird von den Tieren mit den Pfoten aufgerührt, damit im Wasser eine gute Mischung entsteht und dann getrunken. Besonders intensiv wird die Lithophagie in der Brunstzeit von Tieren beider Geschlechter und während der Trächtigkeit und Laktationsperiode von den weiblichen Tieren betrieben. Wissenschaftliche Untersuchungen zeigten:

Alle von den Tieren instinktiv aufgenommenen Gesteine bzw. Gesteinmilch wiesen Ionenaustausch- und Sorptionseigenschaften aus. Neben den Silikaten und dem kolloidalen Silizium enthielten sie alkalische (Na, K) und erdalkalische Elemente (Mg, Ca, Ba) sowie verschiedene Spurenelemente.

Auch die dem Zeolith eigenen aktiven hydroxylen Gruppen, die sich in den Kristallgittern befinden, spielten in den Stoffwechselprozessen der lithophagen Tiere eine Rolle. Lithophagie heißt wörtlich übersetzt „Gesteinfressen".

■ 32. Menschliche Lithophagen leben länger, sind gesund und kennen keinen Krebs

Da der Mensch ein Allesesser ist, ist ihm auch die Lithophagie (Steinessen)eigen. Er hat sie im Laufe seiner Entwicklung immer betrieben. Wissenschaftler der ehemaligen UdSSR (heute GUS-Staaten), die sich schon seit Jahrzehnten mit den siliziumangereicherten Gesteinen in der Medizin, Veterinärmedizin, Nutztierzucht, Land- und Wasserwirtschaft beschäftigen, haben sich auch mit der gesunden Langlebigkeit der Menschen und deren Ursachen beschäftigt. Aus einem Untersuchungsbericht der Akademie der Wissenschaften der UdSSR und des Rates der Erkenntnis vermittelnden Gesellschaften der USA geht hervor, dass die höchste gesunde Langlebigkeit bei den Yakutiern (Nordsibirien) und verschiedenen Kaukasusvölkern festgestellt wurde. Das Gemeinsame dieser beiden langlebigen Bevölkerungsgruppierungen waren nicht Klima, Lebens- und Nahrungsgewohnheiten, sondern das „Gesteinmehl" in ihrer täglichen Nahrungsaufnahme. Die Nordsibirier haben Klinoptilolith-Zeolith und Heulandit, die Kaukasier Montmorillonit und Klinoptilolith-Zeolith auf ihrer „täglichen Speisekarte" stehen.

Wie Untersuchungen zeigten, sind den Menschen dieser lithophagierenden Völkerstämme die weit verbreiteten chronischen Krankheiten einschließlich der Tumorkrankheiten nahezu unbekannt. Unter ihnen gibt es sehr viele Langlebige.

> Der instinktive Trieb Steinmaterialien zu essen, ist vor allem in den „zivilisierten und hoch industrialisierten“ Ländern den Menschen verloren gegangen.

Wir möchten nicht verschweigen, dass wir, die Autoren, seit Jahren Klinoptilolith-Zeolith und Montmorillonit, also Gesteinmehl, täglich, quasi zur Ernährung gehörend, einnehmen. Obgleich wir 84 bzw. 73 Jahre alt sind, wird uns ein biologisches Alter von 60 bzw. 50 Jahren bescheinigt.

Meine (Karl Hecht) Freunde stellten fest, dass mein vor Jahren ergrautes Haar in den letzten Jahren (vor allem auf der Schädeldecke) immer mehr meine einstige dunkle Haarfarbe zeigt.

■ 33. Siliziumdioxid (Kieselsäure), das älteste Heil- und Gesundheitspflegemittel der Menschheit

Aus dem alten Ägypten wurde berichtet, dass Ton eine antibakterielle Wirkung hat, bei vereiterten Wunden schnell die Heilung besorgte und als ein „natürlicher Sterilisator“ in der Heilkunst Verwendung fand. Ton als Heilmittel und Kosmetikum war schon 3.000 v. Chr. im alten Ägypten verbreitet. Die ägyptische Königin Kleopatra soll nach Überlieferungen mit Gesichtsmasken aus Bentonit ihre Schönheit erhalten haben. Ihre Haare wusch sie mit basischen Tonen und ihre Lippen färbte sie mit rotem Ton [Nekrassova 2000]. Mit grünem Ton (offensichtlich Bentonit) wurden Packungen zur Behandlung von Rheuma, Gelenk- und Gliederschmerzen appliziert. Mineralerde (Ton) wurde zur inneren und äußeren Applikation in der Antike verwendet. Hippokrates (460-370 v. Chr.) soll Vergiftungen und die Pest mit Ton behandelt haben. In der Antike wurde die so genannte Siegelerde geprägt. Das war Ton (Mineralerde), der zu Tabletten geformt wurde und ein Siegel bekam. Dieses sagte aus, aus welcher Region die Heilmineralienerde stammte. Galenos (129-199) hat Mineralerde (Ton) bei Verbrennungen und schlecht heilenden Wunden appliziert.

In seinem Buch „Natürliche Geschichte“ berichtet Plinius der Ältere (24-79, beim Vesuvausbruch ums Leben gekommen) über die heilenden Eigen-

schaften des Tons. Außerdem berichtet er, dass die Toten mit Ton balsamiert worden sind, um sie zu mumifizieren. Dieser Bericht aus dem Altertum stimmt mit einer Medieninformation aus dem Jahr 2003 überein, aus der hervorgeht, dass in der Schweiz auf Friedhöfen mit tonhaltiger Erde die Leichen nicht verwesten und selbst 60-80 Jahre nach dem Begräbnis noch vollständig erhalten waren.
Jesus Christus von Nazareth verwendete Ton als Heilmittel und soll Blinde damit wieder sehend gemacht haben.
Ibn Sina/Avicenna (980-1037) hat im Canon Medicae Bd. II (der Jahrhunderte lang die medizinische Anschauung beherrschte) die Behandlung mit grauweißem Ton ausführlich beschrieben und bei folgenden Krankheiten angewendet: Wunden, Geschwüre, Hauterkrankungen, Durchfälle, Blasenleiden, „Bluthusten" (heute als Tuberkulose bezeichnet), Verbrennungen. Er beschreibt auch, dass er Blutungen während der Geburt damit stoppen konnte. In manchen Rezepturen mischte er Essig in den Ton. Avicenna wusste offensichtlich schon, dass SiO_2 (Kieselsäure) die beste Wirkung im schwach sauren Milieu entfaltet.
Paracelsus (1493-1541), Arzt und Naturforscher, lobte die Heilkraft des Tons der griechischen Insel Samos.

■ 34. Heilung mit Ton weltweit: früher und heute!

Auch in Indien gilt Ton seit Jahrtausenden bis heute als Heilmittel. Er wurde u. a. zur Wundheilung, Hautpflege, zur Behandlung von Hauterkrankungen, vor allem aber auch zur Behandlung von Verdauungsstörungen verwendet. Noch heute werden in Indien kleine Beutel mit Tonpulver als Heilmittel auf den Basaren verkauft. In Arabien und Mittelasien werden kleine Tonwürfel in Walnussblätter eingewickelt und zum Kauen verkauft. Sie sollen bei verschiedensten Krankheiten, vor allem bei Hauterkrankungen und Verdauungsstörungen wirken. Diese Gepflogenheit haben wir auf Basaren in Baku (Aserbaidschan) beobachtet. Von Prof. Adolf G. von Strümpell (1853-1925) wird berichtet, dass er im Jahre 1903 in Ostpreußen mittels Tonbehandlung der asiatischen Cholera Einhalt gebot. Prof. Dr. Schlager hat 1934 in der Medizinischen Wochenzeitschrift über die Behandlung von Magen- und Darmerkrankungen mit Ton berichtet.

Der bekannte deutsche Naturheiler Sebastian Kneipp (1821-1897) verordnete im Rahmen seiner Hydrotherapie auch Tonbäder und zur Behandlung von Geschwüren, Furunkeln, Krebs und Ekzemen auch Tonpackungen.

In der russischen Volksmedizin spielte und spielt heute noch die Behandlung mit Montmorillonit (grauweißer Ton) und blauem Ton eine bedeutende Rolle, z. B. bei Osteoporose und Muskelschmerzen. Montmorillonit-(Tonerde)einreibungen (Bestreichen der Haut) werden prophylaktisch in Verbindung mit der Sauna oder der Körperpflege verbreitet angewendet. Neben der Munterkeit und Spannkraft soll dadurch die Manneskraft (Potenz) gesteigert werden.
Nekrassova [2000] berichtet von bildenden Künstlern, die ihre Plastiken aus Ton formen. Diese sollten eine gesunde Langlebigkeit ausweisen.

> Sie empfiehlt, Kindern montmorillonithaltigen Ton als Spielzeug zum Kneten von Figuren usw. lange Zeit zur Verfügung zu stellen, weil dabei das Immunsystem (durch Eindringen von Montmorillonit über die Haut in die Blutbahn) gestärkt werden kann.

Aus unserer Kindheit sind uns auch Spielsachen aus Ton bekannt. Es ist dem heutigen Plastikspielzeug unbedingt vorzuziehen.

35. Silizium zeigt sich mit vielgestaltigen Charaktereigenschaften

Da es biochemische, biophysikalische und chemophysikalische Eigenschaften ausweist, bestehen nicht selten Unklarheiten zu den Siliziumstrukturen, besonders was das SiO_2 anbetrifft. Dazu nachfolgend einige Erläuterungen.

- Silikate = Salze des Si
  Si hat in diesen Salzen gewöhnlich Vierwertigkeit und somit Tetraederform, die in der Regel mit vier O-Atomen mit je einer freien Valenz gebunden sein kann.
- Amorphe Kieselsäure SiO_2
  Durch Bearbeitung kann amorphe Kieselsäure (SiO_2) entstehen. Diese

hat eine starke Tendenz zur Hydratation. Es gibt eine spezielle Wasserchemie des Siliziums.

- Schichtsilikate (Al-Silikate), Tonmaterialien u. a. haben auch amorphes SiO_2 in sich verborgen, das durch so genannte Verwitterungsprozesse in sekundären geologischen Prozess entstanden ist.
- Kolloidales SiO_2 kann aus amorphem Silizium im Zusammenhang mit einem hoch dispersen Hydratationsprozess gewonnen werden. Wir finden kolloidales SiO_2 auch in Gewässern, Quellen, Pflanzen und in Zeolithen. Wenn diese in tierische oder menschliche Organismen gelangen, wird vor Ort kolloidales SiO_2 produziert.
- In Pflanzen finden wir monomere und kolloidale Kieselsäure.
- Aus monomerem SiO_2 kann polymeres entstehen, welches auch in Pflanzen und Gewässern zu finden ist. Die Polymerisation ist eine zu beachtende Eigenschaft des SiO_2.
- Kristallines SiO_2 finden wir z. B. im Quarz, Bergkristall, Feldspat, Glimmer usw.
- Staub von kristallinem (aber auch amorphem) SiO_2 kann nach Einatmen feinster Teilchen zur Silikose (Pneumokoniose) führen.
- Hoch konzentrierte Kieselsäure kann zur Gewebe-Silikose an den betroffenen Stellen, z. B. an den Beinen, führen.
- Es gibt des Weiteren chemisch-organische Kieselsäureverbindungen. Bei ihnen sind z. B. Methylgruppen bzw. andere chemische Verbindungen eingebaut. Auch hier muss man wieder solche unterscheiden, die in der Technik eine Rolle spielen und auch toxisch sein können und jene, die im Metabolismus des Körpers des Menschen gebildet werden und gewöhnlich physiologisch wirksam sind. Das sind biochemisch-organische Kieselsäureverbindungen, die unter Umständen auch pathogen sein können, wie z. B. bei der Silikose. Technische organisch-chemische Verbindungen werden in der Industrie zu den verschiedensten Zwecken hergestellt, z. B. auch für medizinisch-technische Zwecke, z. B. Schläuche für Infusionen, Abdruckmaterialien des Zahnarztes usw. Diese sind für die innere Einnahme nicht zu gebrauchen.

> Für den menschlichen und tierischen Organismus relevant sind monomeres SiO_2 in schwacher Konzentration und leicht saurem pH-Wert sowie kolloidales SiO_2 in Sol- bzw. Gelform.

■ 36. Silizium – Sprachverwirrung

Es gibt unterschiedliche und verwirrende Begriffe beim Vergleich der deutschen und englischen Sprachbereiche:

deutsch:		**englisch:**	
	Silizium		silicon
	Silikon (als technisches Siliziummaterial)		silicone

Schon das Silikon mit und ohne „e“ am Ende des Worts führte oft zu Missverständnissen.

■ 37. Silizium in höheren Pflanzen

Silizium befindet sich in vielen Pflanzen und somit in menschlichen Nahrungsmitteln. Hierbei spielt das Silizium in der Stabilisierung, z. B. von Gras, Getreidestengeln, Rohr, Bambus und in vielen anderen Pflanzen eine Rolle. Gleichzeitig ist wichtig zu wissen, wie das pflanzliche Silizium in dem menschlichen und tierischen Körper verarbeitet wird.

Nachfolgend möchten wir noch einige Daten von Pflanzen mit hohem SiO_2-Gehalt anführen. In diesem Fall wird der prozentuale Gehalt bezogen auf die Asche, die sich nach Verbrennung dieser Pflanzen ergab, angegeben:

	Schachtelhalm	50-96 %
	Tannennadeln	84 %
	Farne und Gräser	ca. 50 %
	Samenschalen des Reis	93 %

Bezogen auf die Trockenmasse werden folgende Daten angegeben.
Baum Moquila ca. 50 % SiO_2. Bäume, die über 0,05 % SiO_2 enthalten, werden als Kieselbäume bezeichnet. Es soll ca. 400 derartige Bäume geben. Die Grasnarbe unter Erlen und Birken soll 15-16 % (bezogen auf die Trockenmasse) SiO_2 führen. In alten Blättern von Dattelpalmen (Phoenix) sind bis zu 20 % SiO_2 (bezogen auf die Trockenmasse) festgestellt worden. Der häufig in Bambusmark enthaltene „Tabaschir“ (ca. 15 g) soll fast vollständig aus SiO_2 bestehen.

38. Aufnahmeprozess des pflanzlichen SiO_2 im Körper von Tier und Mensch

In der Pflanze werden drei Formen von SiO_2 unterschieden: Phytolithe innerhalb der Zellen und an der Zellwand abgelagerte Kieselsäure oder nicht abgelagerte freie Kieselsäure. Die freie Kieselsäure ist gewöhnlich der lösliche Anteil, da sie im Gegensatz zu den anderen, die polymer sind, oligomeren Charakter hat. Im menschlichen und tierischen Organismus können der Transport und die Resorption von SiO_2 im Gastrointestinaltrakt bzw. im Blut nur in gelöster oder, wie wir noch später sehen werden, auch in kolloidaler Form erfolgen. Es muss also für die Aufnahme in den Organismus Monokieselsäure vorliegen. Diese wird, auch wenn sie nicht verwertet wird, mit dem Harn ausgeschieden. Die Ausscheidung des polymeren SiO_2 erfolgt über den Kot.

Die Löslichkeit des pflanzlichen SiO_2 hängt von einer Reihe von Faktoren ab: pH-Wert und Temperatur. Im sauren Milieu ist die Löslichkeit sehr niedrig, im neutralen Bereich steigt die Löslichkeit stark an. Auch die Temperatur spielt bei der Löslichkeit des SiO_2 eine Rolle. Eine relativ hohe Löslichkeit wurde bei einem pH-Wert von 7 und 40°C gefunden. In der nachstehenden Abbildung wird der Lösungsvorgang der Kieselsäure der Pflanze und die Verwertung zur Bioverfügbarkeit schematisch dargestellt.

Abbildung 11:
Modell des Lösungsvorgangs der Kieselsäure (SiO_2) im Verdauungstrakt

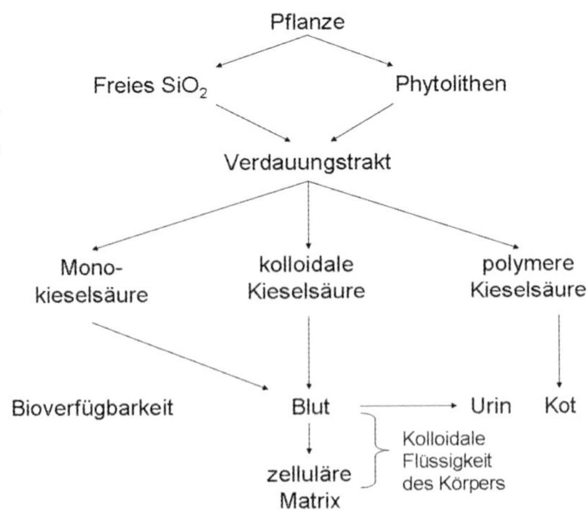

39. Schachtelhalm (Equisetum arvense; Zinnkraut): Pflanzliche Zubereitungen des SiO_2 für medizinische Zwecke

Die bekannteste und älteste pflanzliche medizinische Zubereitung mit SiO_2 ist die des Schachtelhalms. Diese möchten wir als Beispiel anführen.

Der in unseren Regionen als Unkraut betrachtete Ackerschachtelhalm (Zinnkraut) gilt als siliziumreiche Pflanze mit 5-8 % Kieselsäure. Der Schachtelhalm ist eigentlich ein botanisches prähistorisches Relikt. Er soll mit Bäumen verwandt sein, die vor 270 Mio. Jahren die Erde bedeckten. Neben der Kieselsäure soll Schachtelhalm Alkaloide, Saponine, Flavonoide, Mineralstoffe (Kalium, Magnesium, Mangan), Phytosterine und Gerbsäuren enthalten. Diese natürliche „systemische" Zusammensetzung scheint mit der Dominanz der Kieselsäure den heilenden Effekt zu bewirken. Schon im alten Griechenland wurde Schachtelhalm zur Wundheilung verwendet und als ein effektives Mittel gepriesen.

Die Ernte von Schachtelhalm kann während der ganzen Wachstumsperiode erfolgen. Es wird eine adstringierende, blutstillende, harntreibende, entzündungshemmende und gewebeheilende Wirkung beschrieben. Die Anwendung kann als Tee, Absud und Trockenpulver erfolgen. Zur Herstellung des Absuds lässt man die Sprossteile des Schachtelhalms drei Stunden kochen, damit die wichtigsten Wirkstoffe freigesetzt werden und auch lösliche Monokieselsäure und sogar Kieselsäuregel entsteht. Traditionelle Anwendung erfolgt als blutstillendes Mittel, z. B. bei Nasenbluten und starken Menstruationsblutungen, als Adjuvans bei tuberkulösen Erkrankungen, bei rissigen Fingernägeln, Haarausfall, rheumatischen Beschwerden, Gicht, Geschwüren, Schwellungen, Frakturen und Frostschäden des Gewebes.

In den deutschen Apotheken wird Schachtelhalmkraut- (Zinnkraut-) Tee zur innerlichen und äußerlich Anwendung angeboten, jedoch ohne Angabe, dass dieser Tee Siliziumdioxid enthält. Es wird nach Verletzungen zur Unterstützung schlecht heilender Wunden und zur Durchspülung der ableitenden Harnwege bei Nierengries empfohlen. Zur Anwendung werden zwei Teelöffel dieses Tees, welche mit siedendem Wasser übergossen und nach 10-15 Minuten durch ein Teesieb gegossen werden sollen, empfohlen. Schachtelhalmkrauttee in Beutelform mit der gleichen Zubereitungsempfehlung ist ebenfalls in der Apotheke erhältlich.

■ 40. Silizium in den Genen?

Die Auffassung, dass Silizium in die Genexpression involviert und an der DNS-Synthese wesentlich beteiligt ist, wird von zahlreichen Wissenschaftlern vertreten. Volcani [1986] vertritt die Auffassung, dass es siliziumabhängige Gene gibt und dass Silizium essentiell für das AMP-Zyklensystem ist und die Replikation der AMP-Zyklen gewährleistet. In diesem Zusammenhang ist die Arbeit von Oschilewski et al. [1985] zu erwähnen, die feststellten, dass Siliziumpartikel mittels Signalen die Gentransaktionen zu stimulieren vermögen. Hierbei sollen Genkristalle aus SiO_2 eine Rolle gespielt haben. Wie wir heute wissen, spielen Kristalle und Kristallflüssigkeiten eine große Rolle in dem SiO_2-Naturgestein Klinoptilolith-Zeolith und Montmorillonit.

■ 41. Erläuterungen zur Kristallnomenklatur

Bezugnehmend auf die primäre Rolle der Kristallgene, die offensichtlich nicht nur bei der Entstehung der Protoorganismen eine Rolle gespielt haben, sondern auch heute noch in unserem Organismus mit größter Wahrscheinlichkeit vorhanden und wirksam sind, möchten wir noch folgend einige Erläuterungen bzw. Definitionen geben:

- Kristalle sind von ebenen Flächen begrenzte Körper anorganischer oder organischer Natur. Sie besitzen die Fähigkeit zum „Wachstum" (Kristallisieren). Durch Anlagerung von Ionen, Atomen und Molekülen können Kristallraumgitterstrukturen entstehen. Kristalle haben die Fähigkeit zur Adsorption.
- Kristalline sind sehr stabile lösliche Kristallinproteine. Sie sind heute beim Menschen und allen Vertebraten zu 90 % Bestandteil des Augenlinsenproteins
- Kristalline Flüssigkeit ist Bestandteil der extrazellulären Matrix und be-

steht aus Protein-, Peptid- und Elektrolytgemischen.

- Kristallines Hydroxyapatit = Bestandteil der interzellulären Substanz des Knochen.
- Kristalloid: Intrazelluläre Eiweißkristalle, z. B. Reinke-Kristalloid in den Zwischenzellen des Hodens.

■ 42. Entstehung des Lebens mit SiO_2?

„Da nahm Gott, der Herr, Ton von der Erde, formte daraus den Menschen und blies ihm den Lebensatem in die Nase. So wurde der Mensch ein lebendes Wesen.“* [1. Mose Genesis 2,7 Altes Testament]
(*: in manchen Bibeln steht Lehm oder Staub).

Die Beteiligung von siliziumhaltigen Tonmaterialien bei der Entstehung des Lebens auf der Erde wird von zahlreichen Autoren vertreten und auch experimentell belegt. Folgendes Schema fasst diese Erkenntnisse zusammen.

Mögliche Einflussfaktoren

- Selbstorganisation
- Entropie / Zeitpfeil
- offenes System
- universelles Entwicklungskriterium
- fraktale Organisation
- Gravitation
- Magnetfeld der Erde
- der Wechsel von flüssigem und trockenem Milieu
- der Wechsel von Hell-Dunkel verbunden mit einem Wechsel von höherer und niedriger Temperatur am Tage
- ultraviolette Strahlung, Photosynthese

Möglicher Ablauf

- Geophysikalischer Verwitterungsprozess von Primärgestein in sekundäre siliziumreiche Tone (Bentonit, Kaolin, Montmorillonit)
- Energie durch radioaktiven Zerfall und durch Sonnenenergie und Elektrizität der Erdhülle (z. B Blitze)
- Wasser-Verdunstungs-Regen-Kreislauf
- Erdumdrehung: Hell-Dunkel-Zyklus mit geomagnetischem Feld
- Sonnenlicht – geomagnetisches Feld der Erde
- Gase der Atmosphäre der Erde
- Herausbildung von Genkristallen aus SiO_2, welches in Tonen (Bentonit, Montmorillonit) und Zeolith enthalten ist
- Wachstum der Kristallgene durch Adsorptionsfähigkeit des SiO_2, der Tone und des Zeoliths. Es ist physikalische und chemische Adsorption möglich
- Herausbildung von Vorläufern der bioelektrischen Aktivität durch Ladungen der Kristalle und durch die elektrische Halbleitereigenschaft des SiO_2
- Bildung von Aminosäuren (Glycin) aus den Gasen der Erdatmosphäre und Umweltelektrizität der verschiedenen Sphären der Erdhülle
- Adsorption der Aminosäure an die Silizium-(Ton-)Kristallgene
- Bildung von Oligomeren
- Bildung von Kristallproteinen, so genannte Kristalline
- Bildung von Peptiden und Proteinen durch die Adsorptions-, Katalysator- und selektiven Ionenaustauscheigenschaft des SiO_2 der Tonmaterialien und des Zeoliths
- Herausbildung eines Protoorganismus mit Informations-, Mutations-, Replikations-, Gedächtnis-, bioelektrischen und selektiven Ionenaustauscheigenschaften.

Abbildung 12: Als Arbeitshypothese aufgestellter möglicher Ablauf der Entstehung des Lebens auf der Erde (kein Anspruch auf Vollständigkeit)

■ 43. Die Polymerisation von Silizium

Über den Vorgang der Polymerisation gibt Iler [1955] ein anschauliches Bild. Danach bilden sich aus den Monomeren $Si(OH)_4$ mit der Koordinationszahl 4 Polymere mit der Koordinationszahl 6 je Si^{4+}-Ion, wobei 2 OH-Ionen jeweils 2 Si^{4+}-Ionen gemeinsam sind. Das bedeutet, dass das Si^{4+}-Ion oktaedrisch von 6 OH-Ionen umgeben ist. Diese Bedingung wird jedoch nur von solchen Si^{4+}-Ionen erfüllt, die zweiseitig von anderen Si-Ionen umgeben werden. Das lässt sich auch aus dem zweidimensionalen Strukturbild des Dimers und des Trimers usw. ohne weiteres erkennen:

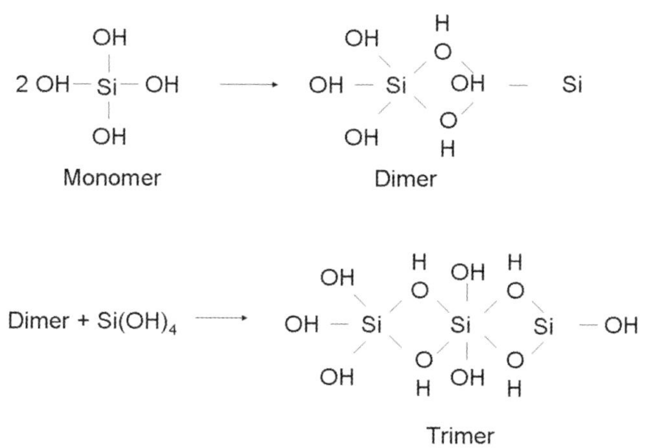

Abbildung 13: Polymerisationsvorgang nach dem Prinzip der fraktalen Geometrie [nach Kroll 1958]

Weil die Feldstärke der Endglieder der sich bildenden Kette stets ungedeckt ist, verläuft die Polymerisation sehr rasch und führt zu mehrgliedrigen SiO_2-Verbindungen. Ein solches sich bildendes Makromolekül strebt nach einem Gleichgewicht. Dieser Prozess hängt von verschiedenen Einflussfaktoren ab, z. B. von der Temperatur, dem pH-Wert, von der Gegenwart anderer Ionen.

Die Polymerisationsvorgänge bedingen eine Anhäufung von OH-Gruppen, welche dann zu einer zweiten Stufe der Kondensation Anlass geben. Dieses Polymerisationsgebilde, welches sehr energiereich ist, lässt sich in ein energieärmeres führen.

■ 44. Die „Wasserchemie" des Siliziums

Silizium verfügt nach William [1986] über eine eigene spezielle Wasserchemie, die durch die Hydratationsfunktion des SiO_2 gegeben ist. Durch die Bindung von Wassermolekülen vermag SiO_2 sich und die extrazelluläre Matrix in einen hydratisierten Zustand zu versetzen, wodurch die Regulation des Bindegewebes gewährleistet wird. Ein Einblick in die „Wasserchemie des Siliziums" soll mit nachfolgender Formel von William [1968] gegeben werden.

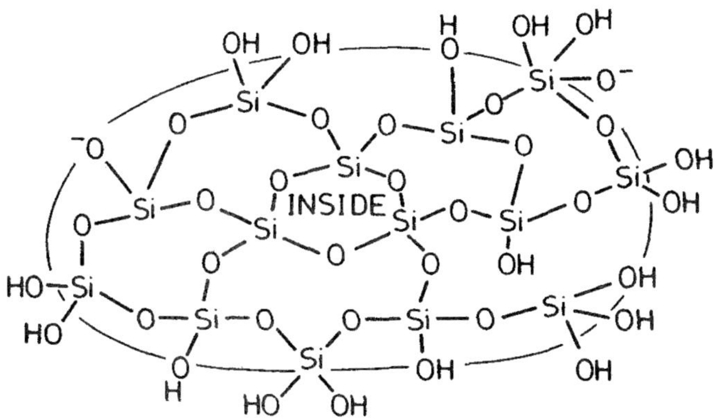

Abb. 14: Schematische Darstellung des amorphen hydratisierten SiO_2. Zu beachten ist die unterschiedliche Anzahl an OH-Gruppen in den verschiedenen Si-Gruppen, die fehlende strukturelle Wiederholung und die wenigen Änderungen in der Oberfläche [William 1968]

> Hierbei soll das SiO_2 bis zum 40-fachen seines eigenen Molgewichts H_2O an sich binden können. Silizium vermag aber auch Sorge dafür zu tragen, dass das Bindegewebe nicht überwässert wird.

Das hydratisierte SiO_2 vermag in diesem Zustand mit vielen anderen Ionen Interaktionen, Wechselbeziehungen und Beeinflussungen einzugehen, z. B. mit Mg, Ca, Fe, P, N, C, Cl.

■ 45. Silizium-„Wasserchemie" bewirkt Antiagingeffekt

Silizium vermag das biologische Altern zu verzögern und die Arteriosklerose, die Faltenbildung der Haut und die Kalzifizierung, z. B. der Aorta, zu verhindern. Silizium wird deshalb auch als das „Verjüngungssalz" bezeichnet.

Die physiologischen Grundlagen der jung erhaltenden Eigenschaften des Siliziums werden, vereinfacht dargestellt, wie folgt erklärt. Silizium übt hydrophile Funktionen aus, die die Anschwellung und Straffheit des Gewebes, besonders der Haut, bewirken. Die Hydrophilie ist aber eine wichtige Voraussetzung für das biologische Funktionieren der Proteinstrukturen (z. B. Albumin, Peptide). Die günstigste physiologische Kombination für die Albuminwasserverbindung wird in Gegenwart von 0,9 % NaCl erreicht.

Spitzenkapazität des Zellmetabolismus (Abbau, Aufbau, Enzymreaktionen) ist zu erreichen, wenn Proteine (z. B. Albumin) hochgradig hydrathaltig sind, d. h. wenn eine optimale Hydrophilie vorliegt, wodurch die Säure-Basen-Albumin-Homöostase gewährleistet wird. Einnahme von SiO_2 verbunden mit viel Flüssigkeitszufuhr kann dem biologischen Alterungsprozess entgegenwirken. Ideal ist es, wenn der Erwachsene tagsüber jede Stunde ein Glas Wasser trinkt und ausreichend SiO_2 zu sich nimmt.

■ 46. Welches Siliziumdioxid wird im Darm resorbiert?

Aus nachfolgendem Schema wird ersichtlich, dass durch die Darmwand Monokieselsäure (Monosiliziumdioxid) oder kolloidales Siliziumdioxid (Kieselsäure) gut eindringen und genutzt werden können. Für das polymere SiO_2 dagegen gibt es Schranken, weil die Durchlässigkeit nicht gegeben ist.

Polymere Kieselsäure

Monokieselsäure (monomeres Siliziumdioxid) kolloidales Siliziumdioxidgel

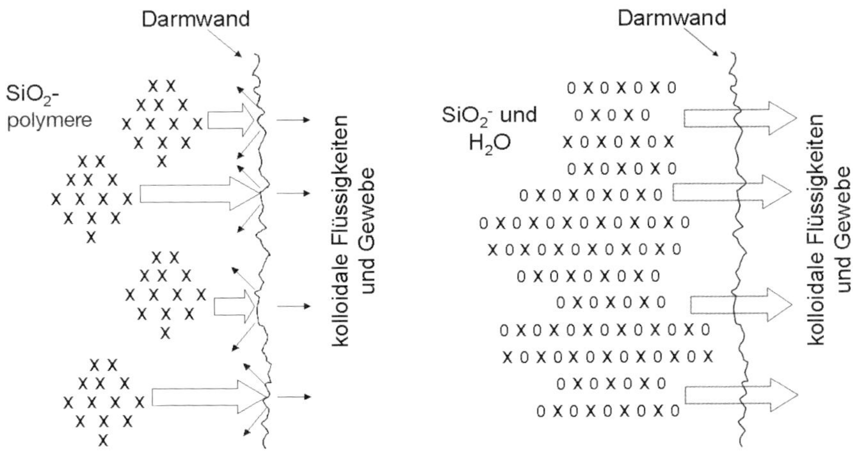

Das polymere SiO2 hat eine herabgesetzte Resorptions- und Adsorptionsmöglichkeit. Die Durchdringung der Darmwand ist nur bedingt möglich

Die gleichverteilten SiO2- und H2O-Moleküle in der kolloidalen Phase haben eine große Adsorptionsfähigkeit und durchdringen die Darmwand als Nanopartikel

Abb. 15: Schema der Resorption verschiedener Formen der Kieselsäure an der Darmwand

■ 47. Siliziummangelerscheinungen

Silizium, als das Mineral des Bindegewebes, speziell der extrazellulären Matrix und somit eigentlich auch das Mineral des Wachstums und der Heilung, ist für Mensch und Tier essentiell. Chronische Defizite an Si im Körper führen zu schweren Mangelerscheinungen und Krankheiten. Es liegen zahlreiche Untersuchungen über Siliziummangelerscheinungen vor, von denen wir nachfolgend einige bedeutsame darlegen möchten. Es wurden In-vitro- und In-vivo-Untersuchungen angestellt.

48. In-vitro-Untersuchungen

Werner [1968] stellte in siliziumfreier Nährlösung von Zellkulturen folgende Veränderungen fest:

- Stopp der Synthese von Leucosin nach 12-14 Std.
- Stopp der Synthese von Karotenoid nach 9 Std.
- Stopp der RNS-Synthese nach 6-8 Std.
- Stopp der Synthese des Chlorophylls nach 6-8 Std.
- Stopp der Proteinsynthese nach 6-8 Std.
- Verminderung der Stabilität der Zellwände.
- Erhöhung der Synthese von Fettsäuren um 100 % nach 6-8 Std.

Diese Untersuchung zeigt, dass der Siliziummangel auf der molekularen Regulationsebene gravierende Spuren hinterlässt und die Lebensprozesse zum Stillstand bringen kann.

49. In-vivo-Untersuchungen an Tieren

Die berühmte USA-Siliziumforscherin Prof. Dr. Edith Muriel Carlisle und ihre Mitarbeiter stellten umfangreiche Tierexperimente zu Siliziummangelerscheinungen sowie zur Bedeutung des Siliziums im Mineralstoffwechsel, im Knochenaufbau und vor allem in Wachstumsprozessen an.

Prof. Dr. Carlisle postulierte

Ohne Silizium ist kein Wachstum von Pflanze, Tier und Mensch möglich.

Als Beispiel dafür möchten wir aus Arbeiten von Prof. Dr. Carlisle Ergebnisse von Untersuchungen zum Wachstum speziell zum Knochenwachstum anführen. Sie konnte zeigen, dass vier Wochen alte Küken mit siliziumreichem Futter wuchsen, mit siliziumarmer Kost dagegen eine kümmerliche Entwicklung nahmen. Diese Wachstumshemmung infolge Siliziummangels konnte auch mit histologischen Untersuchungen an Knochen dieser Tiere bestätigt werden.

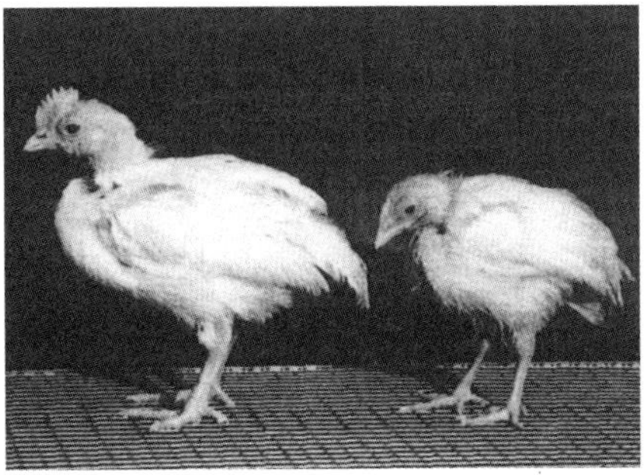

Abbildung 16:
Vier Wochen alte Küken.
Links: mit einer durch Silizium ergänzten Kost gefüttert.
Rechts: Kost mit geringem Siliziumanteil [Carlisle 1972]

■ 50. Siliziummangelkrankheiten und -störungen

Auf Grund tierexperimenteller Untersuchungen und klinischer Beobachtungen verursacht Siliziummangel gesamtorganismische Störungen. Nach der uns zur Verfügung stehenden Literatur kann jedes Funktionssystem des Menschen davon betroffen werden. Nachfolgend möchten wir ausgewählte Beispiele auflisten, um eine Vorstellung von diesen Mangelerscheinungen zu vermitteln. Abnutzungserscheinungen durch Siliziummangel sind seit Jahren vielfach beschrieben:

- Über Beschleunigung des biologischen Alterungsprozesses durch Mangel an Silizium wird von nicht wenigen Autoren berichtet.
- Das Fehlen von Silizium im Körper führt auch zu beschleunigten Abnutzungserscheinungen der Gelenkknorpel. Siliziummangel kann auch Arteriosklerose verursachen.
- Die Chondrozyten, die das kollagene Bindegewebe der Gelenkknorpel immer wieder erneuern, um eine Abnutzung zu verhindern, zeigen eine höhere Aktivität, wenn das Gewebe mit Silizium angereichert ist, als bei Mangel an diesem Mineral.
- Bei brüchigen Fingernägeln und Haarausfall hat auch der gestörte Siliziumstoffwechsel seinen Anteil.

Siliziummangel verursacht des Weiteren

- Störung des Kalzium- und Magnesiumstoffwechsels im Knochen (Osteoporose). Ohne Gegenwart von Silizium kann [Voronkov et al. 1975] kein regulärer Kalzium- und Magnesiumstoffwechsel ablaufen.

- Arteriosklerose
  Es werden Fälle beschrieben, bei denen nachgewiesen wurde, dass Patienten mit Arteriosklerose eine sehr niedrige Konzentration an Silizium ausweisen. Die Ursache für die Arteriosklerose wird in dem durch Siliziummangel gestörten Kalziumstoffwechsel gesehen.
- Krebskrankheiten: Voronkov berichte über Zusammenhänge zwischen Siliziummangel und Krebskrankheiten, wobei sowohl Ergebnisse von Tierexperimenten als auch Fallbeobachtungen angeführt werden.
  Des Weiteren beschreiben Voronkov et al. [1975] die Abkapselung von Krebsgeschwülsten mit Kalkanlagerungen bei Gegenwart von erhöhter Konzentration im Tumorgebiet (Tierexperimente) sowie keine erhöhte Menge von Silizium im Urin.
- Haarausfall bei Siliziummangel wurde im Tierexperiment und in der ärztlichen Praxis nachgewiesen.
- Dermatosen, Akne und andere Hautkrankheiten bei Siliziummangel wurden vielerorts beobachtet.
- Siliziummangel als Ursache von Diabetes mellitus beschreiben die russischen Autoren Kudryaschowa [2000], Oschilewski et al. 1985; Voronkov [1983]].

51. Wie hoch ist der normale Siliziumwert im Körper?

Der Nachweis von Siliziumdioxidverbindungen im Körper ist nicht einfach, denn weniger als 10 % des Körpersiliziums befindet sich in den Körperflüssigkeiten (40-50 mg/100 ml bei jungen Erwachsenen), 60 % des Körpersiliziums ist an Eiweiß gebunden und 30 % an Fette. Die Haaranalyse wird heute vielfach praktiziert. Die Ausscheidungsmenge beim erwachsenen gesunden Menschen beträgt ca. 45 mg/Tag. Diese Menge soll täglich mindestens zugeführt werden. Bei der Siliziumbestimmung im Körper ist die Altersabhängigkeit zu beachten. **Ein bindender Referenzwert kann für den SiO_2-Gehalt im Körper nicht angegeben werden.**

Voronkov et al. [1975] bezeichneten das Silizium als „Feuerwehrmineral“, das immer dort zu finden ist, wo es „brennt“ (also gebraucht wird). Diese Autoren stellten z. B. im Tierexperiment fest, dass bei der Einkapselung eines Tumors mittels Kalzifizierung hohe Mengen von Silizium in der Nähe des Tumors waren und im Urin keine Ausscheidung von Silizium erfolgte. Die ubiquitäre Verteilung der extrazellulären Matrix ermöglicht offensichtlich dem Silizium eine große funktionelle Flexibilität zu bieten. Es ist auffällig, dass viele medizinische Labore nicht in der Lage sind, Silizium nachzuweisen. Das scheint an der Unstetigkeit dieses Elements in unserem Körper zu liegen.

Der einschlägigen Literatur sind folgende qualitative Angaben zum altersabhängigen Vorhandensein von Si im Körper zu entnehmen.
Baby: Die höchste Silizium-Konzentration ist in der Nabelschnur nachzuweisen. Die Haut, das Bindegewebe und alle Organe des Babys haben hohe Siliziumkonzentrationen, was die straffe Vernetzung des Bindegewebes bewirkt.
Erwachsener: Im Erwachsenenalter findet man hohe Siliziumkonzentrationen im Bindegewebe, in den Nägeln, in den Lymphdrüsen, in den Augenlinsen, in den Haaren, im Zahnschmelz, in der Lunge, in der Haut, im Knochen und im Knorpel. Die glatte Muskulatur hat mehr Silizium als die quer gestreifte.
Alter Mensch: Bei alten Menschen tritt in Abhängigkeit vom biologischen Alter Siliziummangel auf. Er zeigt sich u. a. in der Faltenbildung der Haut, im Sinken der Elastizität des Bindegewebes, durch stumpfes, lebloses Haar, durch brüchige Fingernägel. Diese Erscheinungen sind zurückzuführen auf eine Austrocknung von Zellproteinen, wodurch der Zelldruck sinkt [Kaufmann 1997; Voronkov et al. 1975; Scholl und Letters 1959; Kober 1955 u. a.].

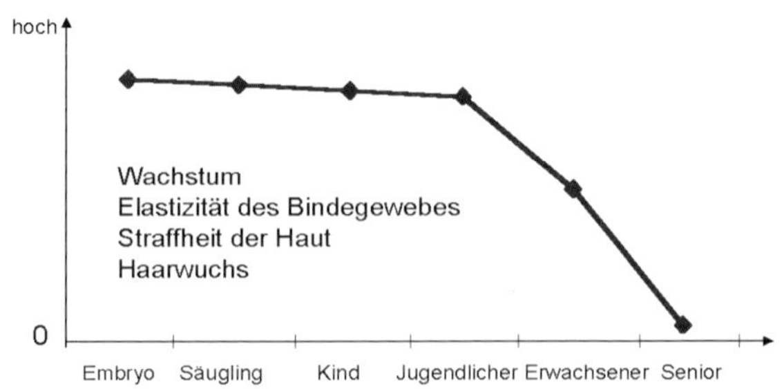

Abbildung 17: Altersabhängigkeit des Siliziumgehalts im menschlichen Körper (semiquantitative, schematische Darstellung) auf der Grundlage einer Literaturrecherche

■ 52. Welche Siliziumverbindungen kommen in unserem Körper vor?

Im Zusammenhang mit der Frage nach Normalwerten von SiO_2 ergibt sich auch die Frage: In welcher Form kommt es in Körperflüssigkeiten vor?

Erstens: „Wasserlösliche“ bzw. hydratisierte Form. Dank der Eigenschaft des SiO_2 sich in den hydratisierten Zustand zu versetzen kann es in der gesamten Grundsubstanz, im Blut, in der Lymphe wirksam werden. Diese Auffassung wird auch von Carlisle [1986a und c], von Schwarz [1978; 1975; 1973] und von Wiliams [1968] vertreten.

Zweitens: Esterformen des SiO_2. Die Esterbildung erfolgt mit Kohlenhydraten, Proteinen, Cholesterin und anderen Sterinen, Cholin, Lipiden und Phospholipiden [Voronkov et al. 1975].

Drittens: Unlösliche Siliziumdioxidpolymere: Zu ihnen gehören Polykieselsäuren, amorphe Kieselsäuren, unlösliche Silikate und Quarz. Die Oberfläche dieser Polymere ist im Organismus von einer chemisorbierten Schicht organischer Verbindungen bedeckt, die Hydroxyl- oder Aminogruppen enthalten. Infolge der Dynamik der funktionellen extrazellulären Matrix ist es schwer, aus der funktionellen Wechselwirkung zwischen hydratisiertem SiO_2 und den gebildeten bzw. wieder aufgelösten Esterbildungen exakte Bestimmungen von so genannten Normwerten zu erhalten.

■ 53. Funktionsbereiche des SiO_2 im extra- und intrazellulären Bereich

Die Beantwortung der Frage, wie man sich die Aufnahme des SiO_2 in die Zelle vorstellt kann nur unter dem Aspekt der biophysikalischen Wirkungsmechanismen und der Multifunktionalität des SiO_2 erfolgen. Dabei müssen folgende Funktionsbereiche des SiO_2 beachtet werden.

Erstens:	Die extrazelluläre Matrix als Hauptfunktionsbereich des SiO_2.
Zweitens:	Die Erstellung, die Gewährleistung und das Schützen der Zellmembran.
Drittens:	Die intrazelluläre Flüssigkeit unter Nutzung der Atmungskette.
Viertens:	Über die Atmungskette Eindringen in die Mitochondrienmatrix.
Fünftens:	Die Genregulation.
Sechstens:	Die Immunregulation.

Bei den peri- und intrazellulären Vorgängen ist wichtig zu wissen, dass SiO_2 zu jeder Zeit und an jedem Ort in der Lage ist, Phosphorverbindungen zu verdrängen.

> „Wie Versuche zeigten, beruht der Prozess der Aufnahme des Siliziums (das als SiO_2-Anion adsorbiert wird) auf den gleichen allgemeinen Prinzipien wie die Aufnahme von Ca^{2+}, Sr^{2+}, Mg^{2+} oder $PO4^{3-}$-Ionen.“

■ 54. Die Aufnahme des Siliziums erfolgt über die Atmungskette zur Mitochondrienmatrix

Dieser Prozess verläuft in zwei Stufen: In der ersten Stufe wird das Substrat oxidiert, in der zweiten erfolgt eine Anreicherung des Substrats, wodurch der Austausch von Phosphor gegen Silizium begünstigt wird. SiO_2 kann Phosphor aus einer Reihe von Verbindungen, z. B. aus der Ribonukleinsäure und möglicherweise auch dem ATP-ADP-Zyklus, verdrängen [Schwarz et al. 1975].
Über die Genregulationen des Siliziums wird u. a. von Oschilewski et al. [1985] und von Charlton et al. [1985] berichtet. **Aus diesen Arbeiten ist zu entnehmen, dass SiO_2 mit bestimmten Signalisierungen die Gentransaktivation stimulieren und die Regulierung bestimmter Proteinkinasen mittels Deaktivierung und Aktivierung vorzunehmen vermag.**

Von einer japanischen Gruppe [Ueki et al. 1994] wurde in entsprechenden immunologischen Untersuchungen eine polyclonale Aktivierung der T-Zellen durch Silikate beobachtet.

■ 55. Was ist kolloidales Siliziumdioxid?

Kolloid = griechisch Kolla = Leim. Kolloide sind Stoffe in einem Verteilungszustand, bei denen die dispersen Teilchen nur ultramikroskopisch nachzuweisen sind. Der kolloidale Zustand ist eine besondere Verteilungs- oder Zustandsform der Materie. Diese kann durch entsprechende Bearbeitung im Prinzip jeder Stoff annehmen.

Kolloiddisperse Verteilung = kolloidale „Lösung".
Sie besteht aus Teilchen größer 1-100 nm. Die Teilchen stehen untereinander in einem Spannungsverhältnis und entziehen sich daher der Gravitation. Beispiel: Disperses kolloidales Siliziumdioxid.
Kolloide zeichnen sich durch ein ausgeprägtes Adsorptionsvermögen aus, welches durch die physikalischen Oberflächenspannungskräfte der Teilchen gewährleistet wird. Dient Wasser als Dispersionsmittel, wird von hydrophilen und hydrophoben Kolloiden gesprochen.

Der menschliche Körper besteht bekanntlich zu einem großen Teil aus Körperflüssigkeit (Blutserum, Urin, Lymphe, Verdauungssäfte, Liquor, Galle, Tränenflüssigkeit). Alle diese Flüssigkeiten haben kolloidalen Charakter und alle Lebensvorgänge spielen sich in der **kolloidalen Phase** ab.

Den körpereigenen Kolloiden sehr adäquat sind kolloidale Mineralverbindungen, z. B. das hydrophobe Siliziumdioxid und das solförmige Natriumchlorid.
Das kolloidale Silizium bewirkt z. B. eine erhöhte Wasserverbindungsfähigkeit der Proteine, reguliert die Säure-Basen-Protein-Homöostase und verhindert die Dehydrierung des alternden Gewebes.
Die kolloidale Verteilung des Siliziums erleichtert wegen der großen adsorbierenden Oberfläche erheblich das Eindringen in die extrazelluläre Matrix und in die Zelle und somit zur bioaktiven Wechselwirkung zwischen

dem Stoffwechsel und den einzelnen Siliziumteilchen. Durch diese Eigenschaft vermag Silizium im Körper solchen Mineralien, die schwer die Darmwand durchdringen wie z. B. Kalzium, Magnesium, eine gesteigerte Bioverfügbarkeit zu verschaffen.

Die tägliche Zufuhr von kolloidalem Siliziumdioxid (kolloidale Kieselsäure) hat auch nach längerer Applikationszeit keine unerwünschten Wirkungen. Dies ist in zahlreichen Untersuchungen bestätigt worden.

■ 56. Einige Charakteristika des kolloidalen Siliziumdioxids

Hauser [1995] charakterisierte das kolloidale Siliziumdioxid (Kieselsäure) als ein hydratisiertes Molekül. Die Summenformel gab er als H_4SiO_4 an. Die Strukturformel des an das SiO_2 gebundenen Wassers wird in zwei Formen angegeben:

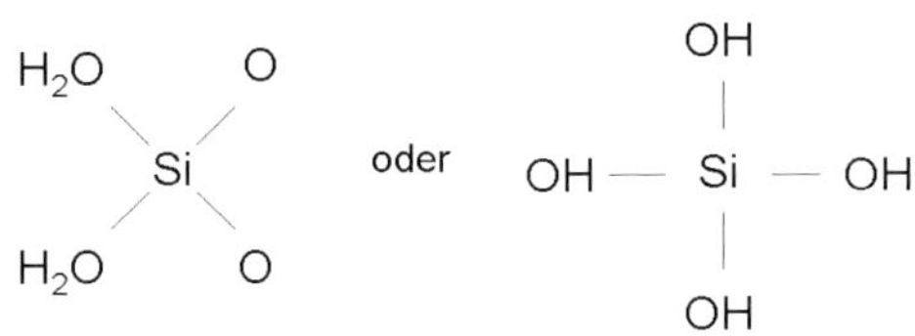

Die Größe der Teilchen (Moleküle größeren Ausmaßes oder Aggregate kleinerer Moleküle, Ionen oder Atome), die in der Flüssigkeit verteilt sind, entscheidet, ob ein kolloidales Medium vorliegt. Kolloidale Flüssigkeit liegt vor, wenn die Teilchen zwischen 10 und 10.000 Ångström messen. Ein Ångström = 10^{-8} cm. Ein kolloidales Sol ist durchsichtig, wenn die Teilchen kleiner 300 Ångström sind. Es ist opalisierend, wenn die Teilchen ein Außenmaß zwischen 300 und 5.000 Ångström haben. Zum Vergleich: Die Wellenlänge des Lichts liegt zwischen 3.500 und 7.000 Ångström.

Der erstrebenswerte ideale Phasenzustand des Siliziumdioxidkolloids soll < 100 nm betragen. Bei der Lösung von SiO_2 aus den Kristallgittern des Natur-Klinoptilolith-Zeoliths während des Ionenaustausch- und Sorptionsvorgangs wird diese Bedingung erfüllt [Gorokhov et al. 1982].
Das große Bindungsvermögen von Silizium sowie seine große Oberflächen-

spannung, die nach außen und nach innen wirksam ist, ermöglicht entschlackende Funktionen (Ausscheidung von toxischen, bakteriellen, viruellen Schadfaktoren), regulierende Funktion (Aufrechterhaltung des inneren Milieus), aufbauende Funktion (z. B. bei Strukturverlust), aktivierende, stimulierende Funktion und eine schützende Funktion.

■ 57. Die Lebensprozesse verarbeiten niedrigmolekulare Kieselsäure in schwachen Lösungskonzentrationen

Nobelpreisträger R. Willstätter [1931] beschäftigte sich mit dem Vorkommen und den Funktionen der Kieselsäure auf unserem Planeten.

Willstätter et al. [Willstätter 1931; Willstätter et al. 1925; Willstätter et al. 1925] machten die Feststellung, dass nur niedrig molekulare Kieselsäure in schwachen Lösungskonzentrationen in die Zelle von Pflanzen, Tieren und Menschen eindringen kann. Willstätter [1931] entdeckte des Weiteren, dass Kieselsäure in konzentrierten Lösungen bioaktiv neutral wirkt und wenig beständig ist, weil sie in diesem Zustand schnell polymerisiert.

Die beste Haltbarkeit und Beständigkeit der Monokieselsäure ist in 1 %igen Lösungen im schwach sauren Milieu gegeben.

Das saure Milieu verschafft bereits die Kohlensäure der Luft. Infolgedessen ist die in Naturquellen vorkommende Kieselsäure, die gewöhnlich mit 50-400 mg/Liter angegeben wird, relativ beständig.

■ 58. Monosiliziumdioxid (Monokieselsäure) immer nur frisch applizieren

Frisch zubereitete Monokieselsäure in geringer Konzentration und Feinverteilung der Teilchen, möglichst bei einem schwach sauren pH-Wert und in schwacher Konzentration, birgt nicht die Gefahr einer toxischen Wirkung in sich [Voronkov et al. 1975; Scholl und Letters 1959; Klosterkötter 1955]. Die beste Haltbarkeit und Beständigkeit der Monokieselsäure ist in ca. 1%igen Lösungen in schwach saurem Milieu gegeben. Dieses Milieu verschafft das CO_2 der Luft.

■ 59. Beziehungen zwischen Körperbewegung und Wirkung von SiO_2 im menschlichen Organismus

Kudryashova [2000a und b] berichtet, dass die Aufnahme und Verarbeitung von Silizium bei regelmäßiger Körperbewegung günstiger vollzogen wird als bei Bewegungsarmut.

> Es wird daher empfohlen, bei Einnahme von SiO_2 stets auch für eine individuell angemessene Körperbewegung zu sorgen.

In diesem Zusammenhang sind auch die Ergebnisse von Nasolodin et al. [1987] erwähnenswert. Diese Autoren untersuchten hoch trainierte Spitzensportler auf den Verbrauch von Silizium und Zink im Gewebe unter harten Trainingsbedingungen. Sie stellten dabei fest, dass der Verbrauch von Silizium um 30-35 mg/Tag und von Zink um 20-25 mg/Tag höher ist als bei normal Sporttreibenden.

> Sporttreibende sollten zur Aufrechterhaltung ihres Leistungsniveaus ausreichend SiO_2 in Form von siliziumhaltiger Nahrung bzw. in Form von kolloidalen Zubereitungen, noch besser in Form von Natur-Klinoptilolith-Zeolith, zuführen.

■ 60. Übersicht über die wichtigsten Wirkungen von SiO_2 im menschlichen Körper

Zu den wichtigsten Funktionen von Siliziumverbindungen werden u. a. folgende gezählt:

- Aktivierung des Zellaufbaus und des Zellstoffwechsels
- Es gibt Anhaltspunkte, dass die Siliziumverbindungen im Organismus die Stabilität der Zellmembranen aufbauen und bei Schädigung durch

Reparaturen erhöhen können, Lysome beeinflussen und in den Mitochondrien gespeichert werden können.

- Aufbau des Eiweißstoffwechsels, vor allem in der extrazellulären Matrix
- Regulationsfunktionen in der extrazellulären Matrix
- Aufbau und Fertigung des Bindegewebes, der Haut, des Respirations- und Verdauungstrakts, der Blutgefäßwände sowie der Erhaltung der Elastizität dieser Gewebe
- Verzögerung und Hemmung des biologischen Alterungsprozesses
- Stimulierung des Immunsystems
- Antierreger-Wirkung (Viren, Bakterien, Pilze): kolloidales SiO_2 bindet die Mikroben an sich und scheidet sie aus
- Biosynthese des Eiweißes
- Regulierung der diuretischen Funktion
- Hautelastizität (Elastizität der Haut soll direkt proportional abhängig vom Siliziumgehalt sein)
- Verbesserung der Struktur der Nägel und der Haare
- Baustein des Knochens und der Knorpelgewebe
- Steuerung des Magnesium- und Kalziumstoffwechsels
- Regulierung der Funktionen im Verdauungstrakt
- Freie Radikalenfänger
- Gewährleistung der elektrischen Leitfähigkeit des Gewebes
- Adsorptionsfunktion
- Ionenaustausch
- Wachstum allgemein
- Heilung von Wunden
- Genregulation
- Immunregulation

61. Silikatadsorbenzien als pharmazeutische Hilfsstoffe

SiO_2-haltige Stoffe werden häufig als pharmazeutische Hilfsstoffe verwendet, d. h. bestimmten Arzneien beigemischt. Breite Verwendung finden hochdisperses SiO_2 und Bentonit (Montmorillonit). Diese SiO_2-haltigen Stoffe vermögen, je nachdem, eine Verstärkung oder eine Abschwächung der Wirkung des Medikaments im menschlichen Körper.

■ 62. Nur die Dosis macht einen Stoff zum Gift

„Sola dosis facit venenum". „Nur die Dosis macht einen Stoff zum Gift"; Paracelsus, Philip Theophrastus Bombastus von Hohenheim (1493-1541). Diese allgemein gültige Formel für einen Therapeuten gilt auch noch heute. Dabei ist zu beachten, dass nicht immer eine große Dosis Gift ist und eine kleine kein Gift. So braucht es nicht immer zu sein. Beim Silizium liegt die Gefährlichkeit auf der Kleinheit der Nanopartikel. Aber auch nur dann, wenn es kristallines SiO_2 ist. Wenn es dagegen kolloidales SiO_2 (Kieselsäure) ist, dann ist es wieder umgekehrt. **In diesem Fall wandelt es sich in Ionen bzw. Moleküle und nicht in Partikel.** Silizium wird nicht selten von Fachleuten als ein „launisches" Element bezeichnet. Vielleicht aber deshalb, weil wir noch zu wenig von den ältesten Heilmitteln der Menschheit wissen.

■ 63. Zur Nichttoxizität und Toxizität von Siliziumdioxid-Modifikationen

Die positive bioaktive Wirkung von Siliziumdioxid hängt von physikalischen, biochemischen, chemophysikalischen und oberflächenchemischen Faktoren ab. Schließlich spielen Lösungskonzentrationen, pH-Wert und Frischheitsgrad der Kieselsäure sowie seine Phasenform eine Rolle. Für die kolloidale Kieselsäure und für die Monokieselsäure möchten wir durch Merksätze folgende Charakteristik geben, wenn diese peroral appliziert wurde.

Erstens: Die tägliche Zuführung von kolloidalem Siliziumdioxid verursacht auch nach längerer Applikationszeit keine toxischen Wirkungen. Dies wurde an Hand von Blutuntersuchungen [Voronkov et al. 1975] und anderen Verträglichkeitsprüfungen [Kaufmann 1997] festgestellt.
Zweitens: Für die kolloidale Kieselsäure **besteht keine Gefahr eines toxischen Effekts.** Der Nanometerbereich der Teilchendurchmesser (in diesem Fall Moleküle bzw. Ionen und keine Partikel) ist der erstrebenswerte ideale Phasenzustand des Siliziumkolloids.
Drittens: Frisch zubereitete Monokieselsäure in geringer Konzentration (1 %) und/oder Feinverteilung der Teilchen in schwach saurer Lösung

verbirgt keine Gefahr einer toxischen Wirkung in sich [Scholl und Letters 1959]. **Die beste Haltbarkeit und Beständigkeit der Monokieselsäure ist in 1%igen Lösungen im schwach sauren Milieu gegeben.**

Viertens: Mit Erhöhung der Konzentration und mit abnehmender Frischheit der Kieselsäure erhöht sich die Toxizität. Tierexperimente zeigten, dass eine 15%ige Kieselsäurelösung frisch zubereitet für Mäuse eine letale Dosis von 180 mg SiO_2/kg Körpergewicht ausweist. Beim Stehenlassen dieser Lösung ist die Toxizität nach einem Monat um das 8-fache und nach 80 Tagen um das 20-fache gestiegen [Voronkov et al. 1975]. Ursache hierfür ist die Polymerisation.

Fünftens: Die Applikation von Suspensionen mit Quarzteilchen, der kristallinen und amorphen Kieselsäure (SiO_2) an Labortiere zeigte, dass die Toxizität mit der Abnahme der Durchmesser der Partikel wächst, d. h. je kleiner die Partikel in einer Suspension, um so höher ist die Toxizität.

Beispiel: Bei kristallinen SiO_2-Teilchen von 0,01-0,02 Mikrometer, d. h. 10-20 nm, beträgt die LD 6,7 mg Kieselsäure/kg Körpergewicht. Bei Teilchen von 0,1 Mikrometer (= 100 nm) 16,6 mg/kg Körpergewicht. Nanopartikel von kristallinem Siliziumdioxid, z. B. aus gemahlenem Quarz, sollten im pharmazeutischen Bereich daher kritisch betrachtet werden. Kristalliner Kieselsäurestaub ist toxischer als der von amorpher Kieselsäure. Amorphe Kieselsäuren mit Teilchengrößen von 0,1-0,3 Mikrometer zeigen eine LD bei 70 mg/kg Körpergewicht, während die gleichen Teilchengrößen der kristallinen Kieselsäure spätestens bei 36,7 mg/kg dieses Kriterium erreichen [Voronkov et al. 1975].

■ 64. Was ist die Silikose?

Die Inhalation von größeren Mengen an SiO_2-Staub-Partikeln führt zu Erkrankungen der Atmungsorgane, die man Pneumokoniose nennt. Die Silikose entsteht vor allem beim Einatmen von kristallinem Siliziumdioxid-Partikeln.

Die Silikose, auch als Quarzstaublunge bezeichnet, entsteht durch Einatmen von alveolengängigem kieselsäureanhydrithaltigem Staub und äußert sich in kollagenösen Veränderungen in der extrazellulären Matrix. Die

Silikose ist faktisch eine „Erkrankung des Bindegewebes". Im Bindegewebe (extrazelluläre Matrix) der Lunge bilden sich Silikoseknötchen (Granulome) und andere fibrotische Veränderungen bis zu sklerotischen Entartungen.

Silikose kann entstehen durch Stäube des kristallinen SiO_2, z. B. durch Quarz-, Cristobatit-, oder Tridymitpartikel, aber auch durch Talkum, Asbest-, Olivin-, Nephelin-, Diatomeen-Staub, die < 5 Mikrometer groß sind. Betroffen sind von der Silikose vorwiegend Bergleute, Steinmetze, Porzellan- und Glasarbeiter, Sandstrahler, Gießereiarbeiter und Industrieofenmaurer. Die Entstehung der meistens chronisch verlaufenden Silikose ist nach dem heutigen Erkenntnisstand abhängig

- von der fibrogenen Potenz des inhalierten Staubs
- von der Expositionsdauer und
- von der Intensität des Wachstums der Silikosegranulome.

Silikose stellt einen Risikofaktor für Lungentuberkulose und für Bronchialkarzinom dar. Zur Entstehung der Silikose sind viele Tierexperimente durchgeführt worden, die zur Aufklärung der pathogenetischen Mechanismen beigetragen haben.

Infolge dessen verfügen wir heute über einen relativ guten Erkenntnisstand zur Silikogenese, obgleich es auch noch manche offenen Fragen gibt. Arbeitsmedizinisch wurde die Entwicklung der Silikose von der Konzentration des SiO_2-Staubs im Arbeitsraum abhängig gemacht. Diesbezüglich wurden entsprechende Grenzwerte festgelegt. Für Staub der mehr als 70 % freies SiO_2 in kristalliner Modifikation enthält, ist die maximale zulässige Konzentration 1 mg/m^3. Für Staub, der 10-70 % freies SiO_2 enthält, sind 2 mg/m^3 und für den der weniger als 10 % freies SiO_2 enthält 4 mg/m^3 zulässig.

65. Klinische Anfangssymptome der Silikose

- Taktiles Schmerzsyndrom
- trockener Husten
- trockene Raschelgeräusche der Lunge

- hypersonorer Perkussionsschall über der Lunge
- Kurzatmigkeit bei physischer Belastung
- gesteigerte Ermüdbarkeit
- Entwicklung eines Bluthochdrucks
- Abnahme des Säuregehalts im Magensaft
- Verminderung der Magen- und Darmperistaltik
- Hemmung der Verdauungsfermente

Bei der Weiterentwicklung der Erkrankung stellen sich ein:
- Absinken der Ascorbinsäure im Blut
- Zunahme des Histamins und des grobdispersen Eiweißes
- Zyanose, Atemnot
- Intensität des Lungenemphysems nimmt zu
- Verringerung der Lungenvitalkapazität

66. Stadien der Silikose

Auf der Grundlage klinischer und röntgenologischer Befunde werden drei Stadien der Silikose unterschieden.

1. Stadium:
Klinisch: Atemnot bei physischen Belastungen, Schmerzen in der Brust, trockener Husten
Röntgenologisch: Vergrößerung des Hilusschattens. Lungenzeichnungen in Form von Strängen und netzförmigen Gebilden. Neben den Lungenwurzeln Knötchen von einem Durchmesser bis 2 cm. Abzeichnung der Emphysembildung.
2. Stadium:
Klinisch und röntgenologisch: Die im ersten Stadium genannten Symptome und Befunde haben an Intensität zugenommen. Das Emphysem wird deutlich erkennbar.
3. Stadium:
Klinisch: Zunehmende funktionelle Störungen: erhöhte Atemfrequenz im Ruhezustand, intensive Abnahme der Lungenvitalkapazität, Insuffizienz des „rechten Herzens".

Röntgenologisch: In der Lunge werden größere Knötchen, die zusammenfließen bzw. schon zusammengeflossen sind, nachgewiesen. Zunahme der fibrösen Bereiche in der Lunge. Auch in Milz, Leber, Knochenmark und Speicheldrüsen können sich Knötchen bilden. Am Magen, Zwölffingerdarm und Dünndarm zeigen sich atrophische Veränderungen.

Es werden drei Formen der Silikose unterschieden
- Lymphknotensilikose
- diffus-sklerotische Silikose
- gemischte Form

Zur Silikoseentstehung gibt es viele Theorien und Hypothesen. Dies bedeutet, dass man noch wenig darüber weiß. Heute weiß man, dass auch viele andere Stoffe Pneumokoniose auslösen, z. B. Kohlenstaub, Ruß von Abgasen (Anthrakose), Schwerspatstaub (Barytose), Eisenstaub (Lungensiderose), Schimmelpilzsporen (Käsewäscherlunge), Getreide- und Grasstäube (Farmerlunge), Zuckerrohrstaub (Bagassose). Des Weiteren gibt es Aluminose, Berylliose und Pneumokoniose durch Hartmetallstäube.

■ 67. Allgemeines zu Montmorillonit und Bentonit

Bentonit ist eine weiße bzw. grauweiße Tonart mit einem hohen Gehalt an Mineralien. Die Bezeichnung erhielt diese Tonart nach dem Fundort: Fort Benton, Montana, USA. Bentonit ist ein infolge „Verwitterung“ aus siliziumhaltigem vulkanischem Tuff, durch Kieselbakterien, Flechten und Pilzen entstandenes „Schichtsilikat“, dessen Hauptanteil Montmorillonit ist. Montmorillonit wurde nach der französischen Stadt Montmorillon (Vienne) bezeichnet, die auch als Fundort gilt. Reines Montmorillonit hat ebenfalls eine grauweiße Farbe und wird natürlich auch als Schichtsilikat charakterisiert. Ebenfalls aus vulkanischem Tuffstein stammend, hat Montmorillonit in seinen Wirkeigenschaften große Ähnlichkeit mit dem Klinoptilolith-Zeolith. Montmorillonit ist auch des Ionenaustausches und der Adsorption fähig. Es besitzt darüber hinaus aber noch die Eigenschaft eines großen Quellvermögens und der Thixotropie. Infolge dieser Eigenschaften: Wasserhaltigkeit (Quellfähigkeit), Kationenaustausch und

Basenadsorption hat Montmorillonit große Bedeutung für die Bodenfruchtbarkeit, aber auch als pharmazeutisches Hilfsmittel, erlangt.

In der einschlägigen Literatur werden Bentonit und Montmorillonit als Synonyme gebraucht. Bei einem sehr hohen Anteil von Montmorillonit dominiert dieser Begriff und man setzt Bentonit dazu in Klammern. Da unsere nachfolgenden Ausführungen sich auf solches Bentonit beziehen, welches einen hohen Anteil von Montmorillonit hat, werden wir vorwiegend diesen Begriff allein verwenden oder in Klammern die Bezeichnung Bentonit hinzusetzen.

Seit mehreren Jahrzehnten wurde Montmorillonit in verschiedenen Ländern auf seine bioaktive Wirkung hin wissenschaftlich untersucht und als pharmazeutischer Hilfsstoff (Ionenaustausch und Adsorption) und als Detoxificans in der Humanmedizin, vor allem aber in der Veterinärmedizin verwendet [Australien: Hoe und Wilkinson 1973; Bulgarien: Petkova et al. 1982; ehemalige DDR: Schwarz et al. 1989; Schwarz 1987; Schwarz und Werner 1987; Frankreich: Galyean und Chabot 1981; Indien: Borai et al. 1983; Japan: Matsumoto et al. 1984; Takahashi und Imai 1983; Kanada: Fisher und McKay 1983; Neuseeland: Carruthers 1985; Polen: Dembinski et al. 1985a und b; Russland: Kudryashova 2000a und b ; Nekrassova 2000; Dimitrocenko und Moroz 1972; Tschechien: Bartos und Habrda 1974; Slanina et al. 1973a und b; Ukraine: Globa et al. 1983; Ungarn: Rozsahogyi et al. 1982; USA: Dashman und Stotzky 1986, 1984; Browne et al. 1980].

■ 68. Einige Charakteristika des Montmorillonits (Bentonit)

Bentonit stellt ein grauweißes monoklines Tonmineral dar, welches durch ein Dreischichtgitter aus Magnesium-Aluminium-Eisen-Silikathydrat charakterisiert ist.
Die physikochemischen Eigenschaften des Bentonits werden durch das Montmorillonit geprägt. Neben Montmorillonit enthält das Bentonit noch Kaollinit, Illit und Chlorit. Bentonit wird den Phyllosilikaten zugeordnet. Das sind Silizium-Sauerstoff-Tetraeder.

Als Naturprodukte haben Montmorillonite in Form von Bentonit sowie das Kaollinit im Kaolin (Bulbus alba) seit Jahrzehnten Verwendung als pharmazeutische Hilfsstoffe gefunden. Aber auch bioaktive Wirkungen wurden nachgewiesen [Schwarz et al. 1989].

Der Gehalt an Montmorillonit im Bentonit beträgt in Abhängigkeit von dem Vorkommen 66-89 % [Kraetsch und Schikora 1986; Hilz 1979]. Die Variabilitäten des Montmorillonitanteils der Bentonite sind so groß, dass man keine einheitliche Charakteristik erheben kann. Es hat sich durchgesetzt, dass man gewöhnlich der Bezeichnung „Bentonit" den Ort des Vorkommens zuordnet. Mit dem Ziel, eine möglichst vergleichbare Substanz aus den verschiedensten Lagerstätten zu erhalten, wurde mittels Natriumkarbonatlösung ein Austausch der im Bentonit enthaltenen Alkalo- und Erdalkali-Ionen gegen Natrium-Ionen vorgenommen. Infolgedessen bezeichnet man diese Bentonite als **natriumbeladene** oder **natriumaktivierte** oder **mono- oder homoionische Bentonite.**

■ 69. Mineralische und chemische Struktur des Montmorillonits als Hauptbestandteil des Bentonits

Montmorillonit ist ein hydratisiertes dioktaedrisches Dreischicht-Silikat. Seine Kristalle haben eine Korngröße von 1-2 Mikrometer. Die Grundeinheit des Montmorillonits wird als **Schichtpaket** bezeichnet. Ein solches besteht aus jeweils zwei Tetraederschichten. Silizium bildet das Zentralatom und ist an den Ecken mit Sauerstoff-Atomen ausgestattet. Daraus ergeben sich zwei negative Ladungen [Schwarz et al. 1989].

Ein partieller isomorpher Ersatz von Aluminium- durch Magnesium- oder Ferrum-Ionen in der Oktaederschicht (x) und von Silizium-Ionen durch Aluminium-Ionen in der Tetraederschicht (y) hat eine negative Überschussladung $(x + y)$ zur Folge. Bei Montmorillonit ist $x > y$. Wenn dieser isomere Ersatz in der Oktaederschicht $(y > x)$ überwiegt, dann haben wir es mit einem „beidellitischen Ton" zu tun [Schwarz et al. 1989].

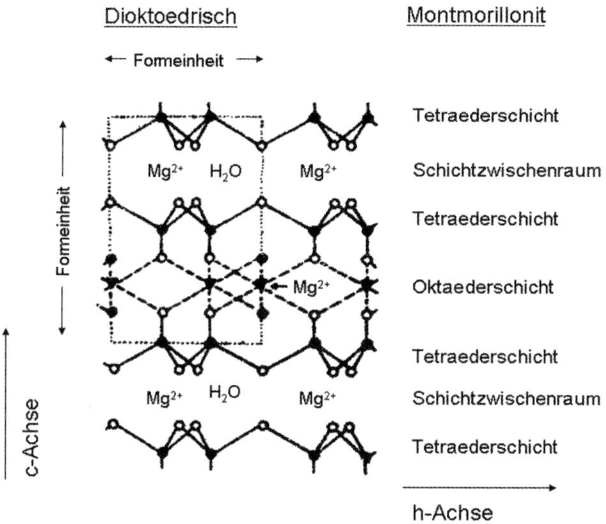

Abbildung 18: Montmorillonitstruktur [nach Stanislaus 1974]

Derartige sich entwickelnde elektrische Imbalancen bewegen sich bis zu den Oberflächen der Kristalle. Eine solche negative elektrische Gesamtbilanz wird zu einem gewissen Teil durch die Überbesetzung, zum größten Teil aber durch die Einfügung von Kationen (z. B. Na^+, K^+, Ca^{++}, Mg^{++}) in den Zwischenschichträumen kompensiert. Infolge dieser Zwischenlagerung von Kationen sowie von Wasser wird mittels der negativen Aufladung der jeweiligen Schichtpakete die sich daraus ergebende Abstoßung noch erleichtert [Schwarz et al. 1989; Rösler 1991].

Die kristallchemische Struktur des Montmorillonits kann wie folgt formuliert werden [nach Schwarz et al. 1989]:

$$\underbrace{\underbrace{Me^{2+}_{\left(\frac{x+y}{z}\right)}}_{\text{Austausch-fähige Kationen}} \underbrace{(H_2O)}_{\text{Quell-flüssig-keit}}}_{\text{Schichtzwischenraum}} \underbrace{\left[\underbrace{(Mg, Al^{(6-x)+}_{2-3}(OH)_2}_{\text{Oktaederschicht}} \underbrace{(Si_{4-y}Al_y)O_{10}}_{\text{Tetraederschicht}} \right]^{(x+y)-}}_{\text{Silikatschicht}}$$

■ 70. Physikochemische Eigenschaften des Montmorillonits

Ionenaustausch

Der Ionenaustausch erfolgt über die in den Zwischenräumen eingelagerten Kationen. Sie sind gegen Kationen des Umfeldmilieus frei austauschbar. Der Ionenaustausch vollzieht sich stöchiometrisch, er ist ein reversibler Prozess und unterliegt dem Massenwirkungsgesetz.
Die Kapazität des Ionenaustauschs zeigt Abhängigkeiten vom pH-Wert des Dispersionsmittels, von der Anzahl der austauschfähigen Ionengruppen sowie von ihrem Diffusionsgleichgewicht [Rupprecht und Stanislav 1973]. Bezüglich des Ionenaustauschs wurde von Hampel [1985] für Montmorillonit folgende Affinitätsreihe aufgestellt:

$$\mathbf{Li < Na < NH_4 < Mg < Ca < H < Co < Al}$$

Adsorption

Die Realisierung der Adsorption des Montmorillonits erfolgt größtenteils über Nebenvalenzen, ganz besonders über die van-der-Waals-Kräfte und über Wasserstoffbrückenbindungen. Die van-der-Waals-Kräfte bewirken eine Zusammenlagerung von Schichtpaketen. Infolge dessen bilden sich Blättchenstrukturen mit einer Dicke von 5-10 nm bei 0,1-2 Mikrometer Länge bei paralleler Entstehung von Makroporen. Diese Makroporen und die Mikroporen des Montmorillonits bewirken eine hohe spezifische Oberfläche. Diese beträgt ca. 700-800 m^2/g für Natrium-Montmorillonit.

Quellung

Montmorillonit (Bentonit) verfügt über eine bemerkenswerte Quellfähigkeit. Wasser bewirkt, dass sich die Zwischenschichtkationen durch Hydrathüllen aufbauen können. Der Quellungsvorgang (der eindimensional verläuft) wird als „innerkristalline Quellung“ bezeichnet. Die Wassermoleküle bilden dabei Sechsecknetze mit einer Kantenlänge von 3 Ångström.

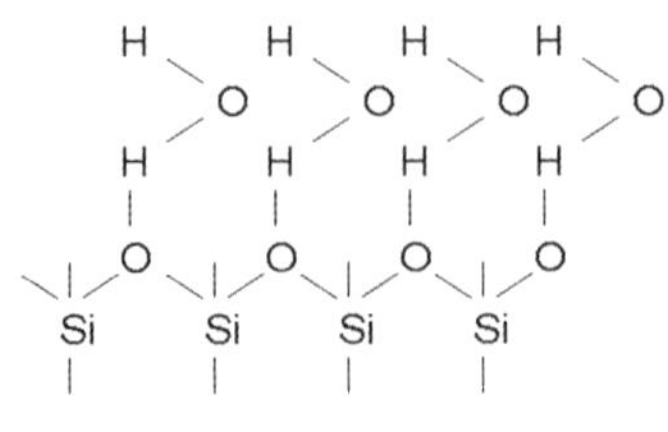

Abbildung 19: Wasserstoffbrücken an der Bentonitoberfläche [nach Voigt 1987]

Natrium-Montmorillonit kann das sechs- bis siebenfache seiner Trockenmasse an Flüssigkeit aufnehmen [Schwarz et al. 1989]. „Bei Alkali-, insbesondere Natrium-Montmorillonit, wird das Phänomen der diffusen Doppelschichtquellung beobachtet. In Gegenwart von noch geringen Mengen an Lösungsmittel (in der Regel Wasser) bleiben die Schichten gut geordnet, steigt aber das Lösungsmittelangebot, so geht der Ordnungszustand zunehmend verloren. Die Silikatschichten werden im so genannten peptisierten Kolloid frei beweglich und unabhängig voneinander. Dieser Vorgang ist durch Zusatz von Elektrolyten steuerbar. In diesem Fall nehmen die Wechselwirkungen zu und der Ordnungszustand wird wieder hergestellt, was makroskopisch zum geflockten Kolloid führt.“ [Schwarz et al. 1989].

Thixotropie

Thixotropie ist die Eigenschaft bestimmter „Zweistoffsysteme“ (Kolloide), durch mechanische Beanspruchung (Rühren, Schütteln, Einwirkung von Ultraschall) vom festen in den flüssigen Zustand überzugehen, ohne dass sich dabei der Wassergehalt ändert. In Ruhe verfestigt sich die Substanz wieder.

In stark gequollenem Zustand, d. h. wenn ausreichend Wasser vorhanden ist, sind alle Montmorillonite (Bentonite) fähig, thixotropische Wirkungen zu entfalten.

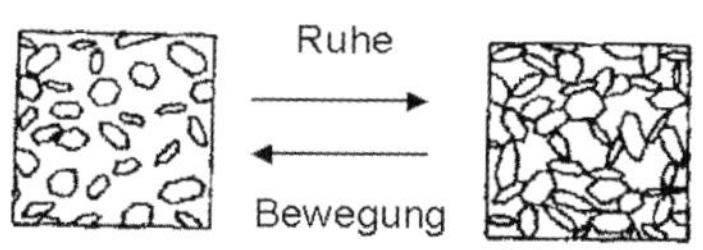

Abbildung 20:
Schema der thixotropischen Wirkung von Montmorillonit: Sol-Gel-Umwandlung [nach Voigt 1987]

■ 71. Pharmazeutische Aspekte des Montmorillonits

Die aufgezeigten physikochemischen Eigenschaften: Ionenaustausch, Adsorption, Quellvermögen und Thixotropie haben seit Jahrzehnten Anlass gegeben, Montmorillonit als pharmazeutischen Hilfsstoff und vor allem wegen seiner Funktion als Detoxifikans auch als bioaktiven Wirkstoff mit therapeutischen Eigenschaften zu verwenden. Montmorillonit ist untoxisch und vielfältig einzusetzen, wobei durch den Siliziumanteil und das Vermögen, kolloidale Phasen (Sol-Gel) zu bilden, wichtige regulatorische Funktionen im Organismus, z. B. im Verdauungstrakt [Hampel und Jacobi 1986; Bartos und Habrda 1974] erfüllt werden können. Wichtig ist dabei, dass Montmorillonitzubereitungen immer frisch sein müssen.

■ 72. Adsorptionsreaktionen von Montmorillonit

Adsorption

Folgende Wechselwirkungen der Adsorptionsreaktionen sind beobachtet worden. Adsorption ist nach Monkhouse und Lach [1972] die Tendenz einer Substanz, an der Oberfläche zu akkumulieren. Es werden eine physikalische Adsorption und eine Chemisorption unterschieden [Snyder 1968].

Van-der-Waals-Kräfte

Dieses sind Bindungskräfte zwischen Molekülen in Gasen, Flüssigkeiten und Kristallen (d. h. zwischenmolekulare Kräfte), welche nicht auf einem teilweisen oder vollständigen Elektronenaustausch beruhen. Sie werden durch Wechselwirkungen zwischen permanenten elektrischen Dipolen (Dipolkräfte), induzierten elektrischen Dipolen (Dispersionskräfte) oder Induktionseffekten (Induktionskräfte) erzeugt.

Physikalische Adsorption

Physikalische Adsorption liegt dann vor, wenn die Ionen, Ladungen, die sich an der Oberfläche der Silikatschichten befinden, durch Bindung angrenzender Atome abgesättigt werden. Für diese Erscheinung sind die van-der-Waals-Kräfte verantwortlich. Diese relativ unspezifischen Kräfte entwickeln nur geringe Energien. Aufgrund dessen können Adsorption und Desorption in kurzem Zeitintervall ablaufen. Hierbei sind auch multimolekulare Schichtbildungen möglich. Die Freisetzung der angelagerten Moleküle vollzieht sich ohne jegliche chemische Veränderung.

Chemische Adsorption

Die chemische Adsorption (Chemisorption) ist dadurch gekennzeichnet, dass die Bindung zwischen Adsorbens und Adsorbat zu einer neuen chemischen Verbindung führen kann. Hierbei werden auch die physikochemischen Eigenschaften des adsorbierten Moleküls verändert. Chemisorption ist dann gegeben, wenn Ladungen der Oberflächenatome durch die angrenzenden Atome unvollständig abgesättigt werden.

Chemisorption läuft langsamer als die physikalische Adsorption ab, weil sie mit einem Elektronentransfer einhergeht, für den eine Aktivierungsenergie erforderlich ist. In diesem Zusammenhang ist noch zu erwähnen, dass die Ladungen der Oberfläche nur mit einer einzelnen Schicht abzusättigen sind. Daher ist auch nur eine monomolekulare Belegung möglich [Monkhouse und Lach 1972]. Die Bindung von organischen Wirkstoffen (Arzneimittel) an Montmorillonit vollzieht sich gewöhnlich durch mehrere Mechanismen unter Beteiligung der physikalischen Adsorption und der Chemosorption. Es besteht z. B. die Möglichkeit, dass chemosorbierte Moleküle (Arzneimittel) dann auch physikalisch adsorbiert werden. Ein Wirkstoff kann auch erst einmal physikalisch adsorbiert werden und dann anschließend wird eine monomolekulare Schicht aufgelegt.

Erwähnenswert ist noch, dass die Adsorptionsvorgänge eng mit der Ionenaustauschfunktion des Montmorillonits einhergehen. Die vielfachen Möglichkeiten der Adsorptionskombinationen bieten einen größeren Aktionsradius für zugeführte Wirkstoffe.

■ 73. Mögliche pharmazeutische Mechanismen des Montmorillonits

Bindungsmöglichkeit zwischen kationischen Wirkstoffen und Montmorillonit

Nach McGinity und Lach [1976] vollzieht sich der Bindungsmechanismus mit kationischen Wirkstoffen in zwei Schritten.

1. Initialer Schritt: Kationenaustausch. Hierbei werden die Wirkstoffmoleküle mit positiven Ladungen gegen die Montmorillonit-gebenden Kationen ausgetauscht.
2. Chemisorption zwischen positiver Ladung des Wirkstoffs und negativer des Montmorillonits.

Diese Mechanismen sind vom pH-Wert gesteuert. Beispiel Tetrazyklin

[Porubcan et al. 1978]: Tetrazyklin kann kationisch, anionisch und zwitterionisch auftreten. Das kationische Tetrazyklin tritt bei einem pH-Wert von 3,3 mit dem Montmorillonit in den Kationenaustausch. Als Zwitterion vermag es bei 3,3 bis 7,0 pH-Wert in die Zwischenschicht des Montmorillonits einzudringen. Dadurch entsteht ein divalenter Kationenkomplex. Wenn der pH-Wert 7,7 überschreitet, dann kann Tetrazyklin nicht mehr in den Austausch mit Montmorillonit treten. In diesem Fall entstehen externe Kalziumkomplexe.

■ 74. Antimykotische Wirkung des Montmorillonits

Mit Montmorillonit wurde eine starke Wirkung auf die Pilzmyzelien im Darm nachgewiesen [Lavie 1986, Lavie und Stotzky 1986, Stotzky und Rem 1966a und b]. Der verbreitete humanpathogene Pilz „Histomona capsulatum“ wird durch Montmorillonit gehemmt [Lavie und Stotzky 1986a].
Elektronenmikroskopisch wurde ein Montmorillonitfilm, der das Myzel überzieht, nachgewiesen. Infolge dessen werden die Gas- und Nährstoffaufnahme sowie die Stoffwechselproduktabgabe des Pilzmyzels eingeschränkt.

■ 75. Montmorillonit als Spender und Regulator der Spuren- und Mengenelemente (Mineralien)

Die Ionenaustauschfunktion sowie die physikalische Adsorption und die Chemisorption des Montmorillonits haben großen Einfluss auf die Regulation der Spuren- und Mengenelemente [Schwarz et al. 1989]. Überangebote und Defizite haben bei Mensch und Tier gewöhnlich Regulationsstörungen und Krankheiten zur Folge. Schwarz et al. [1989] stellten fest, dass die Dysbalance des Mineralstoffwechsels besonders in der landwirtschaftlichen Tierzucht verhängnisvolle Folgen haben kann. Andererseits liegen noch nicht genügend Ergebnisse vor, die in solchen Fällen eine Dauerapplikation befürworten, weil man über denkbare Interaktionen noch recht wenig weiß.

Untersuchungen von Schwarz et al. [1989] zeigten aber, dass bei der Anwendung von Montmorillonit in hohen Dosen und langer Dauer bei verschiedenen Tierarten keine Toxizität und unerwünschten Nebenwirkungen beobachtet wurden.

> Selbst bei längerfristigen hohen Dosierungen von Montmorillonit konnten Schwarz et al. [1989] durch Prüfung klinischer Zustände von Ziegen eine normale Adsorption von Vitaminen und Aminosäuren feststellen.

76. Montmorillonit als Prophylaktikum und Therapeutikum der Pansenazidose bei Wiederkäuern

Derartige Untersuchungen wurden vor allem bei Mastbullen und Kühen durchgeführt, die strukturarmes und kohlenhydratreiches Futter erhielten. Dieses Futterregime hat gewöhnlich Pansenacidose zur Folge, weil es zur gesteigerten Produktion von flüchtigen Fettsäuren kommt. Der Zusatz von Montmorillonit (0,25-0,50 g pro Kilogramm Körpermasse) verringerte die Pansenacidose. Hierbei soll der Montmorillonit (Bentonit) überschüssige Protonen im Austausch gegen Alkali-Kationen binden [Schwarz et al. 1989; Slanina et al. 1975, 1974, 1973a und b; Slanina 1974].

Für die Interaktion zwischen Montmorillonit und flüchtigen Fettsäuren der Wiederkäuer stellten Schwarz et al. [1989] folgendes Schema auf.

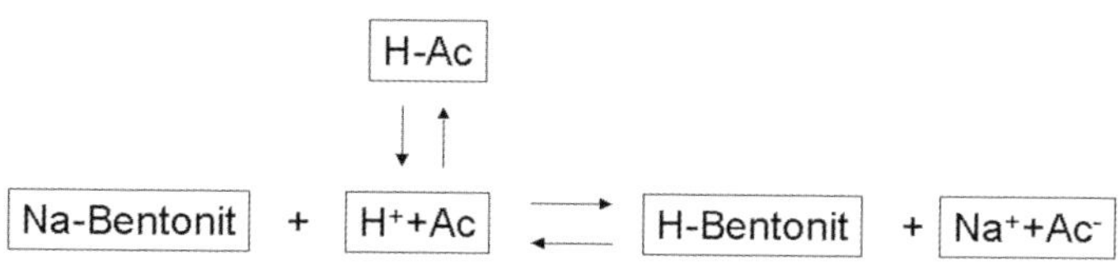

Ac = Säurerest

Durch Montmorillonit (Bentonit) erfährt das Puffersystem „flüchtige Fettsäuren – Fettsäuresalze" eine Wirkungsverstärkung [Schwarz et al. 1989; Hampel und Jacobi 1986; Kollmann 1982; Horzetzky 1980]. Gleichzeitig wird Bikarbonat freigesetzt, welches an der Bentonitoberfläche adsorbiert ist und einen positiven Effekt auf das Pansenmilieu hat. Des Weiteren wird angenommen, dass die adsorptive Bedingung flüchtiger Fettsäuren an das Bentonit deren Resorption verzögert. Infolge dessen wird eine Minderung der Belastung des Säure-Basen-Haushalts bewirkt [Schwarz et al. 1989].

■ 77. Bindung von Schadstoffen durch Montmorillonit

Montmorillonit hat die Eigenschaft, an seiner Oberfläche und in den Schichtzwischenräumen verschiedene Schadstoffe zu binden, z. B.

- Phosphorsäureester von Insektiziden [Sanchez-Martinu und Sanchez-Camazano 1986, 1984] und
- chlorierte Kohlenwasserstoffe wie DDT, Heptachlor, Dieldrin.

Bei Vergiftungen von Menschen mit dem hoch toxischen Herbizid Paragnat konnte mit oralen Bentonitgaben gut geholfen werden [Carringer et al. 1975]. Bentonite vermögen nach Allison et al. [1974] der intestinalen Adsorption toxischer Stoffe, wie z. B. biogene Amine, bakterielle Endotoxine, Ethanol und Methanol, entgegenzuwirken.

■ 78. Bindung von radioaktiven Stoffen durch Montmorillonit

> Des Weiteren konnte mittels der Adsorptions- und Ionenaustauschfunktion des Montmorillonits bei Rindern und Schafen durch Zugaben von 10 % Montmorillonit das Radioisotop Zäsium 134 drastisch gesenkt werden.

Dieser Hinweis ist deshalb wichtig, weil das bei Kernspaltungen frei werdende Zäsium 134 aufgrund seiner Verwandtschaft mit dem Kalium sehr rasch und leicht in den tierischen Organismus eindringt und sich dort „festsetzt“.

Die Verabreichung von Bentonit (Montmorillonit) als Beifutter für landwirtschaftliche Nutztiere kann radioaktive kontaminierte Lebensmittel (Tierprodukte, Fleisch und Milch) verhindern und somit auch die Gesundheitsgefährdung des Menschen.

■ 79. Natur-Klinoptilolith-Zeolith

= mikroporöses Tuffgestein
= Aluminiumsilikat mit Kristallgitterkanälchen von 0,4 nm, die mit Ionen und Kristallwasser angefüllt sind

Die Kristallgitterstruktur des Zeoliths entstand vor Millionen von Jahren durch bei Eruptionen ausgestoßene vulkanische Lavaerde und -asche, die pur in das Meer fiel und eine Kombination mit dem zum Sieden gebrachten, soligen Meerwasser hervorbrachte. Im Zeolith können alle Elemente des periodischen Systems enthalten sein.
Zeo von zein (griechisch) = sieden
lith von litho (griechisch) = Gestein, Stein

Der schwedische Mineraloge Cronstedt beschrieb 1756 erstmals den Zeolith.
Es gibt drei Formen: **phasenartige, blättrige (schuppige)** und **kristalline.** Der Klinoptilolith-Zeolith zählt zu den kristallinen Formen. Das Grundskelett des Klinoptilolith-Zeoliths ist ein Kristallgitter und weist Hohlräume von 4 Ångström aus (1 Ångström = 10^{-10} m = 0,1 nm).

Bisher sollen in den Naturzeolithen (Klinoptilolith) mindestens 34 Mineralien nachgewiesen worden sein, die häufig nur in Spuren vorhanden sind, wie sie ein höher entwickelter lebender Körper benötigt. Es wird vermutet, dass die meisten Elemente des periodischen Systems darin erhalten sind. Nur Klinoptilolith-Zeolith ist für die Anwendung von Mensch und Tier zu gebrauchen.

■ 80. Kristallgitterstruktur des Zeolithgitters

Das Kristallgitter besteht aus Silizium- (SiO_4)- und Aluminium- (AlO_4)-Tetraedern. In diesen festen SiO_4-AlO_4-Kristallgittern, die netzartig gestaltet sind, befinden sich Kationen wie Kalzium, Magnesium, Natrium, Kalium u. a. im Verbund mit Kristallwasser (nicht freies H_2O).

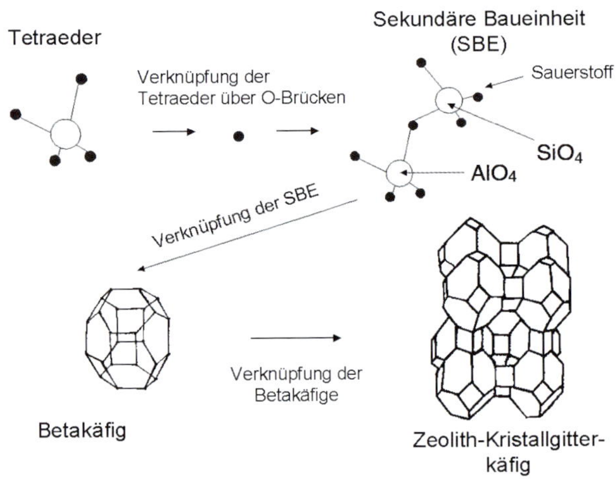

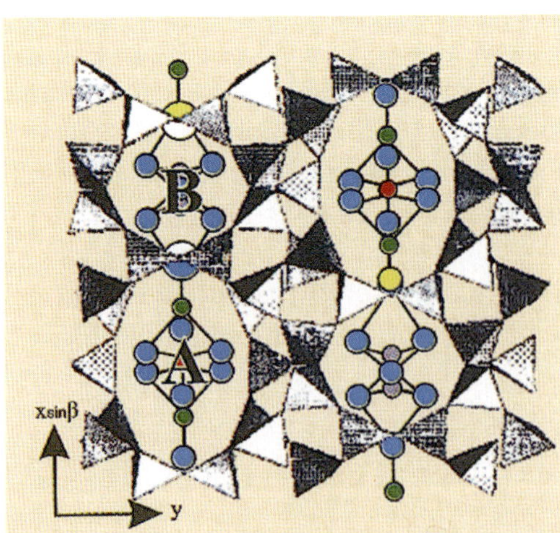

Abbildung 21: Zeolith-Kristallgitter-Kanälchen verschiedener Ausmaße (A = 4,0-5,6; B = 4,4-7,2 Ångström) mit verschiedenen Ionenbesetzungen und Achsenbezeichnungen [nach Belitsky und Novoselov]

Natur-Klinoptilolith-Zeolith gehört zur Gruppe der Zeolithe mit dreidimensionalen Gittern. Seine Struktur zeichnet sich in geschichteten 4-, 5- und 6-gliedrigen Ringen aus, die in einer Ebene liegen. Parallel zu jeder Ebene befinden sich offene Kanäle mit 10- und 8-dimensionalen Fenstern. Die Kationen befinden sich in Kanälen und Hohlräumen des kristallinen Gitters und können so leicht in den Ionenaustausch eintreten.

Die Klinoptilolith-Zeolithstruktur besitzt drei verschiedene Kanaltypen.

- Ausmaße der Fenster 4,0-5,6 Ångström, parallel a-Achse in 8-Gliederringen
- Ausmaße der Fenster 4,4-7,2 Ångström, parallel c-Achse in 10-Gliederringen
- Ausmaße der Fenster 4,1-4,7 Ångström, parallel a-Achse in 8-Gliederringen

Die Kationen lokalisieren sich an drei „Orttypen", zwei an Kanalwenden und eine am Schnittpunkt der 8-Gliederringe. Wassermoleküle in Kanälen koordinieren sich mit Kationen.

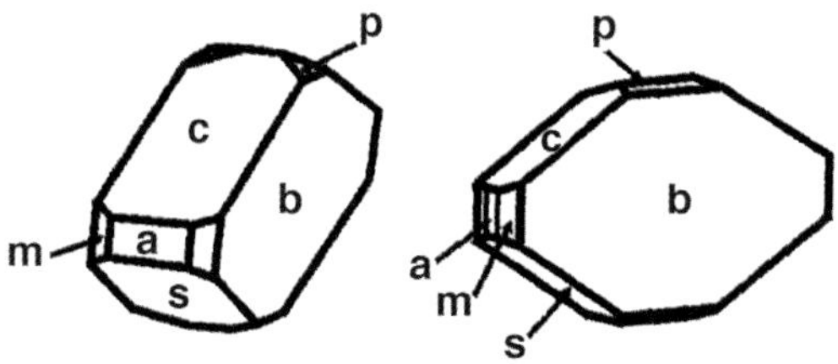

Abbildung 22: Morphologie des Klinoptilolith-Zeoliths mit den Achsenbezeichnungen nach Veretenina et al. [2000]

Der Natur-Klinoptilolith-Zeolith ist durch eine hohe thermische Stabilität und Widerstandsfähigkeit gegenüber aggressiven Stoffen, besonders gegenüber Säuren und ionisierender Strahlung, ausgezeichnet. Im menschlichen und tierischen Organismus sind in verträglicher Dosierung bei langzeitiger Applikation keine gesundheitsschädlichen Wirkungen festgestellt worden.

> Der Natur-Klinoptilolith-Zeolith wirkt im menschlichen und tierischen Organismus wie ein Auto-Bioregulator, wobei das hydratisierte SiO_2 die Hauptrolle spielt.

81. Chemische Bestandteile des Klinoptilolith-Zeoliths von verschiedenen Zeolithvorkommen

Die auf unserem Planeten vorkommenden Lager des Klinoptilolith-Zeoliths haben nicht immer exakt gleiche Zusammensetzungen. Ein wesentlicher Faktor ist das Verhältnis von Aluminium und SiO_2. Es soll mindestens ein Verhältnis 1:4 ausweisen.

Kosiče Slowakei	**Aidag Kaukasus [Khalilov und Bagirov 2002]**	**Megamin [Lelas 2002]**	**Kholinsk Sibirien [Veretenina et al. 2003]**
SiO_2 = 65,0-71,3%	SiO_2 = 64,16 %	SiO_2 = 61,69-67,17 %	SiO_2 = 64,7-72,8 %
Al_2O_3 = 11,5-13,1 %	Al_2O_3 = 10,74 %	Al_2O_3 = 12,46-15,12 %	TiO_2 = 0,08-0,3 %
MgO = 0,6-1,2 %	Fe_2O_3 = 1,26 %	TiO_2 = 0,15-0,32 %	Al_2O_3 = 12,2-14 %
Na_2O = 0,2-1,3 %	FeO_2 = 0,27 %	Fe_2O_3 = 0,98-2,05 %	Fe_2O_3 = 1,4-2,7 %
CaO = 2,7-5,2 %	TiO_2 = 1,15 %	MnO = Spuren-0,05 %	MnO = 0,03-0,4 %
TiO_2 = 0,1-0,3 %	CaO = 3,67 %	MgO = 1,3-1,96 %	CaO = 1,5-3,8 %
K_2O = 2,2-3,4 %	MgO = 2,17 %	CaO = 3,03-4,35 %	MgO = 0,2-1,9 %
Fe_2O_3 = 0,7-1,9 %	K_2O = 1,38 %	Na_2O = 0,7-1,11 %	K_2O = 2,7-4,4 %
	Na_2O = 2,52 %	K_2O = 0,78-1,32 %	Na_2O = 0,8-3,0 %

Tabelle 2: Beispiele der Elementezusammensetzung von verschiedenen Natur-Klinoptilolith-Zeolithen

Auch nicht jeder Klinoptilolith-Zeolith ist für medizinische Zwecke geeignet. Die Brauchbarkeit muss durch entsprechende Datenblätter ausgewiesen werden.

■ 82. Welche Wirkeigenschaften hat Natur-Klinoptilolith-Zeolith?

Eigenschaften des biogen geprägten Natur-Klinoptilolith-Zeoliths im menschlichen Organismus:

1. Autoregulation im Organismus
2. Steuerung des Elektrolythaushalts
3. Adsorption
4. Ionenaustausch
5. Detoxikation (Entgiftung)
6. Katalysatorfunktion
7. Molekularsiebfunktion
8. Zufuhr von kolloidalem SiO_2
9. Antioxidantien
10. antibakteriell,
    antiviruell
    antimykotisch (Pilze)

■ 83. Zur Adsorption durch SiO_2

SiO_2 ist ein Adsorbent. Adsorbenzien sind Substanzen oder Stoffe, die gelöste, disperse oder gasförmige Stoffe zu binden vermögen und die eine Oberflächenvergrößerungswirkung im Darm entfalten können. Durch die Adsorption wird die Aktivierung von Enzymen und damit eine Katalysatorfunktion realisiert. Bioaktive Stoffe wie das SiO_2 bzw. SiO_2-haltige Naturmineralien, aber auch andere Bioregulatoren, können durch Adsorption ihre Wirkung erheblich erhöhen, weil sie infolge dessen in die Nähe des Wirkungsfelds gelangen. Damit wird die Bioverfügbarkeit der Wirkstoffe vergrößert. SiO_2 gewährleistet auf diesem Weg eine sichere Bioäquivalenz. Adsorption lat. adsorbere = an sich binden.

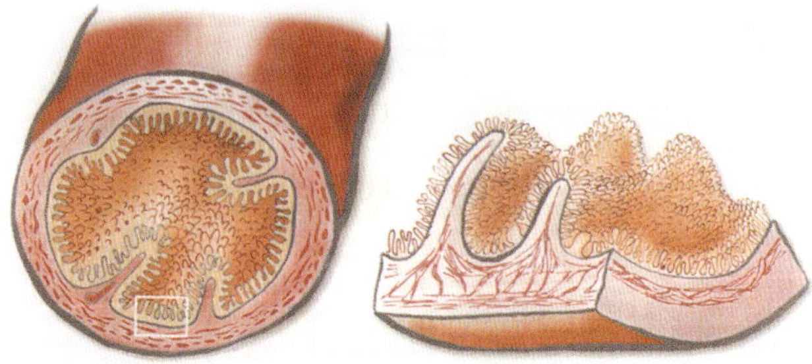

Abbildung 23:

links: Querschnitt durch den Dünndarm. Darmzellen und Bürsten- oder Mikrovillisaum bilden die Oberfläche der Darmschleimhaut [Pütz et al. 1997]

rechts: Ein mikroskopischer Einblick in die Vielfältigkeit der Darmschleimhaut. 1 g kolloidales SiO_2 vermag in der Darmschleimhaut die Adsorptionsfläche von 300 m^2 zu schaffen. Die Resorptionsfläche des Darms eines Erwachsenen soll bis 500 m^2 betragen [Pütz et al. 1997]

Adsorption (lat. adsorbere = an sich binden)
Adsorption = Konzentrationsverschiebung einer Substanz im Bereich der Grenzschicht zweier benachbarter Phasen
Positive Adsorption: Anreicherung
Negative Adsorption: Verdrängung

Es ist in diesem Zusammenhang auch der Begriff **Resorption** zu erwähnen. Resorption = Aufsaugung, d. h. Aufnahme von Stoffen durch die Haut oder Schleimhaut in die Blut- und Lymphbahn.

Der Begriff **Absorption** = Aufsaugen, in sich aufnehmen, ist nicht mit dem Begriff Adsorption zu verwechseln.
Chemisch bedeutet **Absorption:** Aufnahme oder/und Verteilung eines Stoffs mittels Diffusion durch eine Phasengrenzfläche, z. B. Eindringung von Gasen in eine Flüssigkeit.
Physiologisch wird unter **Absorption** die Aufnahme von Substanzen (Nährstoffen, Medikamenten) über Haut oder Schleimhäute bzw. aus dem Gewebe in die Blut- und Lymphbahnen verstanden.

■ 84. Wie verläuft der Mechanismus der Adsorption?

Wie bereits erwähnt, vermag der Zeolith im zermahlenen Zustand die Adsorptionsfläche im Organismus erheblich zu vergrößern. Die Adsorption des Zeoliths ist an die Körperflüssigkeiten gebunden. Sie stellt einen Wechselwirkungsprozess zwischen Adsorbens und Adsorbat dar, der sich an der Grenze der Körperflüssigkeit und der Oberfläche des Adsorbens darstellt. Ionenaustausch und Adsorption stellen eine funktionelle Wirkungseinheit im Organismus dar. Bei dem Ausleitungsprozess, z. B. von Schwermetallen durch Ionenaustausch und Adsorption, spielen die **van-der-Waals-Kräfte, die physikalische Adsorption (elektrostatische Wechselbeziehungen auf der Grundlage von Ionenladungen)** und die **chemische Adsorption (Herstellung von chemischen Verbindungen, z. B. zwischen Mineralionen und Molekülen von Aminosäuren, Peptiden usw.)** eine Rolle.

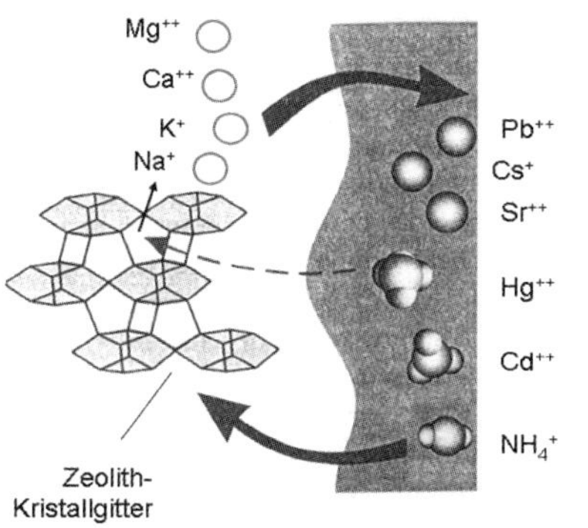

Abbildung 24:
Schema zum Ionenaustausch

Der Ionenaustausch vollzieht sich in der Weise, dass die Schadstoffe eine große Affinität zu den Kristallgittern des Klinoptilolith-Zeoliths haben und die im Kristallgitter befindlichen Kationen stark von den organischen Stoffen im Organismus angezogen werden.

■ 85. Detoxikationsfunktion des Klinoptilolith-Zeoliths

Auf Grund von wissenschaftlichen Untersuchungen haben Shalmina und Novoselov [2002] sehr differenziert die Detoxikationsmechanismen des Natur-Klinoptilolith-Zeoliths beschrieben, die von der Porengröße und von der Funktion des Ionenaustausches abhängig sind, wie es folgende Tabelle zeigt.

Endotoxikose durch	**Mechanismus der Eliminierung der toxischen Stoffe durch Natur-Klinoptilolith-Zeolith**
Endotoxine, z. B. Azidoseprodukte, Zytokine, bakterielle Endotoxine, freie Radikale, Stoffwechselendprodukte	Adsorption in den Makro- und Mesoporen des Natur-Klinoptilolith-Zeoliths
Exogene Toxine	Adsorption in den Makro- und Mesoporen des Natur-Klinoptilolith-Zeoliths
Niedrigmolekulare Verbindungen, z. B. NH_3, H_2O, Cd_4, Ch_4	Adsorption in den Makro- und Mesoporen des Natur-Klinoptilolith-Zeoliths
Biogene Makro- und Mikroelemente in überschüssiger Konzentration	Ionenaustausch
Schwermetalle	Ionenaustausch
Radionuklide	Ionenaustausch

Tabelle 3: Detoxikationsmechanismen des Natur-Klinoptilolith-Zeoliths bei verschiedenen Formen von Endotoxikosen im menschlichen und tierischen Organismus [nach Shalmina und Novoselov 2002]

Die Detoxikationseigenschaft des Natur-Klinoptilolith-Zeoliths wird nicht nur durch die Adsorption- und Ionenaustauschfunktion ausgefüllt, sondern auch durch physikalische Kristalloberflächenwirkungen des Klinoptilolith-Zeoliths und SiO_2.

■ 86. Kristall-Oberflächen-Detoxikation

Auf Grund von neuen Forschungsergebnissen, die sich auf den zermahlenen Zeolith beziehen, beschreiben Nikolajev und Mayanskiy [1997] noch zusätzlich folgenden Vorgang der Zeolithwirkung im menschlichen Körper. Sie gehen, wie bekannt, davon aus, dass das Kristallgittergerüst, neben den schon erwähnten alkalischen und erdalkalischen Kationen, auch eine stabile Struktur mit negativ geladenen Polyanionen besitzt, die mit Wassermolekülen umgeben sind. Beim Zermahlen der Zeolithgesteine werden diese stabilen Ionenkristallverbindungen von alkalischen und erdalkalischen Kationen sowie von negativ geladenen Polyanionen zerrissen. Ein Teil dieser „Ionenzentren“ bleibt auf der Oberfläche dieser zermahlenen Zeolithteilchen haften. Aus ihnen bildet sich eine bioaktive Oberfläche und verleiht dem Zeolith die detoxizierende Wirkung. Der tribomechanisch aktivierte Zeolith (TMAZ) erhält durch eine spezifische Bearbeitung noch besondere Wirkkraft im Organismus.

■ 87. Siliziumdioxidfreisetzung und Dealuminierung aus der Gitterstruktur des Natur-Klinoptilolith-Zeoliths im Körper von Säugetieren und Mensch

Nun besitzt der Natur-Klinoptilolith-Zeolith wegen des hohen Gehalts an Siliziumtetraedern die Fähigkeit, ebenfalls in Ionenaustausch zu treten, nämlich SiO_2 abzugeben und kolloidales SiO_2 zu bilden. Mit Erhöhung des sauren Milieus, z. B. Senkung des pH-Werts im Magen, können auch die im Gitter fest fixierten Kationen vom Aluminium und Silizium in den Adsorptions-Ionenaustausch-Prozess eintreten. Dabei wird der AlO_4-Tetraeder des Aluminiums beseitigt (neutralisiert) und durch H_2O^+-Ionen in die hydratisierte Form am Siliziumtetraeder ersetzt. Gorokhov et al. [1982] beschreiben diesen Vorgang vereinfacht in folgender Formel:

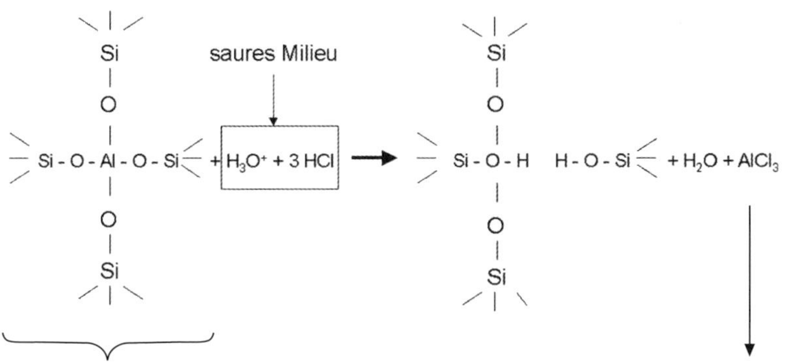

SiO_4-AlO_4-Kristallgitter

Hydratation kolloidales SiO_2

Ausscheidung oder Bildung von Antazida

[nach Gorokhov et al. 1982]

■ 88. Zeolithverarbeitung und -wirkung im Verdauungstrakt

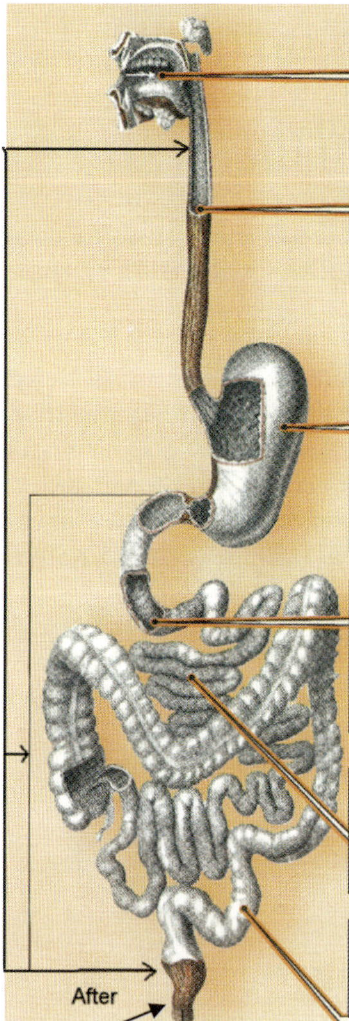

Mundhöhle:
Entfaltung der Oberflächenstruktur der Kristallgitter. Adsorption und Ionenaustausch über die Mundschleimhaut. Detoxikation der Mundhöhle und der Zähne.

Speiseröhre:
Öffnung der Kristallgitterporen und Beginn der Entleerung von Kristallwasser

Magen:
Entwicklung der Magensalzsäuregebundenen Reaktionen der Oberflächenkationisierung, der Dealuminierung und Bildung von kolloidalem SiO_2. Adsorption, Ionenaustausch, Biokatalyse und Freisetzen von Kristallwasser, Antazidaeffekt

Zwölffingerdarm:
Beteiligung an der biokatalytischen Funktion des Verdauungsprozesses. Intensivierung der Nahrungsverarbeitung, Adsorption, Ionenaustausch

Dünndarm:
Selektiver Ionenaustausch, biokatalysatorische Funktion der Verdauung, Adsorption, Detoxikation

Dickdarm:
Adsorption, Ionenaustausch, Detoxikation, Regulierung der Mikroflora

Exkretion: der mit toxischen Biometallen, Endo- und Exotoxinen und pathogenen Mikroflora besetzten Zeolithkristalle, peristaltische reflektorische Regulation

[modifiziert nach Belizkiy und Novoselov 2006]

89. Funktionsprinzip des Klinoptilolith-Zeoliths im menschlichen und tierischen Körper

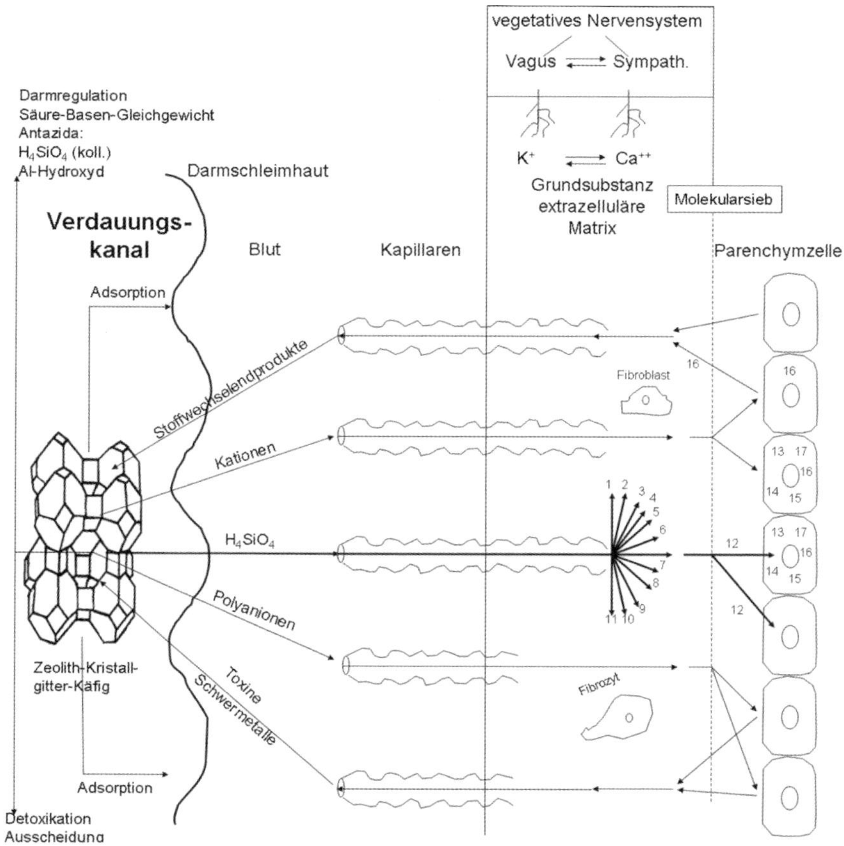

Abb. 25: Vereinfachtes Schema: Vorgänge im Organismus nach der peroralen Applikation von Klinoptilolith-Zeolith und Funktion des kolloidalen Siliziums (H4SiO4) in der extrazellulären Matrix, Zellmembran, Zelle und Mitochondrien

Erläuterung zu Abbildung 25:

1 Katalysatorfunktion
2 Hydratation
3 Adsorption
4 Rhythmustaktung
5 Proteinsynthese, Synthese von Mukopolysacchariden, Kollagen, Glukosaminoglykanen, Fibronektinen u.a.

6 Wachstum, Heilung
7 unspezifische Immunfunktion
8 elektrostatische Bindung
9 kolloidale Phase
10 Mineralhomöostase
11 Säure-Basen-Homöostase
12 Zellmembranaufbau, -stabilisierung, -schutz, -reparatur
13 Intrazelluläre Matrix: Atmungskette → Energie- und Informationsaustausch
14 Atmungskette → Mitochondrienmatrix → Informationsaustausch → ATP-Mechanismus
15 Genregulation
16 Na ⇆ K: intra- ⇆ extrazelluläre Matrix
17 Gentransaktion

Natur-Klinoptilolith-Zeolith ist ein natürlicher SiO_2-Donator und Applikator.

> Um sicher den SiO_2-Bedarf im menschlichen Körper decken zu können, genügt die Einnahme von Klinoptilolith-Zeolith und Montmorillonit mit gleichzeitig ausreichender Flüssigkeitszufuhr und eine tägliche Körperbewegung. Dies gilt vor allem für Seniorinnen und Senioren, die jung bleiben möchten.

Die Erfahrungen eines Arztes mit Klinoptilolith-Zeolith

In Ergänzung der Schemata möchte ich die Beschreibung dieses Vorgangs eines Arztes aus praktischer Sicht einfügen.

Marcus Stanton ist Arzt für Naturheilverfahren und ganzheitliche Medizin. Während seiner Arbeit in verschiedenen Praxen und Kliniken sammelte Marcus Stanton umfangreiche Erfahrung im therapeutischen und therapiebegleitenden Einsatz von froximun, u. a in der Villa Media, Klinik für Naturheilverfahren und Onkologie in Edenkoben. „Der Einsatz von froximun mit seinem Grundmaterial „MAC“ (Klinoptilolith), einer vulkanischen Gesteinsart aus der Gruppe der Zeolithe, in der Behandlung passagerer, chronischer oder akuter Lebererkrankungen öffnet bisher unerreichte Optionen, gleichsam in der Wirksamkeit wie der Verträglichkeit.

Ingestierte Klinoptilolithe haben eine höchst ungewöhnliche Galenik, nämlich gar keine: die feinvermahlenen Kristallfragmente verbleiben komplett im Darmlumen und werden via naturalis ausgeschieden. Insofern erübrigt sich eine Diskussion der drug interactions und Dosis/Wirkungskurven. Dennoch ist das Maß der Wirksamkeit geradezu sensationell hoch. Die adsorptive, elektrochemische und im naturheilkundlichen Sinne rhythmisierende Wirkung des Klinoptilolithen ist so stützend und regulierend auf Endokrinum, Exokrinum und Metabolismus, dass die Indikationsliste der Therapiemöglichkeiten extrem umfangreich ist.

Die Überladung mit Exotoxinen und Endotoxinen stellt die exkretorischen und metabolischen Reguliationsmechanismen des Körpers vor eine große Herausforderung. Vier wesentliche Ausfuhrwege sind hier bestimmend: die ableitenden Harnwege als Vektor für wasserlösliche Stoffe, das hepatisch/biläre System zur gekoppelten Exkreton lipophiler und unpolarer Substanzen und die membranösen Kontaktflächen Haut und Darmwand".

„Die kontinuierliche Verwendung des Mittels froximun in seinen verschiedenen Spezialitäten in höchst unterschiedlichem Kontext hat im Laufe der Zeit dieses Mittel zu einem meiner therapeutisch wichtigsten werden lassen. Die universelle Notwendigkeit der Entgiftung/Ausleitung und dadurch erwirkte regulative Entblockierung des Organismus liefert oftmals den Schlüssel zur Umkehr schwerer Leiden."

Unter dem Namen froximun sind von der gleichnamigen Firma Klinoptilolith-Zeolith-Medizinprodukte auf dem Markt. [Quelle froximun: Auszüge vorliegender Forschungsergebnisse, November 2006, Seite 9-10]

■ 90. Untersuchung zum Resoptionsverhalten von aktivem Klinoptilolith im menschlichen Verdauungstrakt mittels Isotopenmarkierung

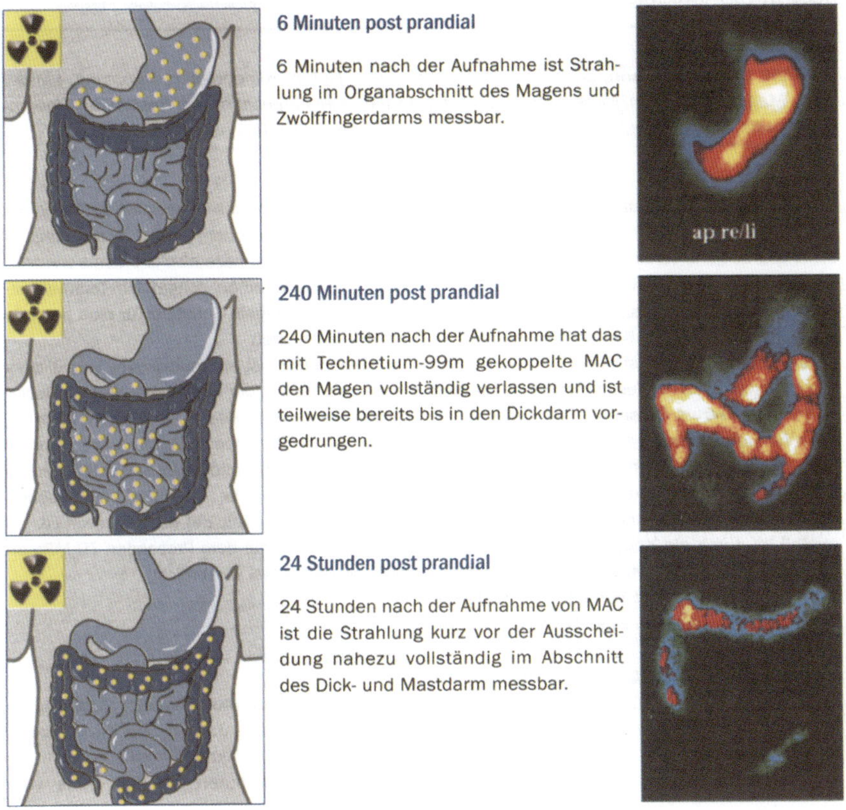

Abbildung 26: Verhalten von isotopenmarkiertem aktiviertem Klinoptilolith-Zeolith während des Durchleitens im Magen- und Darmtrakt [Dr. Nikolai Daskaloff 2005, Quelle froximun: Auszüge vorliegender Forschungsergebnisse, November 2006, S. 41-42]

Die Bestätigung, dass Klinoptilolith-Zeolith im menschlichen Darm nicht resorbiert wird, sondern ausgeschieden wird, belegt Dr. med. Nikolai Daskaloff mittels Isotopenmarkierung des Klinoptilolith-Zeoliths. Dr. Nikaolai Daskaloff führte eine in-vivo Studie zur Resoption von aktiviertem Klinoptilolith (MAC) im menschlichen Verdauungstrakt durch. Für den Versuch nutzte er froximun cama und markierte dieses über eine feste Kopplung mit radioaktiven Technetium-99m Isotopen. Technetiom-99m würde ohne die Kopplung an den Klinoptilolith vollständig im Darmtrakt resorbiert und Strahlung in anderen Organen als dem Magen-Darm-Trakt messbar.

„Die Studie zeigte, dass aktivierter Klinoptilolith (MAC) im menschlichen Verdauungstrakt nicht resorbiert und somit wieder vollständig ausgeschieden wird. Die Hauptverweildauer von MAC wurde im Magen-Darm-Trakt gemessen, so dass MAC hier seine Wirkung der Absorption von Schwermetallen und Toxinen entfalten kann. Im Versuch betrug die Dauer zwischen Aufnahme und Ausscheidung rund 24 Stunden. Weder in der Schilddrüse noch der Lunge oder den Nieren wurde dabei Strahlungsaktivität gemessen, was auf eine Resorption von MAC hingewiesen hätte."

Daskaloff zieht die Schlussfolgerung: „ ..., dass der aktivierte Klinoptilolith (MAC) im menschlichen Magen-Darm-Trakt nicht resorbiert wird. Der Hauptwirkungsbereich von MAC liegt dabei aufgrund der gemessenen Verweildauer im Magen-Darm-Trakt, so dass hier die Hauptwirkung der Bindung von Schwermetallen und Toxinen einsetzen kann und eine Förderung des Austauschmechanismus (Resorption, Exkretion, Sekretion) im Magen-Darm-Trakt stattfindet."

■ 91. Grundsubstanz der extrazellulären Matrix

Um die Wirkungsweise des vom Kristallgitter des Klinoptilolith-Zeoliths abgegebenen kolloidalen SiO_2 richtig zu verstehen, sind Kenntnisse von der Grundsubstanz der extrazellulären Matrix erforderlich. SiO_2 ist das Mineral des Bindegewebes und das Bindegewebe ist ein sehr wichtiges, von der Medizin bisher unterschätztes, Regulationssystem. Alle Regulationsprozesse, die die Zelle angehen, spielen sich zunächst in der Grundsubstanz der extrazellulären Matrix ab. In ihr wird bestimmt was in die Zelle geht und was nicht.

■ 92. Was ist die extrazelluläre Matrix?

Die extrazelluläre Matrix ist ein strukturiertes, **rhythmisches reguliertes Molekularsieb.** Sie ist wesentlicher Bestandteil des weichen, flüssigen Bindegewebes und durchzieht ubiquitär den gesamten Extrazellulärraum eines vielzelligen, organisch gegliederten Organismus. Der wesentliche Bestandteil der extrazellulären Matrix ist die **Grundsubstanz,** die in Form eines flüssigen (kolloidalen, solphasenartigen) Milieus die **Grundregulation** gewährleistet, die u. a. folgende Lebensprozesse umfasst:

- Wasser- und Mineralstoffwechsel
- Elektrolyt- und bioelektrische Funktion
- Regulieren des pH-Werts, des Basen-Säuregleichgewichts
- Gewährleistung des osmotischen Drucks
- Regulierung der gesamten unspezifischen immunologischen Prozesse
- Sicherung der unspezifischen Reaktivität
- Regulierung der Transmitter

Wichtige Funktionen der Grundsubstanz der extrazellulären Matrix:

- Molekularsiebfunktion
- Ionenaustauschfunktion
- Wasserbindung
- Adsorptionsfunktion
- Bildung von Struktur- und Vernetzungsproteinen
- elektrostatische Bindung
- kolloidale Phase
- Reparatur und Regeneration an der Zellmembran

Die Grundsubstanz der extrazellulären Matrix ist den spezifischen Parenchymzellen vorgeschaltet und steuert mittels eines nerval-humoralen Informationsprinzips die Versorgung und Entsorgung dieser Zellverbände.

Die Grundsubstanz, welche unter der Kontrolle des zentralisierten vegetativen Nervensystems, des perineuralen Gleichstromsteuerungssystems und des hormonellen Systems (endokrin und exokrin) steht, reguliert die Homöostase eines vielzelligen Organismus.

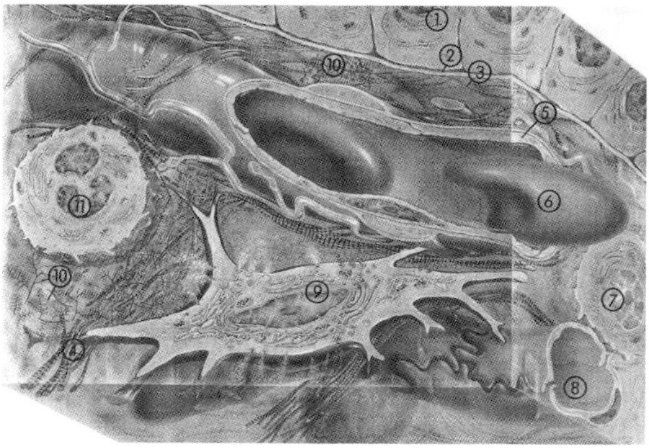

Abbildung 27: Elektronenmikroskopische Aufnahme der Grundsubstanz der extrazellulären Matrix [nach Heine 1991, 1989]

Erläuterung zu Abbildung 27:

1 Zellsystem
2 Basalmembran
3 Bindegewebe
4 kollagenes Fasergerüst
5 Endothel mit vegetativer Innervation
6 Erythozyt
7 Mastzelle als Wächter der Grundsubstanz
8 Lymphgefäß
9 aktivierter Fibroblast synthetisiert Proteoglykane und Kollagen
10 Proteoglykane bilden das Molekularsieb
11 Granulozyt

Der Fibrozyt, quasi als Regulationszentrum der Grundsubstanz, vermag in Rückkopplung mit allen nervalen und zellulären Komponenten situationsgerecht zu synthetisieren, zu reagieren, um die Homöostase zu regulieren. Als Informationsvermittler in diesem Regulationsprozess dienen Proteoglykane, Strukturglykoproteine und der Glykokalyx (Zellzuckeroberflächenfilm). Die Pfeile deuten die Wechselbeziehungen der strukturellen Elemente innerhalb der Grundsubstanz an. Kapillaren und Nervenendigungen des vegetativen Systems enden frei in der extrazellulären Matrix. Im letzten Fall wird von der Synapse auf Distanz gesprochen, indem die Transmittersubstanzen, welche sich in der Grundsubstanz der extrazellulären Matrix befinden, Erregungstransfer bewirken.

Die Steuerung der extrazellulären Matrix erfolgt über das vegetative Nervensystem, welches, wie die extrazelluläre Matrix, ubiquitär im ganzen Körper verläuft.

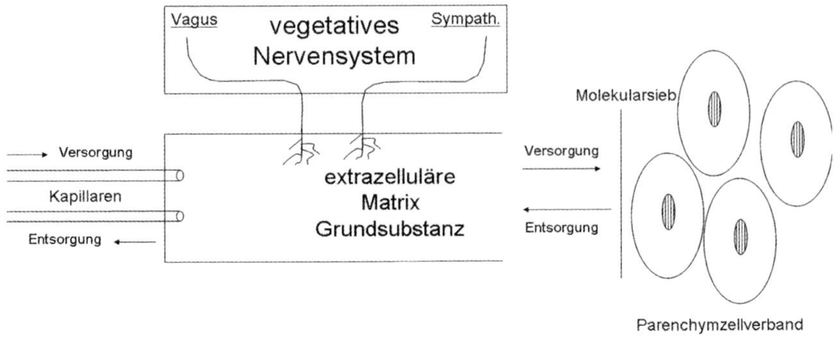

Abbildung 28: Schematische Darstellung der untrennbaren zentral-peripheren, ubiquitären, unspezifischen Regulationseinheit. Die Steuerung der extrazellulären Matrix erfolgt über das vegetative Nervensystem

■ 93. Strukturen und Funktionen der Grundsubstanz der extrazellulären Matrix

Fibrozyten und Fibroblasten

Fibrozyten sind spindelförmige Zellen mit ovalen Kernen und langen Fortsätzen. Der Fibrozyt stellt faktisch das Regulationszentrum der Grundsubstanz dar. Er vermag mittels Rückkopplungsprinzipien zu allen zellulären und nervalen Funktionssystemen eine situations- und milieugerechte Grundsubstanz zu synthetisieren und somit die Homöostase zu gewährleisten. Die dabei in Aktion tretenden Informationsvermittler- und Informationsfilterfunktionen werden durch

- Proteoglykane
- Strukturproteine
- Glykokalyx und
- Fibronektine

übernommen und selektiv ausgeführt.

In Bezug auf die Fibrillogenese kann der Fibroblast als der aktive „Wachstumsfibrozyt" bezeichnet werden. In Fibroblasten, an die Fibronektine gebunden, befinden sich Wachstumsfaktoren (fibroblast growth factor = FGF) mit verschiedenen funktionellen Aufgaben (FGF1 - FGF9), die auch als Zytokine bezeichnet werden.

Das Zytokin tritt vor allem in der Ontogenese in Aktion, z. B. bei der Entwicklung von embryonalem Gewebe, jedoch auch bei Wundheilung, Hämopoese und der Tumorentstehung. In den Bindegewebszellen, d. h. in Fibroblasten, Muskelzellen, Endothelzellen, T-Lymphozyten, Makrophagen werden unterschiedliche molekulare Formen des FGF gebildet.

Durch die Fibroblasten werden die Hauptstrukturelemente der Grundsubstanz der extrazellulären Matrix gebildet. Dazu gehören

- Proteoglykane (PG)
- Glykosaminglykane (GAG)
- Strukturproteine
- Vernetzungsproteine
- Kollagen
- Elastin
- Fibronektin
- Laminin
- Chondronektin

94. Molekulare Siebfunktion und bioelektrische Vorgänge in der Grundsubstanz

Der Grundsubstanz der extrazellulären Matrix wird eine Molekularsiebfunktion zugeschrieben [Heine und Pischinger 1990]. Das Molekularsieb wird durch die Proteoglykane und Glykoproteine gebildet.

> Der gesamte Stoffwechsel, der sich in der extrazellulären Matrix abspielt, muss dieses Molekularsieb von der Kapillare bis zur Zelle und zurück durchlaufen. Das ist ein mächtiger und sicherer „Schutzschild" für die Zelle.

Moleküle ab einer bestimmten Größe und/oder ab einer bestimmten elektrischen Ladung gelangen nicht in die Zelle. Diese werden abgebaut (z. B. durch Phagozytose) oder auf dem Blutweg ausgeschieden. Die Porengröße dieses Molekularsiebfilters wird bestimmt

- durch die Konzentration der Proteoglykane

- durch das Molekulargewicht der Stoffwechselmoleküle
- durch den pH-Wert
- durch den Ablauf der Elektrolytfunktion
- durch die elektrischen Potentialveränderungen

In dem Siebfunktionsablauf ist die negative Ladung der Protoglykane von entscheidender Bedeutung, da sie zum Ionenaustausch einwertiger Kationen (z. B. K^+) gegen zweiwertige Kationen (z. B. Ca^{++}) veranlasst werden. Die negativen Ladungen der Proteoglykane gewährleisten nach Hauss et al. [1968] und Heine [1991] die **Isoionie,** die **Isoosmie** und die **Isotonie** der Grundsubstanz, wodurch der bioelektrische Grundzustand der Grundsubstanz reguliert wird, der auf jede Veränderung mit Potentialschwankungen reagiert [Schlitter 1995]. Mittels derartiger Potentialschwankungen werden Informationen codiert. So können, wie schon erwähnt, die Potentialschwankungen des Glykokalyx mittels eines Zell- oder organtypischen negativ geladenen Zuckeroberflächenfilms der Zellmembran eine Information übermitteln und durch deren Depolarisation eine Zellreaktion veranlassen.

Da das hydratisierte SiO_2, welches zum Aufbau von Peptiden und Proteinen aus Aminosäuren fähig ist [Davis et al. 2002; Scholl und Letters 1959; Fischer 1951] und ebenfalls mit einer negativen Ladung ausgerüstet ist, kann davon ausgegangen werden, dass es an der Molekularsiebfunktion der Grundsubstanz entscheidend beteiligt ist.

95. Rhythmustaktung

Alle Prozesse der extrazellulären und intrazellulären Matrix, einschließlich der Membranen, verlaufen rhythmisch in verschiedenen Frequenzen [Randoll et al. 1995, 1994a und b, 1992; Schweiger 1987; Hartweg et al. 1985; Rensing 1973; Adey 1970; Lehninger 1970]. Die Schwingungsfähigkeit der extra- und intrazellulären Matrix, der Zell-Mitochondrien- und Zellkernmembranen

- dient den Kommunikationen zwischen
- vegetativem Nervensystem und extrazellulärer Matrix

- der extrazellulären Matrix und den Zellverbänden
- zwischen den Zellverbänden
- bewirkt die Kopplung zwischen
- den elektrischen Potentialen
- der Vermittlung der Proteininformationen
- den Funktionen der Glykokalyx zur Informationsvermittlung
- der funktionellen Ionenpermeabilität in den Membranen

Schwingungen sind Regulatoren und Informationsträger
- in den Depolarisationsprozessen
- in den osmotischen und onkologischen Druckbeziehungen
- in den Funktionen der Membranpermeabilität
- in der Säure-Basen-Balance
- RNS- und Proteinsynthese
- in der Bioelektrizität und im Bioelektromagnetismus

> Als Taktgeber dieser Schwankungen kann das SiO_2 eine dominierende Rolle spielen, dessen schwingende Eigenschaften seit langem schon in der Technik genutzt werden (z. B. Quarzuhren, Halbleitertechnik u. a.).

96. Zur Bedeutung der kolloidalen Phase in der Grundsubstanz der extrazellulären Matrix

Der kolloidalen Phase allgemein und in der Grundsubstanz der extrazellulären Matrix wurde bisher wenig Aufmerksamkeit geschenkt, z. B. in dem Lehrbuch „Biochemie" von Berg et al. (2003) findet man keine Angaben zur Kolloidchemie. Deshalb sollen nachfolgend einige kurze Ausführungen unter kolloid-chemischem Aspekt in Bezug auf den Menschen erfolgen.

Das Wort Kolloid wird vom griechischen Wort kolla = Leim abgeleitet. Kolloide sind Stoffe in einem Verteilungszustand, bei denen die dispersen Teilchen nur ultramikroskopisch nachzuweisen sind. Der kolloidale Zustand, gewöhnlich als kolloidale Phase bezeichnet, ist eine besondere Verteilungs- oder Zustandsform der Materie. Diese kann durch entsprechende Bearbeitung im Prinzip jeder Stoff annehmen.

- Begründer der Kolloidchemie ist der britische Chemiker Thomas Graham (1805-1869).
- Die dispersen Teilchen (Partikel) können lichtmikroskopisch nicht sichtbar gemacht werden.
- Licht wird durch die Kolloidphase gestreut (Tyndall-Effekt).
- Die Dispersionsmittel in Kolloiden können fest, flüssig und gasförmig sein.
- Sol liegt vor, wenn die Partikel der dispersen Phase relativ frei voneinander existieren.
- Gel liegt vor, wenn die Teilchen der dispersen Phase netzartig miteinander verbunden und schwer gegeneinander verschiebbar sind.
- Folgende Wechselbeziehungen zwischen Sol und Gel sind möglich
  Sol → Gel reversibel
  Gel → Sol irreversibel
- Nachweis von Kolloiden
- indirekte Analyse
  - Streulichtmessung
  - Sedimentationsmessung
  - osmotische Messung

Kolloide zeichnen sich durch ausgeprägtes Adsorptionsvermögen aus, welches durch die physikalischen Oberflächenspannungskräfte der Teilchen gewährleistet wird. Dient Wasser als Dispersionsmittel, wird von hydrophilen und hydrophoben Kolloiden gesprochen.

Der menschliche Körper besteht bekanntlich zu einem großen Teil aus Körperflüssigkeit (Blutserum, Urin, Lymphe, Verdauungssäfte, Liquor, Galle, Tränenflüssigkeit, Grundsubstanz der extrazellulären Matrix). Alle diese Flüssigkeiten haben kolloidalen Charakter und alle Lebensvorgänge spielen sich in der kolloidalen Phase ab.

Flüssige Kolloide werden Sole genannt, Kolloidgele sind relativ formbeständig und elastisch, z. B. Elastin und Kollagen. Fibrilläre Eiweiße, wie Myo-

sin und Fibrin, liegen im Körper in Gelform vor, Körperflüssigkeiten dagegen in Solform. Hydrophile Kolloide, z. B. die Eiweiße, verfügen über die Fähigkeit, Ausflockungen hydrophober Kolloide zu verhindern. Das ist eine biologische, kolloidale Schutzfunktion. Z. B. können dadurch wasserunlösliche Stoffe (z. B. Harnsäure, Cholesterin) im Plasma, in der Galle und im Harn in feindispersem Zustand aufrechterhalten werden.
Die vielfältigen Eigenschaften des Kolloids, z. B. kolloidosmotischer Druck, Wechselwirkungen zu den Mineralien bzw. Elektrolyten und das Verhalten der Kolloide in elektrischen Feldern (das elektrische Potential der Kolloidoberfläche, ein negativ geladenes Potential, wird als „Zetapotential" bezeichnet) bedingen ihren oszillierenden Charakter. Es werden Frequenzen zwischen 1-30 Hz angegeben.

Den körpereigenen Kolloiden sehr adäquat sind kolloidale Mineralverbindungen, z. B. das hydrophobe Siliziumdioxid und das solförmige Natriumchlorid. Das kolloidale Silizium bewirkt z. B. eine erhöhte Wasserverbindungsfähigkeit der Proteine, reguliert die Säure-Basen-Protein-Homöostase und verhindert die Dehydratisierung des alternden Gewebes.
Aus diesen kurzen Ausführungen wird ersichtlich, dass die kolloidale Phase einen wesentlichen strukturellen und funktionellen Bestandteil der Grundsubstanz der extrazellulären Matrix darstellt. Sie ist das Schloss für den Schlüssel „kolloidales SiO_2".

Zum besseren Verständnis der kolloidalen Phasen sollen noch aufklärende Fakten angeführt werden. Unter dem Aspekt der Dispersion werden nach der Größe der in einem Dispersionsmittel verteilten Teilchen drei Formen unterschieden.
Grobdisperse Phase = Suspension, also eine grobe Aufschwemmung. Sie besteht aus Teilchen größer als 100 nm (z. B. Tierkohleteilchen nach Schütteln im Wasser).

Kolloiddisperse Verteilung = kolloidale Lösung. Sie besteht aus **Teilchengrößen 1-100 nm.** Die Teilchen stehen untereinander in einem Spannungsverhältnis und entziehen sich daher der Gravitation. Beispiel: Kolloidales Siliziumdioxid.

Molekulare oder Ionendispersive Verteilung mit Teilchengrößen unter 1 nm. Beispiel: Alle Lösungen von niedermolekularen Substanzen in molekularer oder ionisierter Form, z. B. Kochsalzlösung.
Die kolloidale Verteilung nimmt also eine Mittelstellung zwischen Suspensionen und echten Lösungen ein.

■ 97. Die Applikation von Wirkstoffen nach der inneren Uhr des Menschen

Tag für Tag wird an Millionen von Patienten in den Kliniken unseres Erdballs morgens und abends die Körpertemperatur gemessen. Jeder weiß: abends ist die Körpertemperatur stets höher als am Morgen. Der bekannte deutsche Arzt Hufeland (1762-1836), der u. a. Goethe und Schiller behandelt hat, sprach von „Abendfieber". Was für die Körpertemperatur gilt, hat auch für alle Körperfunktionen Gültigkeit. Keine Körperfunktion läuft auf einem gleichen Niveau innerhalb von 24 Stunden. Alle Körperfunktionen unterliegen, teilweise sogar erheblichen, Schwankungen in Verläufen des 24h-Tages. Diese findet man für alle physiologischen, biochemischen, hormonellen, immunologischen, psychologischen und psychophysiologischen Parameter des Menschen. Das „jedes Ding seine Zeit hat" [Shakespeare] ist der Menschheit schon seit langem bekannt. Nur die heutige Heilkunde bzw. Medizin vernachlässigt dieses sträflich. Sie denkt statisch und orientiert sich auf die räumliche (lokale) Zuordnung z. B. von Wirkmechanismen oder in der Diagnostik nur auf Momentaufnahmen, die zudem zeitunabhängig als allgemeingültig erklärt werden. Wer würde sich aus einem Spielfilm nur 10 Bilder herausnehmen, um sich daraus ein Urteil über den ganzen Film von zwei Stunden zu bilden? Aber die Heilberufler tun ähnliches täglich in der medizinischen Diagnostik und Therapie.

Die Funktionen eines Menschen verlaufen nach dem Prinzip einer zeitlich gegliederten funktionellen Hierarchie, d. h. nach einer Hierarchie von biologischen Rhythmen (Synonyme: Perioden, Wellen, Zyklen, Schwingungen, Kreisläufe). „Die Welt existiert nicht, sie ereignet sich" postuliert Friedrich Cramer, ehemaliger Direktor des Instituts für experimentelle Medizin der Max-Planck-Gesellschaft. Albert Einstein: „Alles im Leben ist Schwingung".

Jedes Ding hat nicht nur seine Zeit, sondern „alles muss zu seiner Zeit“ erfolgen [Prediger Salomo]. Das gilt für jede medizinische Therapie, ganz gleich, ob Wirkstoff-, Pharma-, Physio- oder Psychotherapie. Wie Experten nachwiesen, ist der Contergan-Skandal (Geburten verstümmelter Kinder nach Einnahme eines Schlafmittels während der Schwangerschaft) darauf zurückzuführen, dass dieses Pharmakon nur zur Tageszeit getestet, aber zur Nachtzeit appliziert wurde.

Seit langem (1936) ist aber bekannt, dass z. B. Insulin am effektivsten wirkt, wenn es morgens zwischen 05.00-06.00 Uhr appliziert wird. Die Anhänger des Frühschoppens oder des Sektfrühstücks wissen, dass die Wirkung der morgendlichen Alkoholeinnahme um das 10-fache höher sein kann, als der Konsum von Alkohol am Abend.

Die innere Uhr muss immer richtig gehen
Die Beachtung der Funktion der inneren Uhr, d. h. der Abläufe der rhythmischen Funktionshierarchie, ist in unserer Gegenwart sehr wichtig.

Zunächst soll festgestellt werden: Die Rhythmusfunktionen sind grundlegende Eigenschaften jeglicher Natur, auch der Natur des Menschen. Wir leben leider in einer Non-Stop-Gesellschaft, losgelöst von der Natur der Rhythmen. Die Rhythmushierarchie des Menschen, auch als innere Uhr bezeichnet, ist aber diesbezüglich sehr empfindlich. Dieses weltweit verbreitete Leben gegen die Natur der inneren Uhr kostet viele Menschen Gesundheit und Leben und die Weltgesellschaft ein Vermögen von 270 Milliarden Dollar jährlich [Martin Moore-Ede, Professor für Chronophysiologie der Harvard-University]

■ 98. Was ist die Chronobiologie?

Das Leben von Mensch, Tier und Pflanze auf unseren Planeten ist so eingerichtet, dass alle Prozess im Wechsle von Aktivität und Restauration ablaufen, z. B.

Aktivierung	⇆	Deaktivierung
Arbeit	⇆	Ruhe

Wachsein	⇆	Schlaf
Anspannung	⇆	Entspannung
Hunger	⇆	Sättigung
Einatmen	⇆	Ausatmen

Die Chronobiologie ist die Lehre von den rhythmischen Vorgängen in allen Lebewesen. Chronomedizin, Chronotherapie, Chronohygiene sind Disziplinen spezifischer Anwendungen der Chronobiologie.
Die Chronobiologie und ihre Subdisziplinen befassen sich mit einem sehr breiten Frequenzspektrum von rhythmischen Körperfunktionen, durch welche die innere Uhr des Menschen repräsentiert wird.
Nachfolgend sollen die für die Heilberufler bedeutsamsten Frequenzbereiche kurz vorgestellt werden.

■ 99. Wichtige biologische Rhythmen

Basis-Ruhe-Aktivität-Zyklus (BRAC)

Das ist ein Rhythmus von ca. 120 Minuten, der aus ca. 100 Minuten Aktivität (Sympathikotonus) und 20 Minuten Restaurierung (Parasympathikotonus) bestehend unser natürliches Pausensystem reguliert. die Periodenlängen des BRAC sind sehr flexibel und können kürzer oder länger sein.

Beim Rechtshänder wird die Aktivitätsphase durch die linke Hirnhälfte dominant realisiert und von der rechten Hirnhälfte die Restaurationsphase. Das Übergehen dieses rhythmischen Systems führt zum BRAC- bzw. ultradianen Stress [Rossi 1995] (Rhythmen, die kürzere Wellenlänge als der Tagesrhythmus haben, werden als ultradiane Rhythmen bezeichnet). Vom ultradianen Stress sind heute viele Menschen befallen, weil sie in Unkenntnis dieser Tatsache anstatt einer Pause entweder einen starken Mokka trinken, um das Restaurationssymptom, welches mit Erholungsbedürfnis einhergeht, zu überwinden oder dieses „Mach-mal-eine-Pause-Signal“ des Körpers gar nicht wahrnehmen.

24h-Rhythmus = circadianer Rhythmus

(circa = ungefähr; dian von dies = Tag abgeleitet)
Das „Kernstück" des circadianen Rhythmus ist der Schlaf-Wach-Rhythmus. Er wird vom Licht-Dunkel-Wechsel = Erdumdrehung und vom Magnetfeld der Erde gesteuert. Diese Steuerung vollzieht sich über den Nucleus Suprachiasmaticus des Gehirns und über das Epiphysen-Melatonin-System.

Nachts wird die vegetative Regulation vorwiegend über den Parasympathikus, am Tage vorwiegend über den Sympathikus gesteuert. Aber das ist relativ: z. B. nachts sind die REM-Schlafphasen überwiegend sympathikoton und am Tage ist die Restaurationsphase des BRAC parasympathikoton ausgelegt. Die Tag-Nacht- oder Nacht-Tag-Übergangsphasen beider nervaler Regulationssysteme sind durch Regulationslabilität gekennzeichnet, in der der Mensch gegen exogene und endogene Stimuli eine höhere Empfindlichkeit zeigt. Das sind im Durchschnitt die Zeiten zwischen 05.00 und 08.00 Uhr sowie zwischen 17.00 und 20.00 Uhr.

Eine weitere Regulationslabilitätsphase zeigt sich im Durchschnitt zwischen 13.00 und 15.00 Uhr. In dieser Zeit gibt es eine natürliche Mittagsschläfrigkeitsneigung, die z. B. in der Siesta in den südlichen Ländern genutzt wird. In Mittel- und Nordeuropa wird dieses „Mach-mal-eine-Mittagspause-Signal" nur noch für Kinder genutzt, von den Erwachsenen aber größtenteils ignoriert. Diese Mittagsschläfrigkeitsneigung wird fälschlicher Weise der Verdauung zugeschrieben. Durch diese kann lediglich diese Schläfrigkeitsneigung verstärkt werden. In diesen regulationslabilen Phasen ist eine mineralische SiO_2-Unterstützung durch Klinoptilolith-Zeolith/Montmorillonit besonders wichtig.

■ 100. Chronotherapie

Chronotherapie ist die Lehre von der Erforschung des günstigsten Zeitpunkts (z. B. Tageszeit) der Wirkung von Pharmaka, Anwendungen, Therapien usw.
Beispiele:

	höchster Effekt
Zahnärztliche Anästhetika (Antischmerzmittel)	~ 15.00-16.00 Uhr
Hautwirkstoffe	~ 05.00-07.00 Uhr ~ 17.00-19.00 Uhr
Äthylalkohol (innerlich)	vormittags
Aspirin gegen Kopfschmerzen	08.00 Uhr
Barbiturate	höchster schlaferzwingender Effekt: nachts (am Tage können sie aber erregend wirken)

Zahlreiche Wirkstoffe sind licht- und tageszeitabhängig.
Beispiele: Baldrian und Johanniskraut wirken morgens aufhellend, stimulierend und abends einschläfernd, spannungslösend, angstlösend.

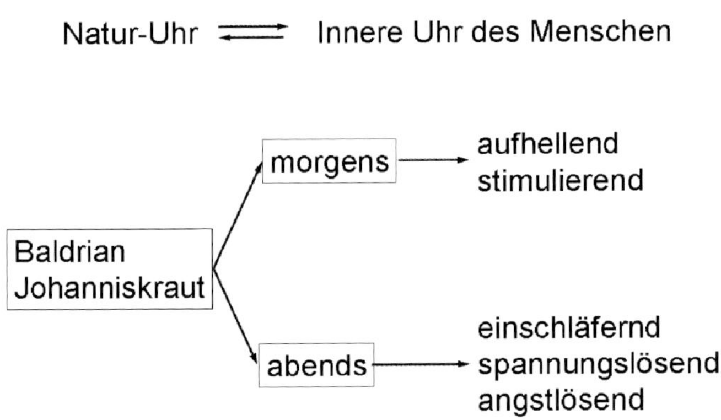

Abbildung 29: Chronotherapeutische Aspekte (Beispiel) für Phytopharmaka-Applikation [nach Fauteck und Kusztrech 2006]

Die ersten Erkenntnisse zur Chronotherapie von Vitaminen und Mineralien sind nachfolgend zusammengestellt.
Beispiele der Applikation von Vitaminen und Mineralien nach der inneren Uhr des Menschen:

Applikationen. Am wirksamsten sind:

Morgens: (erste Tageshälfte)
Vitamine: A, B6, C, D, E, K
Mineralien: Molybdän, Jod, Zinn, Chrom, Nickel, Selen, Vanadium
Starke Kombination am Morgen: Selen + Vitamine A, C, E

Abends: (zweite Tageshälfte)
Vitamine: B-Komplex (außer B6)
Mineralien: Magnesium, Kalium, Zink
Starke Kombination am Abend:
Eisen – Kupfer
Eisen – Folsäure
[Fausteck und Kusztrich 2006]

Die Anwendung von Multivitamin-Präparaten ist chronobiologisch gesehen nicht gerechtfertigt.

■ 101. Chronotherapeutisch angelegte Applikationsschemata von Natur-Klinoptilolith-Zeolith und Montmorillonit rettet Strahlenopfern der Tschernobyl-Reaktorkatastrophe das Leben

Russische Ärzte und Wissenschaftler setzten auf Grundlagen vorausgegangener Erfahrungen japanischer Ärzte nach dem Atombombenabwurf 1945 Klinoptilolith-Zeolith/Montmorillonit in Kombination mit Vitaminen und Aminosäuren bei der Ausleitungstherapie von Cäsium 137- und Strontium 90-befallenen Patienten ein. Dabei gingen sie wie folgt vor:

Eine Behandlung der Strahlenkrankheit soll mindestens 36-48 Tage betragen. Dabei soll eine Tagesdosis von 3-8 g reinen Natur-Klinoptilolith-Zeoliths (in Pulverform) oder eine Tagesdosis Natur-Klinoptilolith-Zeolith 2-4 g + 2-4 g Montmorillonit (in Pulverform) in ein Glas lauwarmes Wasser gegeben, verrührt und dann getrunken werden [Blagitko und Yashina 2000]. Mineralien-, Vitamin- und Aminosäurendonatoren werden dann im Laufe des Tages (verteilt auf verschiedene Tageszeiten) eingenommen.

Von Blagitko und Yashina [2000] wird folgendes für Radionuclidausleitungen chronotherapeutisch begründetes Zeitschema für die Einnahme der Tagesdosis empfohlen.

1. Therapietag	07.00 Uhr
2. Therapietag	08.00 Uhr
3. Therapietag	09.00 Uhr
4. Therapietag	10.00 Uhr
5. Therapietag	11.00 Uhr
6. Therapietag	12.00 Uhr
7. Therapietag	13.00 Uhr
8. Therapietag	14.00 Uhr
9. Therapietag	15.00 Uhr
10. Therapietag	16.00 Uhr
11. Therapietag	17.00 Uhr
12. Therapietag	18.00 Uhr

Wiederholung dieses Zeitschemas an den 13.-24., 25.-36. und 37.-48. Therapietagen. Dieses Schema kann bei den meisten Strahlungsschädigungen unterschiedlichen Grades und unterschiedlichen „Strahlers“ bei Erwachsenen angewendet werden.

Für das Ausführen von radioaktivem Jod aus der Schilddrüse empfehlen diese Autoren folgendes Therapieschema und zwar für Erwachsene und Kinder in gleicher Weise:
3 g reinen Natur-Klinoptilolith-Zeoliths (Pulverform) in ein Glas Wasser geben, verrühren und trinken. Die Einnahmezeit soll chronotherapeutisch an jedem Tag 21.00 Uhr sein. Eine Kur soll sich über 40 Tage erstrecken [Blagitko und Yashina 2000].

In Anbetracht möglicher Atomreaktorhavarien bzw. möglicher Bestrahlungen der Arbeiter und Anwohner von Atomreaktoren empfehlen die russischen Wissenschaftler Naturmineralien-Klinoptilolith-Zeolith/Montmorillonit in Kombination mit Vitaminen und Aminosäuren dauerhaft prophylaktisch einzunehmen.

(Literaturübersicht: Hecht, K.; E. Hecht-Savoley (2005): Naturmineralien, Regulation, Gesundheit. Schibriverlag, Berlin, Milow)

■ 102. Warum 40-Tage Kuren?

Der circa 40-Tagerhythmus ist ein natürlicher Rhythmus, der sich sogar im Schlafverhalten äußert [Wagner 1998; Gazda und Tammer 1997]. Harald Alke [1989] berichtet, dass man Entspannungsübungen ca. 40 Tage lang trainieren muss, um sie gut zu beherrschen. Selbst wenn zwischenzeitlich am Erfolg der Übung Zweifel entstehen und deshalb nicht selten das Weiterüben aufgegeben wird, empfiehlt Alke, diese Übungen unbedingt bis zum 40. Tag fortzusetzen. Gewöhnlich tritt eine derartige Schwäche des Zweifels nach 28-30 Tagen Übungen auf.

In Religionen, Mythen und Ideologien spielt seit alten Zeiten die 40-Tageperiode eine wichtige Rolle. So war es in alten Priesterschulen üblich, ein neues Lied oder ein neues Gebet täglich alle vier Stunden 40 Tage lang zu üben, bis der Text vollständig verinnerlicht war. Aus der buddhistischen Religion sind ähnliche Riten bekannt und aus der christlichen Religion ist Jesus' 40-Tage-Aufenthalt in der Wüste bekannt. Auch Fastenzeiten sind in manchen Religionen für 40 Tage vorgesehen. Im Gilgameschepos steht, dass Gilgamesch 40 Tage auf Wanderschaft war.

Welche Ursachen hat dieser 40-Tagerhythmus? Dieser biologische Rhythmus ist bei Meeresmuscheln und auch beim Menschen nachgewiesen worden. Wir wissen heute, dass das vegetative und hormonelle System bei Mann und Frau einem Lunarhythmus (ca. 28 Tage) unterliegt [Hildebrandt et al. 1998]. Da es auch biologische Viertellunarrhythmen (circaseptane Rhythmen) gibt, wird der psychobiologische 40-Tagerhythmus als ein 1 1/2 Monatsrhythmus diskutiert [Alke 1989]. Praktische ärztliche Erfahrungen bestätigen ebenfalls den circa-40-Tage-Rhythmus als ein Maß für die Dauer von effektiven Therapien chronischer Erkrankungen.

103. Warum chronobiologisch adaptierte (zeitliche) Applikationsschemata?

Die von mir entwickelten Therapie-(Prophylaxe-)Applikationsschemata für die Klinoptilolith-Zeolith/Montmorillonit-Arzneimittelrezepturen sind vielschichtig chronobiologisch-chronotherapeutisch ausgerichtet. Sie dienen neben dem Klinoptilolith-Zeolith-Effekt:

- zur Gewährleistung bzw. Wiederherstellung des 24h-Rhythmus
- zur Gewährleistung der Sympathikus-Parasympathikus-Balance
- zur Gewährleistung des BRAC-Systems
- der Überwindung der Mittagsregulationsinstabilität
- berücksichtigen chronotherapeutische Maxima von Wirkstoffen
- beachten der rhythmustaktenden Funktion von SiO_2

Die Applikationsschemata für die Komplextherapie mit Klinoptilolith-Zeolith/Montmorillonit sind so angelegt, dass sie den circadianen Rhythmus und den BRAC „takten" und stabilisieren, um den verloren gegangenen 24h-Rhythmus insgesamt wieder aufzubauen und wieder herzustellen sowie weiter zu festigen. Das ist besonders wichtig für ältere Menschen, bei denen die Zeitstruktur sehr häufig verloren gegangen ist. Chronisch Kranke, besonders wenn Leidensdruck und Schmerzen bestehen, haben gleichfalls den Verlust der Zeitstruktur zu verzeichnen. Die Wiederherstellung der Zeitstruktur sollte daher die Grundlage jeglicher Therapie sein. Auf diese Weise wird auch der Schlaf-Wach-Rhythmus gewährleistet und stabilisiert (gestörter Schlaf ist ein Risikofaktor für die Entstehung von vielen Erkrankungen, gleichfalls aber ein Hemmfaktor des Heilungsprozesses).

104. Zu verschiedenen Applikationsformen und ihren Vorteilen

Klinoptilolith-Zeolith kann in verschiedener Form appliziert werden.
Sublinguale Einnahme (unter der Zunge liegende Tablette)
Durch das langsame Zergehen der Tablette im Mund (unter der Zunge) erfolgt eine kontinuierliche, in kleinen Dosen applizierende, prolongierte (verlängerte) Zufuhr von Klinoptilolith-Zeolith, Montmorillonit und anderen

Wirkstoffen, wodurch der menschliche Körper diese Wirkstoffe besser verarbeiten kann als bei plötzlicher Zufuhr größerer Mengen. Außerdem wird durch die Mundschleimhaut und den Speichel schon eine Vorverarbeitung des Klinoptilolith-Zeoliths und Montmorillonits vorgenommen und für die Zellen eine bessere Bioverfügbarkeit gewährleistet. Des Weiteren erfolgt eine Munddesinfektion.

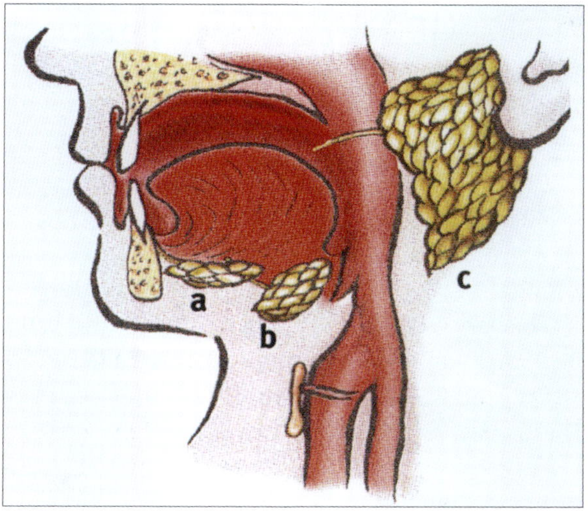

Abb. 30: Speicheldrüsen des Menschen [Pütz et al. 1997]

Bei der sublingualen Applikation nehmen drei Speicheldrüsen die Verarbeitung von Naturmineralien vor.
a) Unterzungendrüse; b) Unterkieferdrüsen; c) Ohrspeicheldrüsen
Dabei wird schon die Aufnahme der Mineralien von der Mundschleimhaut bewirkt. Ein Teil davon wird eingespeichelt und gelangt weiter in den Magen und in das Darmsystem, wo weiter Verarbeitung der Mineralien und Wirkungsaktivitäten des SiO_2 (z. B. Adsorption und Ionenaustausch) stattfinden. Die längere Verweildauer der Mineralientabletten bewirkt eine kontinuierliche Verteilung in kleinen Dosen.

Kapseleinnahme (schlucken)
Kein Zeitaufwand. Für eilige Menschen und die es gewohnt sind, Kapseln oder Tabletten zu schlucken. Das kann aber dazu führen, dass ein Teil des Eingenommenen schnell wieder unverbraucht ausgeschieden wird. Ande-

rerseits nützen die Kapseln, wenn die Wirkstoffe an einer bestimmten Stelle im Darm besonders gut resorbiert werden. Es gibt gelegentlich Allergien gegen die Kapselmaterialien.

Perorale Pulvereinnahme als Wassersuspension
Die Klinoptilolith-Zeolith- bzw. Montmorillonit-Pulver-Menge wird als Wassersuspension über die gesamte Schleimhaut von Speiseröhre, Magen und Darm gleichmäßig filmartig verteilt. Infolge dessen wird das Säuremilieu im Magen und Darm neutralisiert und die Aufnahme im Blut durch Adsorption erheblich verbessert. Außerdem erfolgt die Detoxikation gleichmäßig verteilt über die Magen- und Darmschleimhaut.

Anale (vaginale) Applikation
Die SiO_2-haltigen Arzneimittelrezepturen können anal oder vaginal appliziert lokal die Unterleibsregion direkt beeinflussen (Enddarm, Colon, Blase, Prostata, Uterus, Ovarien und Vagina). Gute Erfahrungen liegen bei schwerwiegenden Leiden in der Unterleibsregion vor, wenn neben der analen Applikation gleichzeitig auch die perorale oder sublinguale Applikation mit eingesetzt wird.

Bei Kleinkindern ist die anale Applikation sehr vorteilhaft, weil perorale und sublinguale Applikation noch Schwierigkeiten bereiten können.

■ 105. Die Anwendung von Natur-Klinoptilolith-Zeolith verlangt Disziplin und Vernunft

Wie wir gezeigt haben, ist der Natur-Klinoptilolith-Zeolith mit seiner Hauptkomponente SiO_2 als ein **Autobioregulator** zu charakterisieren, der über die Grundsubstanz der extrazellulären Matrix und in Symbiose mit der gesamten Elemente-Regulation und dem vegetativen Nervensystem das Elektrolyt-, Energie- und Informationssystem (Grundsubstanz der extrazellulären Matrix → intrazelluläre Matrix → Mitochondrienmatrix) steuernd beeinflussen kann. Im Mittelpunkt dieses Regulationsprozesses steht die multivalente Funktion des SiO_2, das die unspezifische Reaktivität einschließlich der unspezifischen Immunreaktion der extrazellulären

Matrix steuert, Sorbent-, Ionenaustausch- und Antioxidantienfunktionen reguliert.

> Trotz dieser hervorragenden vorzüglichen Eigenschaften des Naturgesteins ist es **kein Allheilmittel.**

Natur-Klinoptilolith-Zeolith kann aber optimal wirken, wenn er im Organismus bestimmte Bedingungen vorfindet, die in erster Linie durch die Lebensweise des Einnehmenden und durch die fundamentalen Kenntnisse des Verordnenden bewusst gesteuert werden können. Nachfolgend möchten wir eine Reihe von Bedingungen zur Optimierung der Natur-Klinoptilolith-Zeolith-Funktion im menschlichen Körper darlegen.

■ 106. Verantwortungsvolles, wissenschaftlich fundiertes Handeln bei der Applikation von Natur-Klinoptilolith-Zeolith

Der deutsche SiO_2-Spezialist Prof. B. Kober [1955] forderte auf Grund seiner langjährigen klinischen Erfahrungen: „Die Kieselsäuretherapie erfordert eine sehr genaue und feinfühlige Indikationsstellung und viel Verständnis für ihre biologischen Wirkungen". Eben deshalb, weil sie (das SiO_2) nicht biochemisch, sondern biophysikalisch im menschlichen Organismus wirkt. Der Klinoptilolith-Zeolith hat aber einen noch weitaus größeren Wirkungsradius als das SiO_2 allein, welches schon den Beinamen „Alleskönner" erhalten hat. Folgendes sollte bei der Einnahme von Klinoptilolith-Zeolith beachtet werden:

Erstens: Kenntnisse und Kenntnisvermittlung zur Wirkung von Zeolithen
In Russland hat man ein Modell geschaffen, welches sich auf die Ausbildung der Medizin- und Ökologiestudenten, auf die Fortbildung der Ärzte und auf die Aufklärung der Patienten (Verbraucher) bezieht.

- Ärztliche Fortbildung
  Zertifizierte Fortbildungskurse für praktische und Klinikärzte zur Mineralhomöostase und deren Regulierung durch Naturgesteine mit hohem Siliziumgehalt (Zeolith, Montmorillonit, Heulandit u. a.)

- Aufklärung der Patienten und Verbraucher
  Zertifizierte Kurse über die **„Ökologie des Menschen“** und über die **„Menschliche ökologische Physiologie“**, in deren Mittelpunkt Naturmineralien, vor allem der Klinoptilolith-Zeolith, stehen [Bgatov et al. 2000]

Zweitens: Ausreichend Flüssigkeit
Während der Einnahme von Zeolith-Präparaten ist für reichliche Flüssigkeitszufuhr zu sorgen, sowohl im Zusammenhang mit der Einnahme als auch im Bezug auf die Tagesration (2-3 l/Tag). Keine alkoholischen und koffeinhaltigen Getränke sowie kein Grapefruitsaft. Dafür viel Wasser trinken. Tagsüber ca. jede Stunde ein Glas Wasser.

Drittens: Regelmäßigkeit und Rhythmus
Die Regelmäßigkeit der Einnahme erhöht den Effekt. Das betrifft sowohl die Regelmäßigkeit zu den angegebenen Tageszeiten als auch die Dauer. Zeitweilige Unterbrechungen einer Kur können den therapeutischen Effekt vermindern. **Onkologisch Erkrankte sollten niemals eine Klinoptilolith-Zeolith-Therapie unterbrechen.**

Chronobiologisch empfehlen sich die Tageszeiten zur inneren Verarbeitung
06.00 bis 08.00 Uhr, 13.00 bis 15.00 Uhr und 18.00 bis 20.00 Uhr
Für die Nachtversorgung: 22.00 Uhr
Für Hautapplikationen sind, sowohl für kosmetische als auch für Heilzwecke, die Zeiten 05.00 bis 07.00 Uhr und 17.00 bis 19.00 Uhr am effektivsten.

Viertens: Angemessene Körperbewegung erhöht den Effekt
Erfahrungen besagen, dass angemessene Körperbewegung die Bioverfügbarkeit von SiO_2 im Organismus erhöht. Das gilt vor allem für Menschen über 50 Jahre.

Fünftens: Meiden von Genussmitteln erhöht den Effekt.

Sechstens: Unerwünschte Nebenwirkungen von Pharmaka, die eingenommen werden, können von Klinoptilolith-Zeolith abgeschwächt werden.

■ 107. Kann man Klinoptilolith-Zeolith mit anderen Naturstoffen kombinieren?

Ja, infolge dessen kann sowohl der natürliche Kombinationsstoff als auch die Zeolithwirkung verbessert werden. Es hat sich in der medizinischen Praxis auch die Kombination von Klinoptilolith und Montmorillonit bewährt.

■ 108. Welche Stoffe können zur Kombination mit Klinoptilolith-Zeolith verwendet werden?

Erstens: Vitamine
Möglichkeiten der Kombination
Natur-Klinoptilolith-Zeolith + Vitamin A, C, E
Natur-Klinoptilolith-Zeolith + Vitamin A, B6, C
Montmorillonit + Vitamin A, C, E
Montmorillonit + Vitamin A, B6, C
Es ist bekannt [Carlisle 1984], dass SiO_2 und Vitamin C sich in ihrer Wirkung verstärken können. Während der Ausleitung von Radionukliden bei Opfern der Tschernobyl-Reaktorkatastrophe hat sich die Kombination von Klinoptilolith-Zeolith und Vitamin A, C, E bzw. Vitamin A, B6, C sowie der Blaualge Spirulina als günstig erwiesen.

Zweitens: Aminosäuren
Es gibt Erfahrungen zur Wirkung der Kombination von Klinoptilolith-Zeolith mit Glyzin bzw. mit Arginin. Aminosäurekombinationen haben nur volle Wirkung, wenn eine sublinguale Applikation erfolgt.

Drittens: Pflanzliche Stoffe
Bezüglich pflanzlicher Stoffe gibt es die meisten Kombinationen mit Klinoptilolith-Zeolith, z. B. mit Betanin (rote Beete), Lypopen (Tomate), Brennessel, Propolis (Blütenpollen), Moosbeeren, Heidelbeeren, Algen (Spirulina, Laminaria), Ananas-Fruchtpulver (Bromelin), Papain (Papaya-Fruchtpulver), Lupin-Protein (Lupine albus) u. a.

Viertens: Kombinationen mit anderen Mineralien

- Kombination von zwei Sorbenten, möglichst Natur-Klinoptilolith-Zeolith und Na- Montmorillonit
  Beide SiO_2-Gesteine ergänzen sich gegenseitig gut als Sorbenten und Ionenaustauscher aus folgenden Gründen. Natur-Klinoptilolith-Zeolith hat als Bioregulator Ionenaustausch-, Molekularsieb-, Adsorptions- und Katalysatorfunktion. Mit diesen bioaktiven Eigenschaften vermag er, wie aus wissenschaftlichen Ergebnissen hervorgeht, im menschlichen Körper homöostatisch zu regulieren, Schadstoffe und Toxine zu binden und auszuscheiden sowie die Bioverfügbarkeit und Bioäquivalenz anderer Wirkstoffe zu intensivieren.
  Na- Montmorillonit hat die Eigenschaften zum Ionenaustausch, zur Adsorption (physikalisch, chemisch, van-der-Waals-Bindungskräfte), zur Quellung und zur Thixotropie. Er ist daher ein SiO_2-Donator für den Organismus und vermag durch anionisches, kationisches und nichtionisches Bindungsvermögen Wirkstoffe zu regulieren und die mineralische elektrolytische Homöostase zu gewährleisten.
- Na-Montmorillonit hat Detoxikations- und Adjuvanseigenschaften.

109. Wie soll die Aufbewahrung von Natur-Klinoptilolith-Zeolith- bzw. Na-Montmorillonit-Arzneimittelrezepturen und -Nahrungsergänzungen erfolgen?

- Zeolith- und SiO_2-Präparate und -Arzneimittel sollten möglichst in dunklen Glasbehältern aufbewahrt werden. Plastikbehälter könnten unerwünschte Stoffe an den Zeolith abzugeben.
- Bei Entnahme von Tabletten, Pulver usw. aus den Gläsern sind diese so schnell wie möglich wieder zu schließen. Es können mögliche Schadstoffe in der Luft vom Zeolith angezogen werden.
- Zeolith-Arzneimittel und -Nahrungsergänzungen müssen trocken aufbewahrt werden.
- Bei in Pulverform angebotenen Zeolith-Präparaten oder -Arzneimitteln ist die Einatmung von Stäuben zu vermeiden. Zeolith-Pulver nur in Wasser verrührt einnehmen.
- Aufbewahrung möglichst im Dunklen und Trockenen.

110. Kann Klinoptilolith-Zeolith auch an Kinder verabreicht werden?

Mirianova [1999a und b] berichtet über die Anwendung von Klinoptilolith-Zeolith bei Kindern vom 1. Lebensjahr an und zwar bei folgenden Indikationen:

- Erkrankungen des Verdauungssystems (akute und chronische) des Kindes
- Zur Verhinderung der Chronifizierung bestimmter Erkrankungen bei Kindern
- allgemeiner schlechter Gesundheitszustand des Kinds
- Erkrankungen der Atemwege
- Kinderdiabetes

Abdominale Beschwerden (Beispiel): Klinoptilolith-Zeolith bewirkte bei Erkrankungen des Verdauungssystems und abdominalem Schmerzsyndrom in 44 % der Fälle Steigerung des Appetits, Verminderung der dyspeptischen Beschwerden, wie Erbrechen, Sodbrennen, Aufstoßen, Bitterkeitsgeschmack in 68 % der Fälle, Normalisierung des Stuhls (71 %), Verminderung der asthenischen Beschwerden (84 %).
Wir haben Kindern unter 1 Jahr Klinoptilolith-Zeolith-Zäpfchen verabreicht. So genannte „Schreikinder" beruhigten sich kurze Zeit nach Applikation der anal applizierten Arzneimittelrezeptur RelaxSan(He).

In diesem Zusammenhang soll erwähnt werden, dass bei der Geburt eines Kindes ein hoher Gehalt an SiO_2 in der Nabelschnur und im Gehirn vorhanden ist. Die Sicherung dieses hohen Gehalts an SiO_2 bei der Geburt kann durch Einnahme von Natur-Klinoptilolith-Zeolith und/oder Montmorillonit durch die Mutter (Schwangere) gewährleistet werden [Mirinova 1999a und b].

111. Kann Klinoptilolith-Zeolith von Schwangeren eingenommen werden?

Wenn eine Frau schwanger wird, tritt bei ihr ein Defizit an Mineralien auf, weil sie diese an den Fötus abgibt. Brüchigkeit der Haare, Zerstörung des Knochengewebes usw. treten auf, wenn die ungenügende Menge an Mineralien durch die Nahrung zugeführt wird. Außerdem werden vom Fötus an den mütterlichen Organismus Stoffwechselprodukte abgegeben, die gegebenenfalls zur Störung des Basen-Säure-Gleichgewichts und sogar zur Toxikose bei der Mutter führen können, besonders dann, wenn sie ein Defizit an Mineralien ausweist.

Klinoptilolith-Zeolith enthält Mikro- und Makroelemente, die den erhöhten Bedarf an Mineralien der Mutter decken. Außerdem hat Klinoptilolith-Zeolith adsorptionsfördernde und Ionenaustausch-Eigenschaften und sorgt für das Ausführen der Stoffwechselendprodukte des Embryos. Klinoptilolith-Zeolith verhindert auch Spontanaborte bei der Schwangeren, indem der Tonus der glatten Muskulatur ausgeglichen wird, z. B. der der Uterusmuskulatur [Mironova 1999].
Wenn keine Schwangerschaftskomplikationen vorliegen, sollte die Schwangere regelmäßig Natur-Klinoptilolith-Zeolith, möglichst in Kombination mit Montmorillonit sowie mit den Vitaminen A, C und E einnehmen. Auch die Zufuhr von Aminosäuren ist notwendig. Am günstigsten ist die Einnahme von Spirulina platensis, die Blaualge, die alle Aminosäuren in natürlicher Zusammensetzung enthält. Die Spirulina platensis regeneriert sich immer evolutionär und zeigt selbst nie Degenerationserscheinungen. Auch die Kombination mit Glyzin erweist sich als günstig.

Untersuchungen haben gezeigt, dass in der Wildnis lebende Tiere in der Brunstzeit verstärkt Natur-Klinoptilolith-Zeolith aufnehmen. Bei Bärinnen wurden während der gesamten Trächtigkeit Mengen bis zu 30 kg festgestellt [Romanov 2000].

■ 112. Wie kann Klinoptilolith-Zeolith dem älteren Menschen helfen?

Für den älteren Menschen ist es wichtig, dass der altersbedingt ausgeprägte Siliziummangel ausgeglichen wird. 80 % der Weltbevölkerung soll am Siliziummangel leiden [Romanov 2000], besonders aber der ältere Mensch.

Natur-Klinoptilolith-Zeolith vermag diesen Mangel, wenn er noch nicht zu weit fortgeschritten ist und wenn gleichzeitig auch ausreichend Flüssigkeit zugeführt wird, zu kompensieren. Über Erfahrungen des effektiven Einsatzes von Natur-Klinoptilolith-Zeolith-Präparaten bei Alterskrankheiten berichtet u. a. Romanov [2000]. Dabei werden folgende Krankheiten angeführt, die zumindest durch Klinoptilolith-Zeolith Einnahme gemildert worden sind:

- Arteriosklerose; Herzinfarkt
- Dysfunktionen der Verdauung
- Gelenk- und Knochenkrankheiten
- Gestörte Resistenz gegenüber Infektionskrankheiten
- Arterielle Hypertonie
- Diabetes mellitus
- Schlafstörungen
- Depressive Stimmung und chronische Müdigkeit

Natur-Klinoptilolith-Zeolith kann aber auch die Gesundheit und Lebensqualität älterer Menschen erhalten bzw. fördern. Das ist vor allem auch auf die Funktion des Natur-Klinoptilolith-Zeolith als Donator von kolloidalem SiO_2 zurückzuführen. Kombinationen mit Montmorillonit sowie mit den Vitaminen A, C und E und Spirulina platensis als Aminosäuredonator sind aufgrund unserer Erfahrungen für eine optimale Effektivität zu empfehlen.

■ 113. Was bewirkt Klinoptilolith-Zeolith als präventives Mittel?

Es können folgende Indikationen vorgeschlagen werden:

- Zur Steigerung der körperlichen und geistigen Leistung
- Zur Erhöhung der Motivation
- Zur Aufhellung der Stimmung
- Zur besseren Bewältigung von Dysstress
- Zum Schutz gegen grippale Infekte (Steigerung der Aktivität des Immunsystems)
- Zur Unterstützung der Regulation der Mineralienhomöostase bei beginnenden Mineralmangelerscheinungen [Romanov 2000]

■ 114. Kann Klinoptilolith-Zeolith bei Elektrosensibilität oder zur Prophylaxe und/oder Therapie des Mikrowellensyndroms verwendet werden?

Es liegen dafür noch keine systematischen Untersuchungen vor. Wir haben aber bereits in zahlreichen Einzelfällen gute Erfahrungen und konnten die Elektrosensibilität mildern. Besonders effektiv war in diesen Fällen die Applikation von Klinoptilolith-Zeolith, wenn gleichzeitig keine Genussmittel (Rauchen, Alkohol, Koffein) eingenommen worden sind.

Diese Effekte lassen sich dadurch erklären, dass bei Elektrosensiblen und bei Mikrowellensyndromerkrankten der Elektrolytstoffwechsel erheblich gestört ist. Häufig liegen gleichzeitig noch Schwermetallbelastungen vor, welche die Wirkung der athermischen hochfrequenten Elektromagnetstrahlung noch erheblich verstärken können. Bei einem gut regulierten Elektrolythaushalt, und hierbei kann Klinoptilolith-Zeolith hilfreich sein, kann die Widerstandsfähigkeit gegenüber EMF-Strahlungen erhöht werden.

■ 115. Welche unerwünschten Nebenwirkungen hat Natur-Klinoptilolith-Zeolith?

Unter den Bedingungen, dass

- die Natur-Klinoptilolith-Zeolith-Präparate den vorgegebenen Rezepturen entsprechen,
- die staatlich geforderten Testuntersuchungen Ergebnisse erbringen, welche die entsprechenden Kriterien erfüllen,
- der Natur-Klinoptilolith-Zeolith von hoher Qualität ist und
- der vorgegebenen Körnigkeit entspricht,
- die empfohlene Dosierung und Applikationsform eingehalten werden, wurden bisher, wie aus zahlreichen Untersuchungen hervorgeht, keine unerwünschten Nebenwirkungen beobachtet. Klinoptilolith-Zeolith wirkt auch nicht toxisch und kann nicht überdosiert werden, weil nicht benötigter Klinoptilolith-Zeolith wieder ausgeschieden wird.

116. Kann Natur-Klinoptilolith-Zeolith dauerhaft eingenommen werden?

Ja. Von Völkern des Kaukasus und Nord-Russland ist bekannt, dass sie täglich SiO_2-Mineralien einnehmen. Sie erlangen eine gesunde Langlebigkeit. Die Autoren dieses Buchs nehmen schon seit mehr als acht Jahren täglich 3-5 g Natur-Klinoptilolith-Zeolith in verschiedenen Rezepturen und fühlen sich dabei sehr wohl. Ältere Menschen und alle Menschen, die gesund bleiben wollen, sollten sich täglich nach chronobiologischen Regeln 3-5 g Siliziummineralien einverleiben. Die Autoren pflegen die Aufnahme von Klinoptilolith-Zeolith und Montmorillonit seit mehr als acht Jahren.

117. Kann Natur-Klinoptilolith-Zeolith auch an Tiere verabreicht werden?

Ja, z. B. in Russland und Kroatien wird das Naturgestein in der Landwirtschaft angewendet, um die Tiere gesund zu erhalten und die Jungtiersterblichkeit zu senken. Dabei wird das Ziel verfolgt, ökologisch saubere Produkte zu gewinnen.
In der Pelztierzucht wird mit dem Tuffgestein eine hohe Fellqualität erreicht. In Deutschland erhält man mit Klinoptilolith-Zeolith Gesundheit und Leistung von Rennpferden aufrecht, indem man oxidativen Stress während der Rennen vermindert. Haustieren wird in vielen Ländern zwecks Gesunderhaltung dieses SiO_2-Mineral appliziert (siehe auch Kapitel 5 Teil I und Kapitel 25.6 Teil II, Anhang 7 und 8 sowie K. Hecht; E. Hecht-Savoley: Naturmineralien, Regulation und Gesundheit. Schibri Verlag, Berlin, Milow 2005, Kapitel 19).

118. Gibt es noch andere Anwendungsmöglichkeiten des Klinoptilolith-Zeoliths als in der Medizin?

Der Klinoptilolith-Zeolith wird als der Rohstoff des 21. Jahrhunderts bezeichnet und wurde in verschiedenen Ländern unserer Erde als strategischer Rohstoff deklariert.

Welche Möglichkeit uns der Zeolith neben den ausführlich beschriebenen medizinishcen Anwendungen noch bietet, ist in nachfolgender Tabelle beispielhaft (keinesfalls vollständig) dargestellt. (Siehe auch Hecht und Hecht-Savoley 2005: Naturmineralien, Regulation, Gesundheit. Schibri Verlag) zeolith kann real, bei richtiger, wissenschaftlich fundierter Nutzung, der Rohstoff es 21. Jahrhunderts werden. Es gibt viele Patente zum Zeolith. Zeolith wird auch künstlich hergestellt, wir bevorzugen aber den natürlichen.

Ökologie	**Landwirtschaft**	**Haushalt und Garten**	**Industrie**
Trinkwasser-filterung	Beifutter für Haus- und Nutztiere Ökoprodukte Pelztiere Fellqualität	Geruchsneutralisierung Kühlschrank Schuhe	Deodorant in Räumen
Abwasserklärung	Ställe-Desinfektion	Zimmeraquarien	Molekularsieb
Reinigung von Industrieabfällen	Geruchsneutralisierung	Stuben- und Haustier-sauberkeit	Geschirrwasch-mittel
Adsorption von ölverschmutztem Wasser	Veterinärmedizin	Blumentöpfe	Wasserfilter
biologisches Düngemittel	Naturdung-zubereitung	Blumenbeete Gartendüngung	Bettwäsche-imprägnation
Geruchsneutralisierung	Züchtung von Rennpferden	Tabakrauchadsorption	Betonstraße

Tabelle 4: Zeolith – Rohstoff des 21. Jahrhunderts (Beispiele)

■ 119. Wo gibt es in der Welt Zeolith-Vorkommen?

Industrieller Abbau von Klinoptilolith-Zeolith wird u. a. betrieben in der Slowakei, in Russland (Sibirien) und in China, in dem Kaukasus (Georgien und Aserbeidschan), in Japan, auf Kuba, in den USA (Oklahoma, Kalifornien), in der Türkei (Gördes), in Bolivien, in Peru, in der Ukraine, im südöstlichen Balkan.

■ 120. Gibt es Organisationen, die z. B. Zeolithprobleme Koordinieren?

Ja, es gibt ein Internationales Zeolith-Komitee, in dem sich Experten aus zahlreichen Ländern zusammengefunden haben, um vor allem einen Erkenntnis- und Erfahrungsaustausch zu pflegen. In einigen Ländern ist der Zeolith als strategischer Rohstoff proklamiert worden – vielleicht gab dazu die Reaktorkatastrophe in Tschernobyl Anlass. Der explodierte Reaktor wurde bekanntlich mit 22.000 Tonnen Zeolith strahlungssicher gemacht.

Teil II
Natur-Klinoptilolith-Zeolith in der alltäglichen medizinischen Therapie und Prophylaxe

Eine Sammlung von Pilotstudien, Beobachtungsstudien, dokumentierten Fallberichten, Modelluntersuchungen, Erfahrungsberichten von Ärzten

Einleitung

In zunehmender Masse erkennen Ärzte und andere „Heilberufler" den hohen Wert der SiO_2-reichen Naturmineralien, vor allem den Wert von Klinoptilolith-Zeolith und Montmorillonit, als ein unspezifisch wirkendes natürliches Basistherapeutikum und -prophylaktikum.

Nachfolgend möchten wir eine Sammlung von Pilotstudien, Beobachtungsstudien, dokumentierten Fallberichten, Ärzteberichten und Modelluntersuchungen vorstellen, um den Wert der SiO_2-reichen Naturmineralien als natürliches Basistherapeutikum und Basisprophylaktikum durch wissenschaftliche Erkenntnisse noch weiter zu unterstreichen. Diese Erkenntnisse aus der klinischen und praktischen Medizin entstammen Forschungen aus Russland, Deutschland, Kroatien, den USA, Österreich und der Schweiz. Die vorliegenden Erkenntnisse sind durch Applikation von Klinoptilolith-Zeolithzubereitungen verschiedener Produzenten gewonnen worden.

Der Klinoptilolith-Zeolith dieser Zubereitungen entstammt zum Teil verschiedener Vorkommen. Teilweise waren auch die Zerkleinerungsmethoden unterschiedlich. Oft erwies es sich als nützlich, dass dem Zeolith z. B. pflanzliche Stoffe zugegeben wurden. Durch diese Kombinationen konnte in bestimmten Anwendungsbereichen die Wirkungen der anteiligen Komponenten verstärkt werden.

Nochmals sei festgehalten: Es handelt sich um eine internationale Erkenntnis- und Erfahrungssammlung, die keinesfalls Anspruch auf Vollständigkeit erhebt, die aber zeigt, was mit den SiO_2-reichen Naturmineralien sanft, ohne Nebenwirkungen und ohne Furcht vor Überdosierung, erreicht werden kann.

Wir vermitteln mit folgender Zusammenstellung „Mosaiksteinchen“, die sich immer mehr zu einem vollständigen Bild von der Wirkung der SiO_2-haltigen Mineralien Klinoptilolith-Zeolith und Montmorillonit auf die menschlichen Lebensprozesse zusammenfügen.

■ 1. Zur Verträglichkeit von Natur-Klinoptilolith-Zeolith bei Gesunden (Fallbericht)

Auf Grund von Literatur- und anderen Informationen baten 62 Personen, Natur-Klinoptilolith-Zeolith als Nahrungsergänzungsmittel einzunehmen. Ihnen wurde gleichzeitig ein Fragebogen ausgehändigt und freigestellt, diesen auszufüllen oder nicht. Außerdem wurden sie gebeten, im Rahmen einer Gesundheitskontrolle ein Blutbild vor der Einnahme und wenn möglich nach ca. 40 Tagen Einnahme von Natur-Klinoptilolith-Zeolith anfertigen zu lassen. Insgesamt konnten von 42 Personen verwertbare Fragebögen entgegengenommen werden.

Jede dieser Personen nahm täglich 3 x 300 mg Natur-Klinoptilolith-Zeolith in Form von Kapseln oder als Lutschtabletten ein. Von den Personen waren 22 weiblich und 20 männlich. Das Alter erstreckte sich von 16 bis 79 Jahren (Median 64 Jahre). Es waren also mehr ältere Personen in dieser Gruppe.

Einnahmedauer

über 40 Tage	42 Personen
davon 40 Tage-1 Jahr	26 Personen
> 1 Jahr	8 Personen

Die Ergebnisse sind in nachfolgender Tabelle dargestellt

	Gesamt	Unverändert		Verbessert		Verschlechtert	
	n	n	%	n	%	n	%
Blutbild (Standard	42	34		8		0	
Effekte (positive)							
Gedächtnis	42	31	75,8	11	24,2	0	0
Motivation	42	4	9,5	38	90,5	0	0
körperliche Leistung	42	6	14,3	36	85,7	0	0
Bewusstsein	42	29	69,0	13	31,0	0	0
Wahrnehmung	42	29	69,0	13	31,0	0	0
Stressbewältigung	42	8	29,1	34	70,9	0	0
Wachheitszustand	42	20	47,6	22	52,4	0	0
geistige Leistung	42	16	38,0	26	62,0	0	0
Leistungsausdauer	42	7	16,7	35	83,3	0	0
Schlaf	42	29	69,0	13	31,0	0	0
Entspannungsfähigkeit	42	20	47,6	22	52,4	0	0
Stimmung	42	8	19,1	34	80,9	0	0
Kritik- und Entscheidungsfähigkeit	42	30	71,4	12	28,6	0	0

Tabelle 1: Leistungsfähigkeit und Verträglichkeit nach Natur-Klinoptilolith-Zeolith-Applikation

Als gelegentlich während der 40-tägigen und längeren Einnahme aufgetretene unerwünschte Nebenwirkungen wurden angegeben:

Verdauungsprobleme 6 x an je einem Tag
(Obstipation – zu wenig Flüssigkeit)
Übelkeit 2 x an je einem Tag (Sandgeschmack)
Schläfrigkeit 4 x an je einem Tag
gesteigerte Erregung 14 x davon 6 x an je einem Tag
und 4 x an je 2 Tagen

Bei 42 Personen mit je 40 Einnahmetagen = 1680 Einnahmetage insgesamt wurde 26 x = 1,5 % über abweichende Wirkungen berichtet. Keine der Personen unterbrach die Einnahme oder brach sie ab, so dass die angegebenen Erscheinungen als nicht gravierend zu betrachten sind. Absolut keine Beschwerden wurden bezüglich Kopfschmerzen, Schwindel, Kreislaufbeschwerden, Bewusstseinsstörungen und Depressionen angegeben.

Laborwertbestimmungen

Die untersuchten Personen, die über 40 Tage Klinoptilolith-Zeolith erhielten, wurdne gebeten im Zeitraum von zwei Wochen vor der Einnahme und zwei Wochen nach 40-tägiger Einnahme bei ihrem Hausarzt Laborwerte bestimmen zu lassen. 42 Personen stellten uns ihre Laborwerte zur Verfügung. Wir analysierten von jedem Laborwert den Median von den 42 Personen und verglichen diesen mit den Referenzwertbereichen. Die Ergebnisse sind in Tabelle 2 zusammengestellt.

Es kann festgestellt werden:

1. dass sowohl vor als auch nach 40-tägiger Einnahme von Klinoptilolith-Zeolith die erhobenen Werte aller Parameter und Versuchspersonen im Referenzbereich lagen.
2. dass es mit Ausnahme der BSR (1 Stunde) bei allen anderen Parametern im Prä-Post-Vergleich nur unwesentliche Differenzen gibt. Die Verringerung des BSR-Werts von 24 auf 10 ist eher als ein positiver also therapeutischer Effekt zu bewerten.
3. dass die Laborwerte folglich eine gute Verträglichkeit einer 40-tägigen Einnahme von Klinoptilolith-Zeolith bescheinigen.

Tabelle 2: Laborwerte vor und nach der Einnahme (40 Tage täglich) von Klinoptilolith-Zeolith durch gesunde Personen (Median von 42 Personen)

Bezeichnung	**Referenzwert-bereich**	**Median vor der Einnahme**	**Median nach der Einnahme**
Lymphozyten	2,5-40 %	28 %	31 %
Erythrozyten	4,2-5,4 Mio/µl	4,5 Mio/µl	4,8 Mio/µl
Leukozyten	4,0-9,4 Tsd/µl	6,4 Tsd/µl	5,9 Tsd/µl
Thrombozyten	150-440 Tsd/µl	210 Tsd/µl	240 Tsd/µl
Hämoglobin	12-16 g/dl	14 g/dl	15 g/dl
Hämatokrit	36-46 %	41 %	42 %
BSR (Blutsenkungs-reaktion nach 1 Std.)	1-30	24	12
Basophile	bis 4 %	1,8 %	1,5 %
Eosinophile	bis 7 %	2,1 %	2,2 %
Blutzucker	60-110 mg/dl	82 mg/dl	78 mg/dl

Eine gute Verträglichkeit und Nebenwirkungen nahezu Null wurde von vielen Autoren nach Untersuchungen an Menschen und Tieren festgestellt [Khalilov und Bagirov 2002; Bgatanov 2001, 1999; Bidujeva 2001; Blagitko und Yashina 2000; Khasnulin et al. 1999; Mirinova 1999a und b; Tsitsishvili et al. 1992, 1989 u. a.]

■ 2. Natur-Klinoptilolith-Zeolith in der Kinderheilkunde

In Russland fand Natur-Klinoptilolith-Zeolith* im großen Umfang in der Kinderheilkunde Anwendung. Nachfolgende Fallkontrollstudienergebnisse belegen die Effektivität dieser Therapie.

Krankheit	Anzahl	Bewertung des Effektes in %			
	n	sehr gut	gut	befriedigend	kein Effekt
Allergie	30	20	66	7	7
Parasitose	29	0	83	10	7
Bronchialasthma chronisch	15	0	0	100	0
Hypothalamisches Syndrom: Adipositas	6	0	0	100	0

Tabelle 3: Ergebnisse einer Studie mit Applikation des Natur-Klinoptilolith-Zeolith bei verschiedenen Kinderkrankheiten. Behandlungsdauer 10-14 Tage [Čuprova et al. 1997]

*: Der Natur-Klinoptilolith-Zeolith ist in allen russischen Untersuchungen von der Firma NOV-Novosibirsk hergestellt und trägt für Zubereitungen die Bezeichnung Litovit. Auf dem Markt befindet sich ein großes Sortiment von Litovit-Produkten.

Krankheit	Anzahl der Patienten	Ergebnisse in % Bewertungen			
		sehr gut	gut	befriedi-gend	kein Effekt
Allergodermatitis	48	20,8	62,6	8,3	8,3
Parasitose (z. B. Lambliose)	59	0	82,8	10,3	6,9
Bronchialasthmatisches Syndrom	38	0	0	100	0
Hypothalamisches Adipositassyndrom	17	0	0	100	0
Erkrankungen des Verdauungstrakts	90	40	50	5	5
Nierenerkrankungen	23	7,7	69,2	15,4	7,7
Erkrankungen der Schilddrüse	9	0	33,5	63	3,5
Erkrankungen des Sehapparats	58	0	60,3	34,5	5,2
Gesamt	342				

Tabelle 4: Ergebnisse einer Studie bei Applikation von Natur-Klinoptilolith-Zeolith (Litovit) bei verschiedenen Formen von Kinderkrankheiten. Behandlungsdauer 10-21 Tage [Mironova 1999]

Die Autoren verweisen darauf, dass die guten Ergebnisse bei der Behandlung des Sehapparats durch die Verbesserung der Durchblutung des Auges durch Natur-Klinoptilolith-Zeolith erreicht wurden. Die Anwendung von Natur-Klinoptilolith-Zeolith zeigte keine unerwünschten Nebenwirkungen (dies führen sie vor allem auf die ökologische und pharmazeutische Reinheit des Zeolith-Präparats „Litovit“ zurück), **verkürzte die Aufenthaltsdauer in der Klinik, verminderte die Anwendung teurer Arzneimittel und erhöhte die Therapieeffektivität in Kombination mit anderen Arzneimitteln.**

■ 3. Natur-Klinoptilolith-Zeolith in der Therapie von Hauterkrankungen

In der einschlägigen russischsprachigen Fachliteratur findet man zahlreiche Arbeiten zum Einsatz von Natur-Klinoptilolith-Zeolith auf dem Gebiet der Dermatologie. Dabei wird der Akne besondere Aufmerksamkeit gewidmet [Kotova und Syvorova 2002; Syvorova et al. 2000].

Nachfolgend werden die Ergebnisse einiger Pilotstudien kurz zusammengefasst dargestellt.

■ 3.1. Verschiedene Dermatosen

Esina [1990] berichtet über die Therapie mit dem russischen Natur-Klinoptilolith-Zeolith-Präparat Litovit bei 68 Patienten mit Psoriasis, Ekzemen, Lupus Erythematodes, Rosacea, Seborrhea.

Die Applikation von Litovit erfolgte innerlich mit einer Dosierung von 1-3 g/Tag und äußerlich durch Auftragen auf die befallenen Hautstellen. Die äußerliche Anwendung wurde entweder in Form von Streupulver oder durch Kompressen mit wässriger Suspension des Klinoptilolith-Zeoliths vorgenommen. In manchen Fällen wurde die Haut dünn mit Vaseline oder Fettsalbe bestrichen und Klinoptilolith-Zeolith darauf gestäubt. Es wurden Behandlungszyklen von jeweils 10 Tagen eingelegt. Je nach Ausprägung der Erkrankung waren 2-3 Behandlungszyklen notwendig, um einen entsprechenden Therapieeffekt zu erzeugen. Der Therapieeffekt mit Natur-Klinoptilolith-Zeolith verlief bei den einzelnen Hauterkrankungen verschieden.

> Gewöhnlich genügten drei Behandlungszyklen von jeweils 10 Tagen mit 7-10-tägigen dazwischen liegenden Pausen.
> Als erstes verschwanden Juckreiz, Hypothermie der Haut und ödematöse Schwellungen.

Schnellheilende Effekte traten bei allergischer Dermatitis auf. Die Behandlung von Psoriasis-Patienten dauerte dagegen länger: Die Autorin beobachtete, dass mit Hilfe von Natur-Klinoptilolith-Zeolith bei alleiniger Anwendung und im Rahmen einer Komplextherapie der Heilungsverlauf beschleunigt wurde. Versager gab es sehr selten.

■ 3.2. Chronische, teilweise therapieresistente Akne

- Über die Anwendung von Litovit bei chronischer, teilweise bisher therapieresistenter Akne bei 182 Patientinnen im Alter von 25-60 Jahren berichtet Kamakina [1999]. Auch hier wurde Litovit innerlich und äußerlich angewendet. Die innerliche Dosierung lag zwischen 3 und 5 g/Tag, verabreicht in Zyklen von je 10 Tagen, mit Pausen von ca. einer Woche. 56 Patienten wurden nur mit Litovit, 76 Patienten mit Litovit und klassischer Therapie, 46 Patienten nur mit klassischer Therapie behandelt.

> Die besten Ergebnisse wurden erzielt mit nur Litovit, dann folgt die Kombinationstherapie und zuletzt die klassische Therapie.
> Die Litovit-Patienten waren gewöhnlich 8-10 Tage früher geheilt als die „ohne Litovit"-Patienten.

- Pesterev und Oksenov [1999] wendeten Litovit in der komplexen Therapie von Dermatosen an. Es handelt sich um Patienten, die sich bisher drei Jahre und mehr ohne große Therapieeffekte in Behandlung befanden.

Mit innerlicher und äußerlicher Applikation des Natur-Klinoptilolith-Zeolith-Präparats Litovit wurden von Pesterev et al. [1999] 220 Patienten mit verschiedenen Dermatosen (Psoriasis, atopische Dermatitis, Ekzem, Vitiligo, Akne vulgaris, Urtikaria und Rosacea) behandelt. Es wurde Litovit M verwendet, welches aus 80 % Klinoptilolith und 15 % Montmorillonit und 5 % Wasser besteht. Die Dosierung betrug 2 x 3-5 g täglich. Es wurden 10 Tageszyklen mit 5-tägigen Therapiepausen angesetzt. Gewöhnlich genügten drei Zyklen dieser Therapie. In manchen Fällen waren auch mehr als drei Behandlungszyklen notwendig.

Die Wirkung dieser Therapie verlief bei den einzelnen Formen der Hauterkrankungen unterschiedlich ab. Im Durchschnitt war die Heilung der Hauterkrankung mit Litovit 8-10 Tage früher abgeschlossen als bei jenen Patienten, die mit herkömmlicher Komplexmethode therapiert wurden.

(Als Kontrolle dienten Krankenunterlagen aus dem Archiv mit adäquaten Befunden und Anzahl der Patienten.)

Bei Patienten mit atopischer Dermatitis sowie mit echten und Mikroben-Ekzemen genügten 1-2 Therapiezyklen. Bei Psoriasis-Patienten waren mindestens drei Therapiezyklen erforderlich.
Es gab kaum Versager. Lediglich Vitiligo-Patienten sprachen nur selten auf die Litovit-Therapie an. Es gelang nur in wenigen Fällen nach mehreren Therapiezyklen, progressive Prozesse zu stoppen oder die Pigmentierung der Haut wieder herzustellen.

■ 3.3. Ekzeme, Neurodermitis, Psoriasis

Urbanski et al. [1999] therapierten 33 Patienten, 22 weiblich und 11 männlich, im Alter von 24-26 Jahren mit Litovit M (Klinoptilolith-Zeolith und Montmorillonit):

Ekzeme	16 Patienten
Neurodermitis	5 Patienten
Psoriasis	12 Patienten

Diese Hauterkrankungen waren chronisch und bestanden bis zu 18 Jahre. Auf traditionelle Therapien hatten die Patienten bisher kaum oder gar nicht angesprochen. Litovit wurde nur innerlich wie folgt angewendet:
- 1. Zehntage-Therapiezyklen 2 x 5 g/Tag (eine Stunde vor den Mahlzeiten) danach 10 Tage Pause
- 2. und 3. Therapie-Zyklus 5 g Litovit/Tag (eine Stunde vor den Mahlzeiten)

Nach drei 10-tägigen Therapiezyklen lag folgendes Ergebnis vor:

vollständige klinische Heilung	14 Patienten
bedeutende Verbesserung	16 Patienten
Verbesserung	3 Patienten
fehlender Effekt	0 Patienten

Die Verträglichkeit wurde mit sehr gut angegeben. Nebenwirkungen traten keine auf.

3.4. Natur-Klinoptilolith-Zeolith als Therapeutikum bei Erkrankungen der Haut und des Verdauungssystems

Suvorova et al. [1999] berichten über Zusammenhänge zwischen Akne-Hauterkrankungen und Erkrankungen des Gastroenteralsystems bei 19 Patienten (Alter 14-23 Jahre) mit chronischer Akne vulgaris und gleichzeitiger Erkrankung des Verdauungstraktes (Magen- und Darmentzündungen).

Nach drei Wochen vergeblicher traditioneller Aknetherapie schloss sich bei einer Gruppe eine Litovit-Therapie 3x5 g/Tag über die Dauer von drei Wochen an. Eine Kontrollgruppe erhielt weiter die traditionelle Therapie.

> Ergebnis: Bei 11 Patienten trat eine klinische Heilung bei der Erkrankung ein. Eine bedeutende Besserung bei der Erkrankung wurde bei 6 Patienten erreicht. Bei 2 Patienten wird nur eine geringe Reduzierung der Hautveränderungen bewirkt.

Die Vergleichsgruppe (19 Patienten), bei der die traditionelle Therapie ohne Litovit weiter geführt wurde, zeigte folgendes Ergebnis:

klinische Heilung	4 Patienten
bedeutende Besserung	5 Patenten
keine wesentliche Besserung	10 Patienten

Litovit wurde von den Patienten gut vertragen. Es gab keine Nebenwirkungen.

Die Autoren vertreten die Auffassung, dass die günstigen Therapieerfolge der Aknepatienten durch die gleichzeitig mit dem Litovit erreichte gesunde Wiederherstellung des erkrankten Verdauungstrakts zurückzuführen sind. Sie schießen auf mögliche pathogenetische Beziehungen zwischen Akne und Erkrankung des Verdauungstrakts.

■ 3.5. TMAZ-Wirkungen* bei Psoriasis

Prof. Schulz und Dr. Ivkovič unterzogen 20 Patienten im Alter von 25-77 Jahren mit einer gesicherten Psoriasis vulgaris in einer deutschen Hautarztpraxis einer Behandlung mit TMAZ-Megamin-Kapseln (500 mg). 12 Wochen lang wurden täglich 3 x 1 Kapsel des TMAZ-Präparats appliziert [Schulz et al. 2005b].
Ergebnis: bei 19 von 20 Patienten ließen sich klinisch deutliche Verbesserungen der Hautbefunde feststellen. Fotodokumentationen und visuelle Beobachtungsbeschreibungen des Dermatologen bestätigen diese Befundverbesserung. Bei einem Patienten musste die Therapie abgebrochen werden, weil er über Völlegefühl und Obstigation klagte (Anmerkung von Karl Hecht: Derartige Erscheinungen können auftreten, wenn nicht genügend während der Klinoptilolith-Zeolith-Therapie getrunken wird). Die Autoren ziehen die Schlussfolgerung, dass die Therapie der Psoriasis vulgaris mittels der TMAZ-Applikation auf Grund der erstaunlichen Heilerfolge neue Wege für diese Hauterkrankung aufzeigte.
Diese Beispiele zeigen Vorzüge der Therapie mit Natur-Klinoptilolith-Zeolith bei der Erkrankung der Haut. Auf Grund der vielen Erkenntnisse über das SiO_2, besonders dessen Wirkung auf die Haut (z. B. Tonmasken der schönen ägyptischen Königin Cleopatra) dürfte dieses als Hauptstoff des Natur-Klinoptilolith-Zeoliths bei der Restaurierung der geschädigten Haut der mit seiner antientzündlichen, Antioxidantien-, Hydratations-, eiweißaufbauenden Wirkung eine beachtlichen Anteil haben.

*: TMAZ ist die Abkürzung der Natur-Klinoptilolith-Zeolithzubereitung der Firma Megamin/Kroatien. Sie bedeutet Tribomechanisch aktiverter Zeolth.

■ 4. Klinoptilolith-Zeolith-Effekte bei Pilzbefall

Die Wirkung von SiO_2 bei verschiedenen Pilzerkrankungen ist seit langem bekannt. Frau Renata Bourbeck, Heilprakterin in 83253 Rimsting, welche Pilzbehandlung nach Prof. Dr. Enderlein durchführt und zusätzlich die Naturmineralien anwendete, untersuchte mit der Blut-Dunkelfeldmikroskopie die Wirkung der Natur-Klinoptilolith-Zeolith-Rezepturen „Sanofit He" und „RelaxSan He" nach K. Hecht bei Patienten mit Pilzbefall.

Frau Renata Bourbeck entsprach unserer Bitte, einige Fotos ihrer Blutuntersuchungen mit der Dunkelfeldmikroskopie zur Veröffentlichung in diesem Buch zur Verfügung zu stellen, wofür wir ihr zu großem Dank verbunden sind. Nachfolgend führen wir eines der Fallbeispiele an.

Wirkung des Natur-Klinoptilolith-Zeolith-Rezeptur-Arzneimittels „RelaxSan" (nach K. Hecht) bei Candidabefall des Darms

Links: Typische „Darmgeldrollen" der Candida- und Mucorracemosuspilze im Blutbild vor der Behandlung.
Rechts: Nach der Zugabe von aufgelöstem „RelaxSan" wurden die „Geldrollen" aufgelöst und die Säure wurde im Blut neutralisiert.

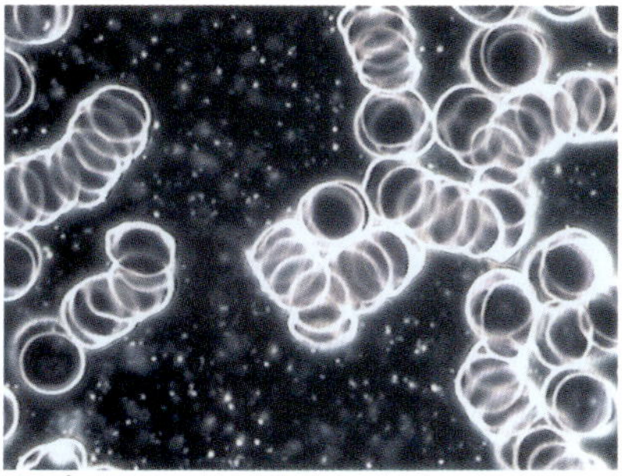
vorher

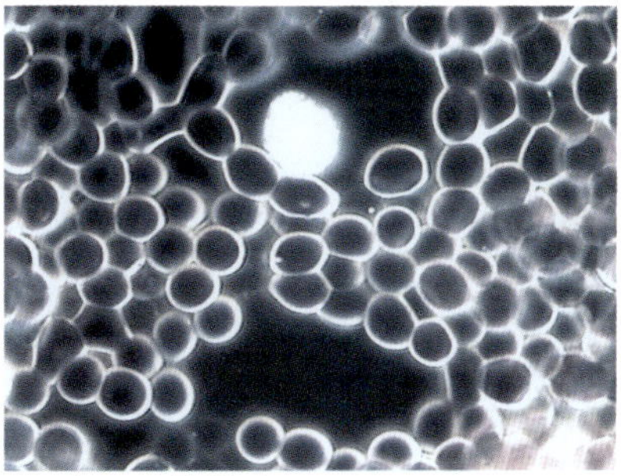
nacher mit Relaxan

Analoge Ergebnisse wurden auch mit anderen Rezepturarzneimitteln der Firma Heck Biopharma, z. B. Sanofit und Montilo sowie mit TMAZ-Präparaten erzielt. Auch in diesen Fallberichten wird die bekannte antimykotische Wirkung von SiO_2 bestätigt.

5. Natur-Klinoptilolith-Zeolith in der Therapie von Verbrennungen schweren Grades

5.1. Untersuchungen an Patienten

[Blagitko und Polyakevič 1999]
48 Patienten mit Verbrennungen III-IV. Grades mit einer verbrannten Fläche von durchschnittlich 18,5 % der gesamten Körperoberfläche; durchschnittliches Alter 46 Jahre, männliche Patienten; 26 Patienten erhielten zu der üblichen Komplexbehandlung 3x täglich 1 Teelöffel voll „Litovit".
Bei 12 Patienten wurde nur die Komplexbehandlung durchgeführt. Die „Litovit" behandelte Gruppe verzeichnete eine schnellere Heilungsdauer. Die Bestimmung von Blutwerten, Harnwerten und Blutmineralien wies am 25. Behandlungstag aus, dass durch die Natur-Klinoptilolith-Zeolith-Applikation sowohl die Bluthomöostase als auch die Elektrolythomöostase schneller wieder hergestellt wurde als bei der Gruppe, die nicht „Litovit" erhielt. Die nachfolgenden Tabellen demonstrieren dies.

Tabelle 5: Prozentualer Zuwachs ↑ oder Abnahme ↓ der Blutwerte im Vergleich des 1. Behandlungstags mit dem 25. Behandlungstag bei hochgradiger Verbrennung

Blutparameter	mit „Litovit" Δ	ohne „Litovit" Δ
Hb	↑ 23 %	↑ 2 %
Bluteiweiß	↑ 18 %	↑ 4 %
Leukozyten	↓ 48 %	↓ 39 %
Harnstoff	↓ 42 %	↓ 18 %
Bilirubin	↓ 32 %	↓ 26 %
Leukozyten im Urin	↓ 87 %	↓ 71 %

A: Komplexbehandlung mit „Litovit"

Behandlungstag	Mikroelemente in mg/kg/Tag						
	Fe	Mg	Ca	Na	K	Zn	Cu
1.	385	33,5	49,2	1913	1567	5,21	0,88
25.	447	36,8	61,2	1953	1849	6,34	1,02
Δ in %	**+23,9**	**+9,9**	**+24,4**	**+2,1**	**+18,0**	**+21,7**	**+13,9**

B: Komplexbehandlung ohne „Litovit"

Behand-lungstag	Mikroelemente in mg/kg/Tag						
	Fe	Mg	Ca	Na	K	Zn	Cu
1.	414	33,2	50,6	1924	1565	5,69	0,89
25.	425	36,1	60,1	1859	1532	6,58	1,0
Δ in %	**+2,7**	**+8,7**	**+18,7**	**-3,4**	**-2,1**	**+15,6**	**+12,4**

Tabelle 6: Mittlere Konzentration einiger Mikroelemente und prozentuale Veränderung im Vergleich des 1. Behandlungstags mit dem 25. Behandlungstag bei hochgradiger Verbrennung

■ 5.2. Brandverletzungen bei Hunden

Andresen und Sauerwein [2003] sowie Bedrica [2003] berichten über Heilerfolge mit TMAZ bei drei Hunden, die bei einer Gasexplosion sehr schwere Brandverletzungen erlitten hatten (50 % der Haut), dass man eigentlich die Tiere töten wollte. Die Autoren begannen sofort die Therapie mit TMAZ innerlich und äußerlich. Bereits nach einer Woche waren normale Blut- und Urinwerte festzustellen, was darauf schließen ließ, dass keine übliche Dekompensation der Nieren- und Leberfunktion aufgetreten war. Die Haut heilte im Laufe von mehreren Monaten bei allen drei Tieren völlig.

■ 6. Anwendung von Natur-Klinoptilolith-Zeolith bei Patienten mit komplizierten Knochenfrakturen der unteren Extremitäten

[Blagitko und Yashina 2000]
Untersucht wurden 50 Patienten mit komplizierten Knochenbrüchen der unteren Extremitäten, die einer üblichen adäquaten Komplextherapie unterlagen. 25 Patienten wurde zusätzlich täglich für die Dauer von 45 Tagen „Litovit“ appliziert. Die Analyse der Blutmakro- und mikroelemente am 1. und 45. Behandlungstag ergab, dass die mittlere Differenz zwischen Prä- und Posttherapiewerten (Δ) bei den mit „Litovit“ behandelten Men-

schen weitaus günstiger ausfielen, als bei denen, die „Litovit" nicht erhielten. Außerdem war die Ausscheidung der Schwermetalle aus dem Körper der Patienten bei den „Litovit"-Behandelten sehr hoch, was bei den anderen Patienten nicht der Fall war. Der Heilungsprozess vollzog sich bei den mit dem Natur-Klinoptilolith-Zeolith-Präparat „Litovit" Behandelten um ca. acht Tage schneller gegenüber den anderen Patienten. Die nachfolgende Tabelle demonstriert diese Befunde.

Therapie	Ca	P	Fe	Mn	Mg	Cd	Pb	Al
mit Zeolith	+15,6	+18,1	+4,5	+10,5	+2,8	-25	-75	-22
ohne Zeolith	+3,6	+4,1	-1,3	+8,6	-1,2	0	-25	0

Tabelle 7: Mineralanalysen von Patienten mit und ohne Zeolith-Therapie (Differenz zwischen Werten des 1. und 45. Behandlungstags)

■ 7. Anwendung von Natur-Klinoptilolith-Zeolith in der Therapie der obliterierenden Arteriosklerose der Blutgefäße der unteren Extremitäten (Pilotstudie)

Blagitko und Volkova [1999] berichten über die Anwendung von Natur-Klinoptilolith-Zeolith in der Therapie der obliterierenden Arteriosklerose der unteren Extremitäten (Raucherbein) an mehr als 50 Patienten. Die Resultate sind in Tabelle 8 dargestellt. Die erzielten Befunde (die Daten wurden leider nicht statistisch bearbeitet) zeigen einen Trend zur Verbesserung der untersuchten Blutwerte.

Parameter	1. Behandlungstag	30. Therapietag
Hb	15,26 g/dl	16,19 g/dl
Erythrozyten	4,8 Mio/μl	5,18 Mio/μl
Thrombozyten	343,3 Tst/μl	323,8 Tsd/μ
Hämatokrit	44 %	46 %
Triglyceride	225 mg/dl	188 mg/dl

Tabelle 8: Mittelwerte der Labordaten (Blut) zu Beginn der Therapie und vom 30. Behandlungstag der obliterierenden Arteriosklerose

Über ähnliche Ergebnisse berichteten auch Čuikova und Voskakov [1999], die sie bei 20 Patienten mit dem so genannten „Diabetikerbein“ erzielten.

Wir können diesbezüglich über zwei dokumentierte Fälle berichten.

1. Ein Schweizer „Heilberufler“ rief mich an und fragte, was er tun könnte. Er hätte einen Patienten (Förster von Beruf), dessen „Diabetikerbein“ amputiert werden sollte. Der Patient weigere sich aber die Amputation ausführen zu lassen. Ich riet täglich 10 g Klinoptilolith-Zeolith zu applizieren, den Patienten 2-3 Wochen zu beobachten und danach entscheiden, ob die Amputation notwendig sein wird. Da ich vier Wochen nach diesem Vorschlag nichts hörte, rief ich den Heilberufler an. Der antwortete auf meine Frage, wie es dem Patienten gehe, dieser läuft bereits wieder im Wald herum. Sein Bein ist ausgeheilt.

2. Ein 88-jähriger Mann litt seit ca. 20 Jahren an einem „offenen Bein“ (Ulcus cruris). Er kam als Patient in das türkische Kurzentrum NaturMed. Wir ordneten tägliche Bäder mit dem SiO_2-reichen Thermalwasser und tägliche Einnahme von 5 g Montilo(He) (Gemisch von Klinoptilolith-Zeolith und Montmorillonit, Rezepturarzneimittel) an. Nach 10 Tagen waren die offenen Wunden geheilt. Eine Vorstellung des Patienten ein Jahr später bestätigte ein Bein ohne Ulcus cruris-Wunden.

■ 8. Anwendung von Natur-Klinoptilolith-Zeolith bei Alkoholintoxikationen

Von insgesamt 100 männlichen Patienten mit Alkoholintoxikationen, die mit einer üblichen Komplextherapie behandelt worden sind, erhielten 50 zusätzlich täglich 2 x 5 g Natur-Klinoptilolith-Zeolith in Form des Präparats „Litovit“. Im Laufe einer 10-tägigen Therapie wurden am 4., 7. und 10. Behandlungstag die Blutserum-Transferasen GGT = Gamma-Glutamyltransferase, die ALAT = Alaninaminotransferase und die ASAT = Aspartataminotransferase bestimmt. Aus der nachfolgenden Tabelle wird ersichtlich, dass sich die infolge der Alkoholintoxikation erhöhten Transferasen unter dem Zusatz von Natur-Klinoptilolith-Zeolith erheblich schneller normalisierten als bei den Patienten, die dieses Mineral nicht erhielten. Die Therapie mit Zeolith verlief außerdem effektiver und beschleunigter [Blagitko und Yashina 2000].

Therapietage	Transferasen im Blutserum			
	Gruppe	ALAT μ/l	ASAT μ/l	GGT μ/l
vor Therapie	mit Zeolith	16,5 ± 1,5	32,4 ± 4,9	42,6 ± 4,5
	ohne Zeolith	17,2 ± 1,3	34,2 ± 5,1	43,2 ± 3,8
4. Therapietag	mit Zeolith	12,2 ± 1,2	22,1 ± 2,8	20,3 ± 1,8
	ohne Zeolith	15,1 ± 2,1	25,2 ± 3,6	36,7 ± 2,4
7. Therapietag	mit Zeolith	10,1 ± 1,2	20,3 ± 3,7	21,1 ± 2,2
	ohne Zeolith	14,3 ± 1,3	24,8 ± 3,4	34,3 ± 3,1
10. Therapietag	mit Zeolith	10,0 ± 1,3	19,6 ± 2,7	19,6 ± 1,7
	ohne Zeolith	12,2 ± 1,2	23,4 ± 3,2	30,8 ± 2,4

Tabelle 9: Natur-Klinoptilolith-Zeolith bei Alkoholintoxikationen Komplextherapie mit und ohne Zeolith: Dosierung 2 x 5 g/Tag; untersucht wurden:
ALAT = Alaninaminotransferase
GGT = Gamma-Glutamyltranferase
ASAT = Aspartataminotransferase

■ 9. Verbesserung des psychischen Status durch Natur-Klinoptilolith-Zeolith (Fallbericht)

An 42 Personen, die 40 Tage lang täglich 900 mg Natur-Klinoptilolith-Zeolith per oral einnahmen (16-79, Median 64 Jahre), wurden nach Befragung (Fragebogen) folgende Ergebnisse festgestellt [Hecht und Hecht-Savoley 2005]:

Als dominant verbesserte Funktionen wurden angegeben:

- Motivation 90,5 %
- körperliche Leistungsfähigkeit 85,7 %
- Stressbewältigung 70,9 %
- geistige Leistungsfähigkeit 62,0 %
- Leistungsausdauer 83,3 %

- Stimmungsaufhellung 80,9 %

Diese Ergebnisse stehen in Übereinstimmung mit denen von Khasnulin et al. [1999], Novizkaya [1999] sowie Pavlova und Zaizev [1999], die unter verschiedenen Bedingungen und Aspekten das russische Natur-Klinoptilolith-Zeolith-Präparat Litovit applizierten.

Diese Autoren beobachteten unabhängig voneinander nach Applikation dieses Naturminerals vor allem Stimmungsaufhellung (auch bei depressiver Reaktionslage), Erhöhung der Leistungsdauer, Steigerung der geistigen und körperlichen Leistungsfähigkeit sowie den besseren Umgang mit Stressproblemen und Konflikten.

Von den meisten dieser 42 Personen wurde uns berichtet, dass sie während der Einnahme von Natur-Klinoptilolith-Zeolith weniger infektanfällig waren. Außerdem berichtete uns ein großer Teil der Personen, dass sie während der Einnahme dieses Minerals besser mit Stress umgehen konnten. Diese Ergebnisse sind nicht repräsentativ und auch nicht solche einer Studie. Die Sammlung der Ergebnisse erfolgte zufällig. Dennoch geben diese Ergebnisse eine Orientierung der Wirkung von Natur-Klinoptilolith-Zeolith auf das allgemeine Befinden und auf die Leistungsfähigkeit und Grundlage für eine Studie.

10. Litovit (Klinoptilolith-Zeolith) gegen Maladaptation an extreme Lebensbedingungen („Polarkoller")

Arbeiten und Leben unter extremen Bedingungen verursacht chronischen emotionellen Stress mit Störungen des vegetativ-hormonell-immunologischen Funktionssystems [Lindsley 1951; Hecht und Chananaschwili 1984] mit möglichen Erkrankungen als Folge, z. B. des Herz-Kreislauf-, des Verdauungs-, Atmungs-, hormonellen und Immunsystems. Derartige Störungen wurden auch bei Mitgliedern von Expeditionen in die Arktis und Antarktis sowie bei deutschen Soldaten, die während des Zweiten Weltkriegs in Gebieten nördlich des Polarkreises eingesetzt waren, beobachtet. Da diese emotionellen Stresserscheinungen auch psychische Veränderungen zur Folge hatten, erhielten sie die Bezeichnung „Polarkoller". Der Fachausdruck dafür ist Maladaptation oder Dysadaption an extreme Bedingungen. Während der Zeit der UdSSR wurden derartige Erscheinungen auch bei der Besiedelung und Industrialisierung von Nordsibirischen Gebieten Russlands beobachtet. Kaznatičeyev und Skorin [1981], die die Anpassung von Menschen bei der Besiedelung Nordsibiriens untersuchten, stellten fest, dass in den ersten sechs Monaten bis drei Jahre bei 70 % der Neuangesiedelten verschiedene Veränderungen psychischer, physiologischer und biochemischer Funktion chronischer Natur auftraten. Diese 70 % der Ansiedler mussten auf Grund dessen wieder ausgesiedelt werden. Damals wusste man noch wenig von der biogenen Wirkung des Zeoliths.

Khasnulin et al. [1999] untersuchten nunmehr maladaptive Zustände bei Arbeitern, die in einem nordsibirischen Gebiet einen Tunnel zu bauen hatten und stellten fest, dass nach mehrmonatigem Aufenthalt in diesem Gebiet ein großer Teil von ihnen Veränderungen ihres Gesundheitszustands aufwiesen. Daraufhin wurde diesen maladaptiven Arbeitern das Natur-Klinoptilolith-Zeolith-Präparat „Litovit“ (5 g täglich) über die Dauer von mindestens vier Wochen verabreicht. „Litovit“ bewirkte, dass sich in Mittelwerten

der emotionelle Stress um	64 %
Herzkreislaufbeschwerden um	10 %
Erkrankungen der Atemorgane um	44 %
Erkrankungen des Verdauungssystems um	26 %
Erkrankungen der Leber um	13 %
Erkrankungen des Urogenitalsystems um	27 %
Erkrankungen des endokrinen Systems um	25 %
Erkrankungen des Immunsystems um	58 %

verminderten. Die Autoren vertreten die Auffassung, dass der Natur-Klinoptilolith den negativen emotionellen und oxidativen Stress reduzieren kann und damit auch die verschiedenen Erkrankungen, die infolge stressbedingter maladaptiver Zustände auftreten.

11. Natur-Klinoptilolith-Zeolith-Applikationen an Patienten mit asthenoneurotischem Syndrom (Fallbeispiel)

22 Patienten erhielten für die Dauer von einem Monat täglich bis 2 x 5 g „Litovit“, das russische Natur-Klinoptilolith-Zeolith-Präparat [Pavlova und Zaizev 1999]. Bereits nach 5-7 Tagen traten positive Effekte ein: 20 Patienten stellten die Steigerung des allgemeinen Tonus und der Stimmung fest. Innerhalb von 10-14 Tagen erhöhte sich die Arbeitsfähigkeit und normalisierte sich der Schlaf (schnelles Einschlafen, ein tieferer Schlaf). Nach 30 Tagen vermerkten 20 Patienten (91 %) die Erhöhung der Toleranz zur physischen und emotionellen Belastung und eine verminderte Wetterempfindlichkeit. Während der Kur wurden keine anderen Präparate verabreicht. Unerwünschte Nebenwirkungen traten nicht auf.

12. Natur-Klinoptilolith-Zeolith bei Anämie-Patienten

Pavlova und Zaisev [1999] berichteten über Untersuchungen an Frauen mit Anämie. Die in einer Poliklinik behandelten Frauen (n=22) erhielten zusätzlich zur üblichen Therapie täglich Natur-Klinoptilolith-Zeolith. Bei den Patientinnen mit Zeolithbehandlung betrug das Ausgangsniveau von Hämoglobin 90-100 g/l – 1. Grad der Anämie. Zeolith 5,0 g zweimal pro Tag (mit Unterbrechungen) zusammen mit erhöhtem Gehalt von Eiweiß in der Ernährung. Analyse der Befunde in der Dynamik: Bedeutende Besserung der Hämoglobinwerte im Hämogramm. Bei 16 Frauen (84 %) erreichten die Werte 120-125 g/l, praktisch Normwerte, das Niveau des Serumseisens nach der Behandlung betrug 8,8-8,9 ∝mol/l. Hämodynamische Störungen, Blutdruck- oder EKG-Veränderungen sind nicht festgestellt worden [Pavlova und Zaizev 1999].

Veretenina et al. [2003] berichten über ähnliche Behandlungserfolge bei anämischen Frauen, die am Anämie-Syndrom litten. Die Ergebnisse nach 25-tägiger Natur-Klinoptilolith-Zeolith-Applikation sind in Abbildung 1 dargestellt.

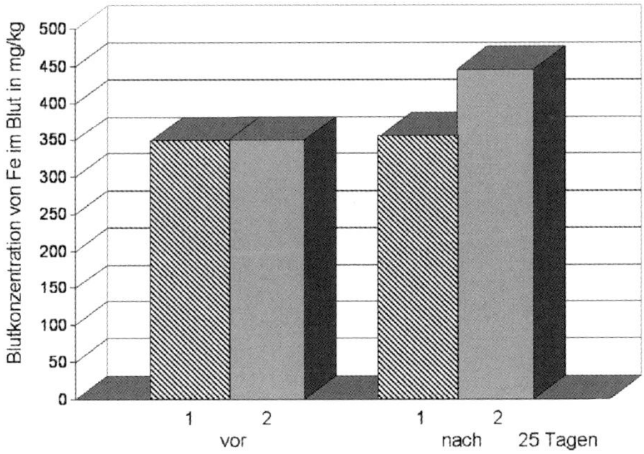

Abb. 1: Eisengehalt im Blut von anämischen Frauen [nach Veretenina et al. 2003]
Gruppe 1: Mit klassischer Therapie (n=32)
Gruppe 2: Mit klassischer und Natur-Klinoptilolith-Zeolith- („Litovit") Therapie nach 25-tägiger Applikation (n=32)

■ 13. Ausleitung von Übermengen an Schadstoffen

Reihenuntersuchungen an Schülern in einer kinderärztlichen Praxis der Stadt Tshelyabinsk (Russland, Ural) ergab, dass bei 16 % der Untersuchten erhöhte, zum Teil hohe Werte von Cd, Cu, Cr, Ni und Pb festgestellt wurden. Eine vierwöchige Applikation von Natur-Klinoptilolith-Zeolith („Litovit"), täglich 3-5 g, bewirkte die Ausleitung der Schadstoffe. Das wurde durch zwei aufeinander folgende Kontrolluntersuchungen nach der 4-wöchigen Applikation nachgewiesen [Shakov 1999; Roninson et al. 1999].

Über die Ausleitung von Pb-belasteten Bergarbeitern berichten Veretenina et al. [2003]. Einer Gruppe von diesen Bergarbeitern wurden fünf Wochen lang täglich 5 g Natur-Klinoptilolith-Zeolith auf freiwilliger Basis verabreicht, die anderen blieben zunächst unbehandelt. Die behandelten Bergarbeiter waren nach fünfwöchiger Behandlung mit Natur-Klinoptilolith-Zeolith („Litovit") „sauber" (siehe Abbildung 2).

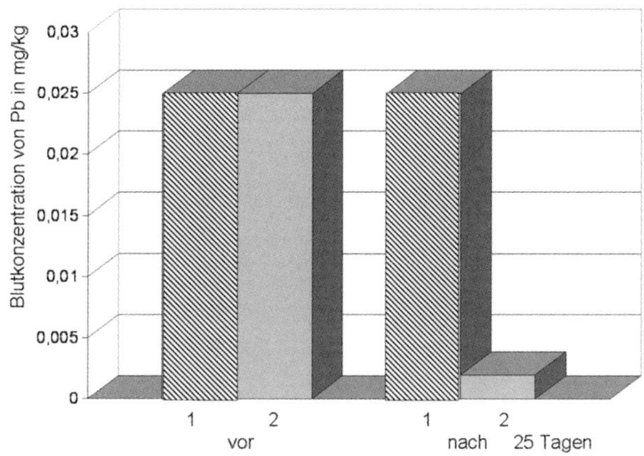

Abb. 2: Schadstoffbelastete Bergarbeiter mit erhöhtem Gehalt von Pb im Blut [nach Veretenina et al. 2003]
Gruppe 1: Ohne Natur-Klinoptilolith-Zeolith
Gruppe 2: Therapie mit Natur-Klinoptilolith-Zeolith, täglich 5 g vor der Behandlung und 25 Tage nach täglich appliziertem Natur-Klinoptilolith-Zeolith

■ 14. Klinische Studie zur Wirkung von Natur-Klinoptilolith-Zeolith bei der Detoxikation von mehreren Schwermetallen

Bei einer Screeninguntersuchung in der Industriestadt Tschelyabinsk (Ural) [Djaikov 2003] wurden von 157 Männern (34-54 Jahre alt) 102 (65,6 %) als schwermetallbelastet diagnostiziert. Diese 102 mit unterschiedlichen Krankheitssymptomen (u. a. Erschöpfung, Schlafstörungen, Kopf- und Rückenschmerzen) wurden 30 Tage mit 2 x täglich 1,25 g Litovit behandelt. Mit dem Atomabsorptionsspektrometer Quant wurden einen Tag vor der Therapie und am 30. Therapietag Cd, Pb, Cu, Cr und Ni bestimmt. Die Ergebnisse sind in folgender Tabelle angeführt.

	Cd	**Pb**	**Cu**	**Cr**	**Ni**
vor Therapie	0,42±0,06	9,4±2,1	16,0±1,1	8,9±0,15	3,2±0,08
30. Therapietag	0,2±0,08	0,61±0,12	7,65±0,2	0,4±0,02	0,62±0,07

Die Angaben erfolgen in Mikrogramm/g Biosubstanz. Aus den Ergebnissen geht hervor, dass mit der 30-tägigen Natur-Klinoptilolith-Zeolith-Applikation alle 102 Männer von der Schwermetallbelastung weitestgehend befreit worden sind.

Der Autor schlussfolgert, dass nicht nur die Schadstoffe durch Klinoptilolith-Zeolith ausgeleitet wurden, sondern gleichzeitig auch die Selbstregulation zur Optimierung der Homöostase des Mineralstoffwechsels des gesamten Organismus wieder hergestellt wurde.

■ 15. Modelluntersuchungen der Absorption von Schwermetallen und Ammonium durch Klinoptilolith-Zeolith (MAC-froximun)

Die Absorptionsstudie für MAC führte das unabhängige Prüflabor Wolfener Analytik GmbH durch. Ziel der Studie war es, die in-vivo-Systeme von Magen- und Darmtrakt in vitro nachzustellen und die Wechselwirkungen zwischen MAC und Schwermetallionen sowie Ammonium quantitativ zu untersuchen. Zusätzlich sollte durch Versuche mit Zink untersucht werden, inwiefern MAC auch für den Organismus wichtige Stoffe absorbiert. Die Wahl fiel hierbei auf Zink, da dieses Bestandteil der Selektivitätsreihe von MAC ist.

Im Ergebnis wurde beobachtet, dass MAC eine gute Absorptionsfähigkeit gegenüber den Schwermetallen Blei und Quecksilber (im Magen- und Darmtrakt) sowie Ammonium (nur im Darmtrakt) aufzeigt. während der essentiell wichtige Stoff Zink durch MAC nicht absorbiert wird. Die Studie bestätigte damit in-vitro die allgemeine Auffassung, dass MAC besonders dazu geeignet ist, einen wesentlichen Beitrag zur Entgiftung des Körpers über den Verdauungstrakt zu leisten und den gesamten Organismus dadurch nachhaltig zu entlasten.

Die Absorption (Aufsaugen) von Schwermetallen und Ammonium durch Klinoptilolith-Zeolith (MAC) war abhängig vom pH-Wert. Die Untersuchungen bei pH 1,5 zeigen eine gute Absorptionsfähigkeit von MAC für

Eisen und Quecksilber, während Cadmium, Zink und Ammonium unbeeinflusst bleiben. Für Eisen ist ein leichtes Ansteigen der Konzentration in der synthetischen Magensäure zu verzeichnen, dessen Ursache im Herauslösen von Eisen aus dem Zeolithen zu suchen ist.
Bei pH 8,1 werden Blei und Quecksilber ebenfalls gut absorbiet, während Zink und Cadmium keine Reaktion zeigen. Auch Ammonium und Eisen werden in diesem Milieu von MAC absorbiert.

Die detaillierten Ergebnisse werden nachfolgend in Form von Diagrammen dargestellt [Quelle: Auszüge vorliegender Forschungsergebnisse, froximun, Seite 35-40].

Eisen Fe

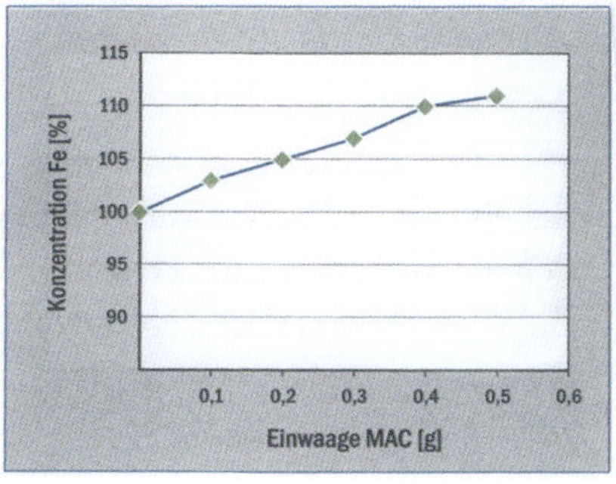

Bei pH 1,5 wird Eisen aus dem Zeolithen in die Messlösung abgegeben. Eine Zunahme der Eisenkonzentration in Abhängigkeit von der angewendeten MAC-Menge ist deutlich erkennbar. Bei 0,5 g des eingesetzten MAC beträgt die Zunahme 11 % bezogen auf die Ausgangskonzentration

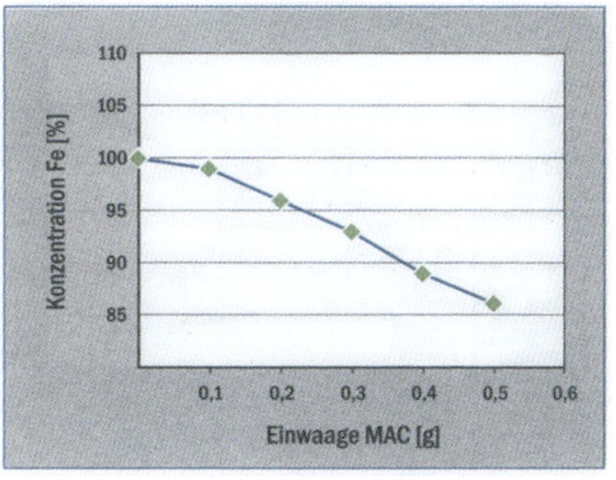

Bei pH 8,1 wird Eisen von MAC absorbiert. Eine echte Absorption von Fe^{2+} bzw. Fe^{3+} ist bei pH 8,1 unwahrscheinlich; eher dürfte eine Aggregation von Eisenhydroxykomplexen aus dem Zeolith stattfinden. Bei 0,5 g des eingesetzen MAC beträgt die Abnahme 14 % bezogen auf die Ausgangskonzentration

Zink Zn

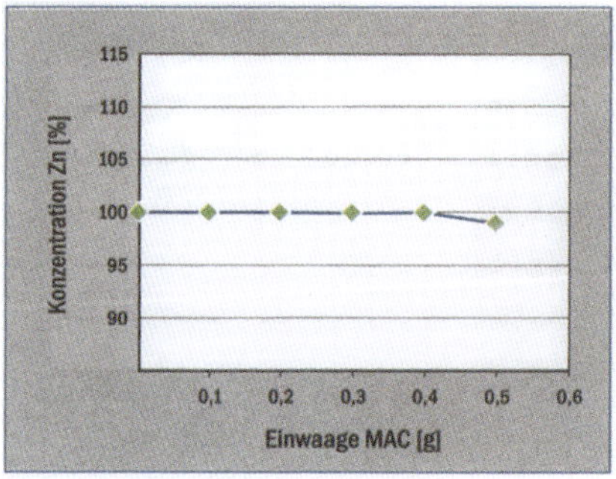

Bei pH 1,5 wird erst bei größeren Mengen eine messbare Absorption stattfindet. Bei 0,5 g des eingesetzten MAC wird etwa 1 % des Zinks absorbiert.

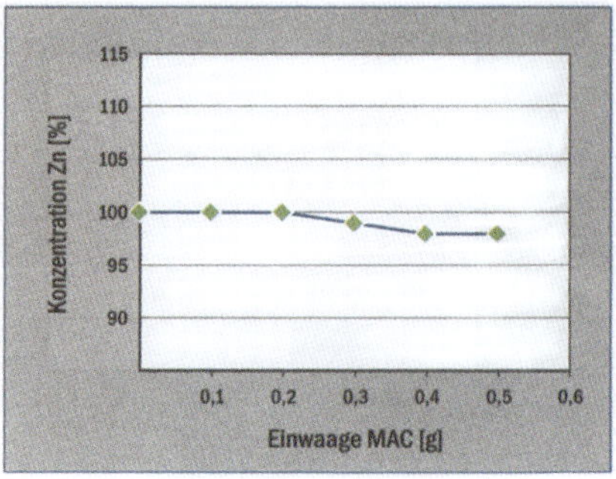

Bei pH 8,1 wird nur eine sehr geringe Absorption von Zink stattfinden. Bei 0,5 g des eingesetzten MAC werden 1,6 % des eingesetzten Zinks absorbiert. Mögliche Ursache ist eine Mitfällung mit Eisen.

Blei Pb

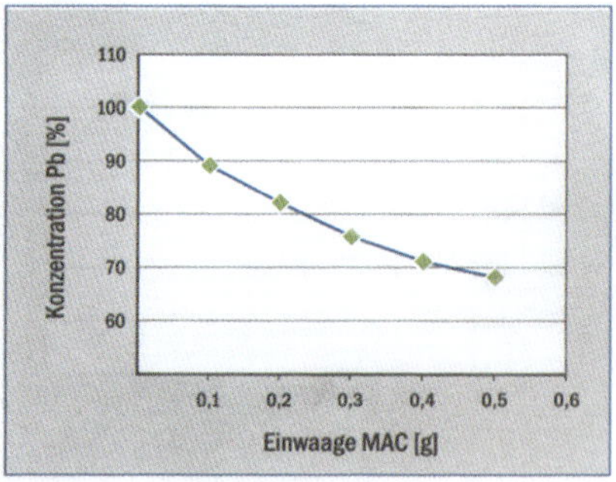

Bei pH 1,5 wird eine ausgeprägte Absorption von Blei stattfinden. Bei 0,5 g des eingesetzten MAC werden 32 % des eingesetzten Bleis absorbiert.

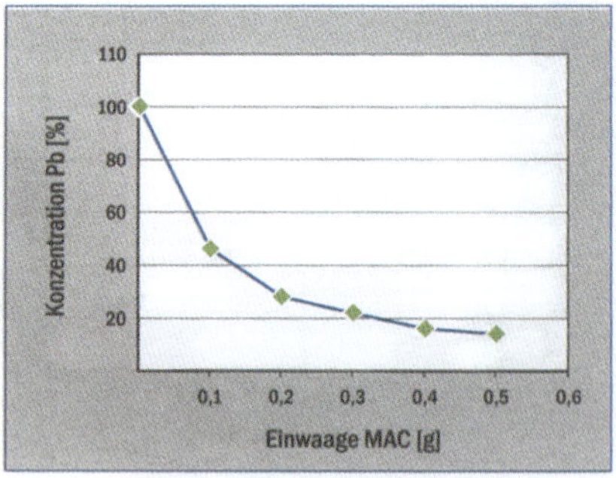

Bei pH 8,1 wird eine sehr starke Absorption von Blei stattfinden. Bei 0,5 g des eingesetzten MAC werden 86 % des eingesetzten Bleis absorbiert. Neben einer echten Absorption könnte eine Mitfällung von Bleihydroxid mit den Eisenhydroxykomplexen für die sehr gute Abtrennung verantwortlich sein.

Cadmium Cd

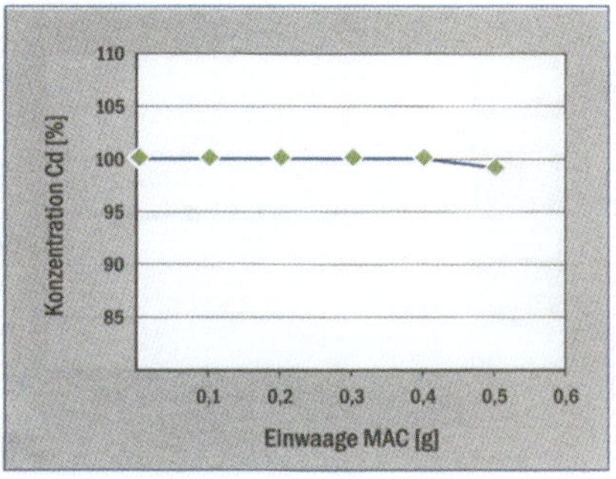

Bei pH 1,5 wird praktisch keine Absorption von Cadmium stattfinden. Bei 0,5 g des eingesetzten MAC wird nur 1 % des eingesetzten Cadmiums abgetrennt. Möglicherweise wird das Cadmium anderweitig komplex gebunden und so seine Affinität zum MAC deutlich herabgesetzt.

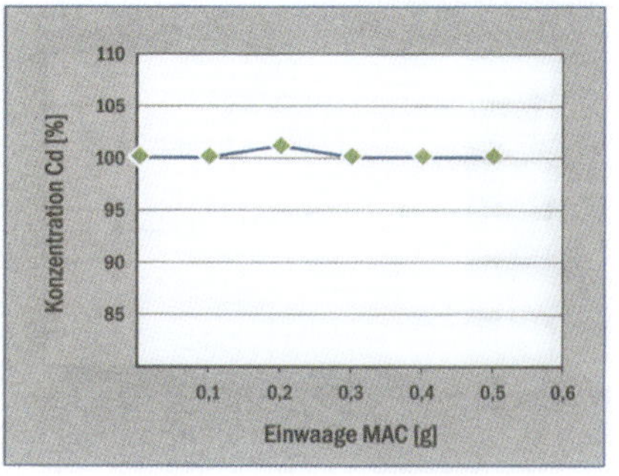

Bei pH 8,1 wird praktisch keine Absorption von Cadmium stattfinden. Bei 0,5 g des eingesetzten MAC werden nur 0,25 % des eingesetzten Cadmiums abgetrennt. Dieser Wert befindet sich innerhalb der Fehlergrenze der Methode.

Quecksilber Hg

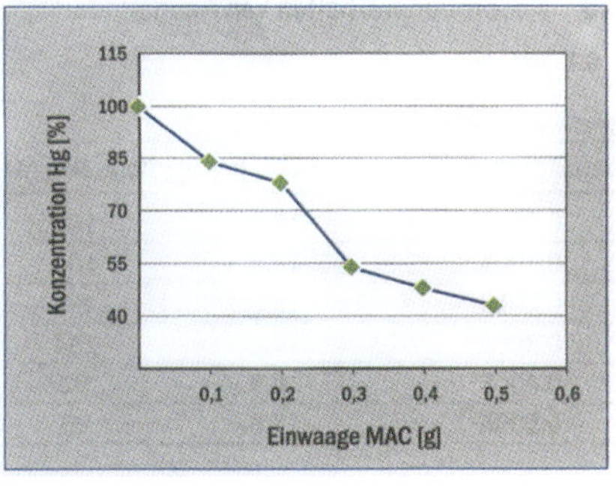

Es zeigt sich eine gute Absorption von Quecksilber bei pH 1,5. Bereits bei 0,3 g des eingesetzten MAC werden 46 % des eingesetzten Quecksilbers abgetrennt. Bei 0,5 g des engesetzten MAC erhöht sich die Absorption um weitere 11 % und es werden 57 % des eingesetzten Quecksilbers abgetrennt.

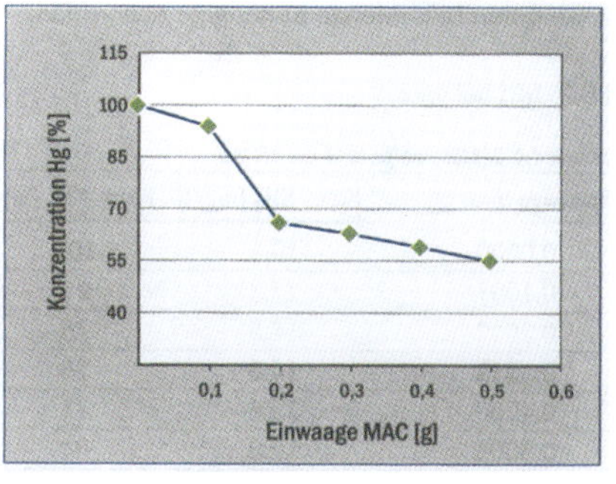

Bei pH 1,8 wird eine gegenüber pH 1,5 leicht verschlechterte Absorption des Quecksilbers gezeigt. Jedoch werden bei bereits 0,2 g des eingesetzten MAC bereits 27 % des Quecksilbers abgetrennt. Bei 0,5 g des eingesetzten MAC werden 45 % des Quecksilbers abgetrennt.

Ammonium NH3

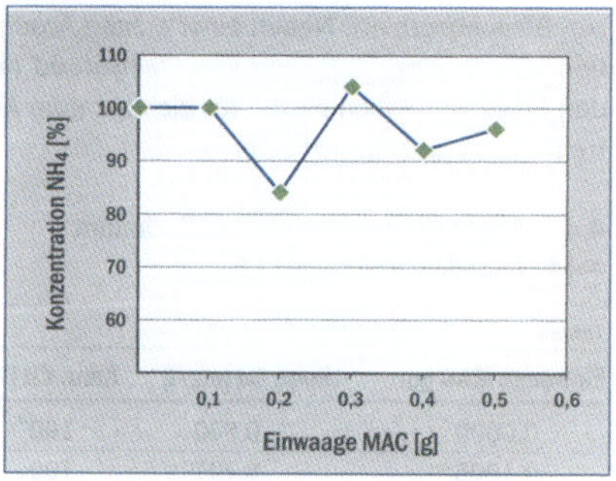

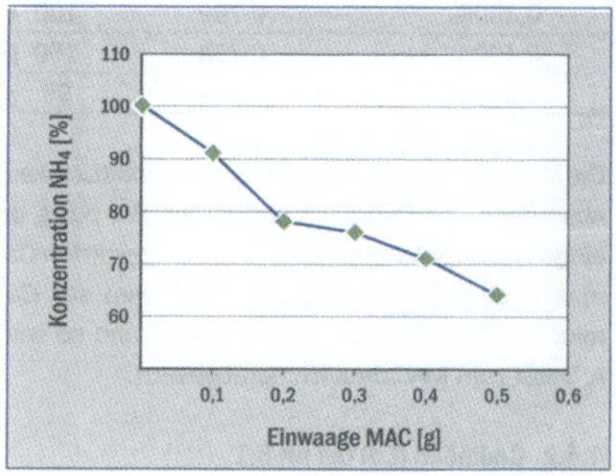

Die Versuche bei pH 1,5 zeigten keine von der angewendeten MAC-Menge abhängige Absorption.

Bei pH 8,1 wird eine deutliche Absorption des Ammoniums gezeigt. Bei 0,5 g des eingesetzten MAC werden 36 % des Ammoniums abgetrennt. Eine Ursache könnte darin liegen, dass Ammonium bei pH 8,1 größtenteils das Ammoniak, NH3, vorliegt und als solches von MAC angelagert wird.

Diese Untersuchungen zeigen, dass Klinoptilolith-Zeolith die Fähigkeit zum selektiven Ionenaustausch hat. Hierbei scheint der pH-Wert eine regulierende Funktion auszuüben. Die besseren Ergebnisse zur Ausleitung von Schadstoffbelastungen bei pH 8,1 lassen darauf schließen, dass der Klinoptilolith-Zeolith mit seiner Antazidwirkung im Verdauungstrakt regulatorische Funktionen steuern kann.

Absorptionsverhalten von Salzsäure

Zur Bestimmung der Säurebindungskapazität wurde eine Lösung künstliche Magensäure mit 0,5 g MAC geschüttelt und die freie Säure nach Abtrennung des MAC mit 0,1n NaOH titriert. Zum Vergleich wurde eine unbehandelte Magensäure analysiert.

unbehandelte Magensäure	57,1 mmol HCl
mit 0,5 g MAC behandelte Magensäure	55,9 mmol HCl

Zur Verifizierung dieses Ergebnisses wurde eine reine Salzsäure analog untersucht.

unbehandelte HCl	93,7 mmol HCl
mit 0,5 g MAC behandelte HCl	91,8 mmol HCl

Diese Ergebnisse lassen den Schluss zu, dass der MAC keine nennenswerte Säurebindungskapazität aufweist.

16. Auch Histamin kann durch Klinoptilolith-Zeolith absorbiert und ausgeschieden werden

Das unabhängige Prüflabor für Arzneimittel und Prüfverfahren Dr. Steinmecke in Wernigerode führt seit Juni 2006 Untersuchungen am Klinoptilolith-Zeolith-Medizinprodukt froximun durch. Ziel ist die Erarbeitung neuer analytischer Prüfverfahren und deren Validierung. Während Untersuchungen stellte das Labor eine erhöhte Bindung des Hormons Histamin fest. Mitte Juli 2006 begann das Labor aufgrund dieser Erkenntnis mit einer eigens aufgelegten Studie. Ziel der Studie ist es, die Bindung von Histamin durch froximun Klinoptilolith-Zeolith zu ermitteln.

Histamin ist ein Naturstoff, der im Zuge des Abbaus von Eiweiß über die Aminosäure Histidin gebildet wird. Histamin kann direkt auf sensible Nerven wirken und Schmerzen und Juckreiz erzeugen. Die wichtigste Funktion besteht in der Beteiligung an der Abwehr körperfremder Stoffe sowie der pathologischen Beteiligung an Allergien und Asthma.

Ein erhöhter Histaminspiegel im Körper kann auf eine eiweißreiche Ernährung zurückgeführt werden. Überschüssiges Histamin wir durch das Enzym Diaminoxidase abgebaut. Dieser Abbau kann auch andere, bevorzugt abgebaute, Amine behindert werden. Diskutiert werden hier u. a. auch Nebenwirkungen von Medikamenten.
Dr. Steinmecke führte Untersuchungen zum Ionenaustauschvermögen des Klinoptilolith-Zeolith-Medizinprodukts von froximun cama in Bezug auf Histamin durch. Dabei stellte sich heraus, dass froximun cama eine vergleichsweise hohe Affinität zu Histamin besitzt und auf diese Weise in der Lage ist, in analoger Weise zum Ammonium, das Histamin ionisch auszutauschen.
Damit erfahren unsere Beobachtungen eine Erklärung, dass die Applikation des Rezepturarzneimittels Spiruptilo(He) im März/April täglich 10 Tabletten, für die Dauer von 40 Tagen appliziert, jahrelange Frühjahrspollen-

allergien ausschloss (1 Tablette Spiruptilo 500 mg Spirulina, 70 mg Natur-Klinoptilolith-Zeolith, 30 mg Montmorillonit). Diese Beobachtungen haben wir in den letzen drei Jahren bei 12 Patienten feststellen können.

> Der Schadstoffbelastung, der heute weltweit die meisten Menschen in Folge der Luftverschmutzung durch Industrie und Kraftverkehr ausgesetzt sind, könnte folglich durch regelmäßige Einnahme von Natur-Klinoptilolith-Zeolith sowie Kombinationen mit anderen Wirkstoffen vorgebeugt werden.

■ 17. Natur-Klinoptilolith-Zeolith und das Schlafen

■ 17.1. Schlafverbesserung bei Studenten

Shatkin et al. [1999] testeten 30 23-24-jährige Studenten während eines zweiwöchigen Abschlussexamens in einer prä-post-Vergleichsuntersuchung. Die jungen Männer erhielten vom zweiten Tag der Prüfung an täglich 2 x 2,5 g „Litovit“ während der gesamten Prüfungszeit. Zu Beginn der Untersuchung gaben alle Studenten Einschlafprobleme und eine mangelnde Erholsamkeit des Schlafs an.

> Vier Tage nach Beginn der Einnahme von „Litovit“ berichteten 73 % über ein normales Einschlafen und 66,6 % über einen erholsamen Schlaf mit frischem Erwachen. Die Leistung in der Prüfung zeichnete sich durch immer bessere Noten aus. Dieser Effekt wurde zum Teil auf einen erholsamen Schlaf zurückgeführt.

■ 17.2. Schlafverbesserung bei Jugendlichen

Novizkaya [1999] verabreichte 36 Jugendlichen, die an einer im Frühjahr und Herbst typischen sibirischen chronischen Erkrankung litten, die durch Tagesmüdigkeit und -erschöpfung charakterisiert ist, 1 x täglich 4 g „Litovit“.

> Nach zehn Tagen „Litovit"-Applikation hatte sich bei den 35 eine wesentliche Verbesserung der Schlafqualität in der Nacht und Reduzierung der Müdigkeit sowie eine Leistungssteigerung am Tage eingestellt.

85 Jugendliche, die kein „Litovit", jedoch eine klassische Therapie der Erkrankung erhielten, zeigten diese Verbesserung der Symptomatik zu diesem Zeitpunkt nicht.

Pavlova und Saizev [1999] untersuchten 22 erwachsene Patienten, die infolge sozialer Stressoren chronisch-neurotische Dysfunktion sowie somatoforme Depressionen und Schlafstörungen auswiesen. Sie applizierten diesen Patienten 2 x 5 g „Litovit" täglich über die Dauer eines Monats.

> Am Ende der Kur hatte sich bei 20 Patienten der Zustand verbessert, sie konnten besser mit dem sozialen Stressor umgehen und berichteten über eine erhebliche Verbesserung ihres Schlafes.

■ 17.3. Schlafverbesserung bei Alkoholikern

Nikolajev [1999] berichtet über die Anwendung von „Litovit" bei Alkoholikern während der Entziehungskur, die sich vor der Kur in depressiver Stimmung befanden und an Schlafstörungen litten.

> Vom vierten Tag der Therapie mit Litovit an reduzierte sich die depressive Stimmung und die Erholsamkeit des Schlaf verbesserte sich.

Die Vergleichsgruppe, die mit der üblichen Komplextherapie behandelt wurde, zeigte diese Verbesserung ihres Schlafs zu diesem frühen Zeitpunkt der Behandlung nicht. Die „Litovit" behandelten Patienten konnten bis zu acht Tage früher aus der Klinik entlassen werden als die nicht mit „Litovit" therapierten.
Diese bisher wenig beachtete Therapie der Schlafstörungen mit Naturmineralien fand aktuell durch einen Artikel von Linandakis [2004] mit der

Überschrift „Vitamins and minerals can improve sleep" in der USA-Zeitschrift Sleep and Health eine Bestätigung. Als Minerale werden vor allem Magnesium und Calcium, als Vitamine besonders solche aus dem B-Komplex genannt.

■ 17.4. Gemessener Schlaf bestätigt schlaffördernde Wirkung des Natur-Klinoptilolith-Zeoliths (3 Fallbeispiele)

Nachfolgend stellen wir Schlafprofile von drei Patienten vor, die mit dem ambulanten automatischen Schlafanalysator im gewohnten Schlafraum erstellt worden sind.

23-jährige Patientin, die schwer depressiv war und mit einer Überdosis von Antidepressiva einen Suizidversuch unternommen hatte
Sechs Wochen danach wurde sie zu einer nichtmedikamentösen Therapie-Kur eingewiesen. Zwei Tage nach der Einweisung wurde das Schlafprofil (24.12.2006) registriert. Es zeigt erhebliche Schlafstörungen mit arhythmischer Charakteristik, großen Anteilen von Wachzeiten. Danach erhielt die Patientin täglich sechs Kapseln Lykopenomin aktiv (TMAZ-Präparat/Natur-Klinoptilolith-Zeolith) nach einem Zeitschema: 07.00; 13.00; 19.00; 20.00; 21.00; und 22.00 Uhr je 1 Kapsel. Zur Verhinderung von Entzugserscheinungen wurden täglich nach dem gleichen Zeitschema, unmittelbar nach der Natur-Klinoptilolith-Zeolith-Applikation, 0,6 g = 6 Tabletten Glyzin Biotiki appliziert. Die Patientin erhielt außerdem die Instruktion viel SiO_2-haltiges Thermalwasser zu trinken und darin zu Baden. Gleichzeitig wurden die Antidepressiva abgesetzt.

Die Kontrolle eine Woche später zeigte bereits ein Schlafprofil, welches wesentliche normale Konturen ausweist. Vor allem hat sich die charakteristische Rhythmik wieder eingestellt. REM-Schlaf und Tiefschlaf sind noch im Überschuss. REM-Überschuss ist ein Zeichen der sich vollziehenden Ausleitung (Detoxikation) der Arzneimittel. Der schwere depressive Zustand war bereits rückläufig. Die Patientin erhielt vier Wochen lang das Klinoptilolith-Zeolith-Präparat und verließ die Kurklinik ohne jegliche depressive Symptomatik und ohne Schlafstörungen.

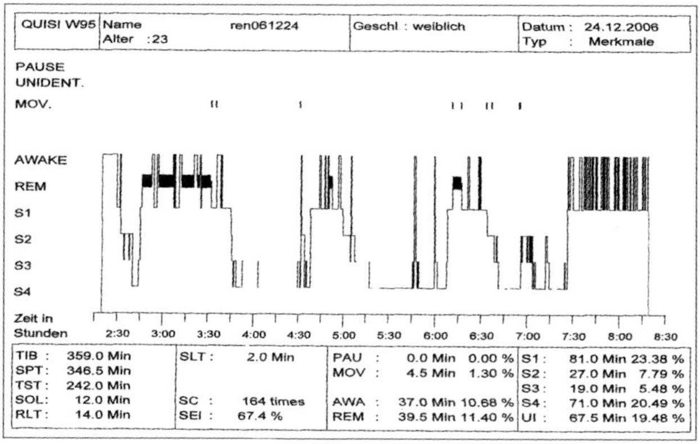

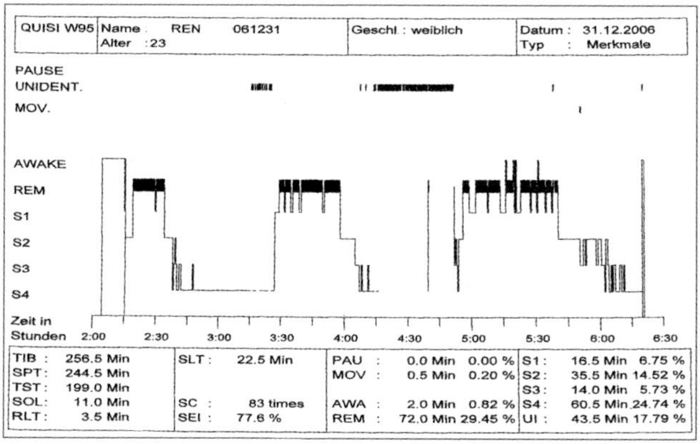

Abbildung 3:
oben: Nach Arzneimittelsuizidversuch vor der Therapie; links: 7 Tage nach täglicher Applikation von Natur-Klinoptilolith-Zeolith

Eine 51-jährige Patientin wurde mehrer Jahre mit Antidepressiva, Antineuralgika und Antihypertensiva behandelt, ohne dass die Wirkstoffe einen Effekt zeigten

Das aufgezeichnete Schlafprofil wies ein pathologisches Bild aus. Danach wurden die Arzneimittel abgesetzt und die Patientin erhielt die Arzneimittelrezeptur Sanofit (Natur-Klinoptilolith-Zeolith, Montmorillonit) täglich sechs Kapseln nach folgendem Zeitschema: 07.00; 13.00; 19.00; 20.00; 21.00; und 22.00 Uhr je 1 Kapsel, mit der Instruktion gleichzeitig viel siliziumhaltiges Thermalwasser zu trinken und darin zu baden. Zur Verhinderung von Entzugserscheinungen wurden täglich, nach dem gleichen Zeitschema, 0,6 g (6 Tabletten) Glyzin Biotiki unmittelbar nach dem Klinoptilolith-Zeolith appliziert.

Die Kontrolle acht Tage später zeigte ein sich normalisierendes Schlafprofil mit den typischen REM-Zyklen, wenig Wachzeiten, kurzer Einschlafdauer und ausreichend REM-Schlaf. Lediglich der Tiefschlaf ist noch reduziert. Ihr Allgemeinzustand hatte sich bereits gebessert. Depressive Stimmungen und Schmerzen waren rückläufig. Der Blutdruck bewegte sich in normalen Bereichen. Die Patientin erhielt weiter die Siliziummineralien, wodurch sich ihr Zustand weiter besserte.

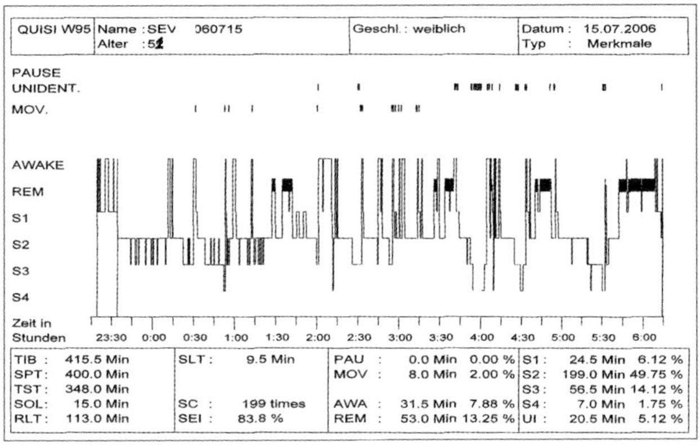

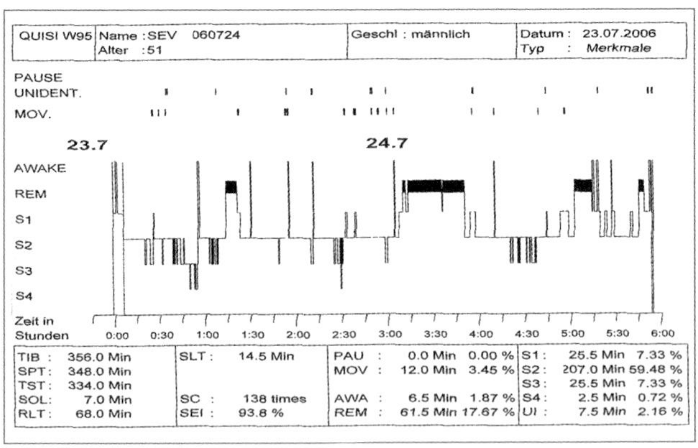

Abbildung 4:
links: Zustand nach Arzneimittelabusus: Multimedikation; rechts: 8 Tage nach täglicher Applikation von Natur-Klinoptilolith-Zeolith

Ein 82-jähriger Patient hatte infolge Unverträglichkeit eines Arzneimittels erhebliche Schlafstörungen

Das Schlafprofil zeigt eine pathologische Struktur. Danach wurde die Arzneimittelrezeptur RelaxSan (Natur-Klinoptilolith-Zeolith, Montmorillonit,

Glyzin) sowie 0,5 g (5 Tabletten) Glyzin Biotiki/Tag appliziert. Vier Tage später war bereits wieder ein völlig normales Schlafprofil zu verzeichnen.

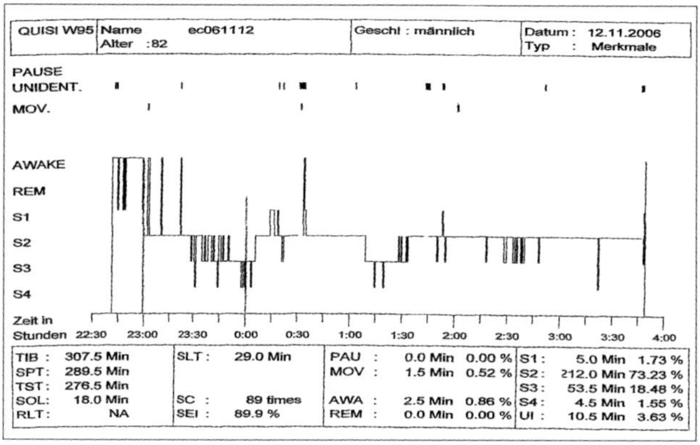

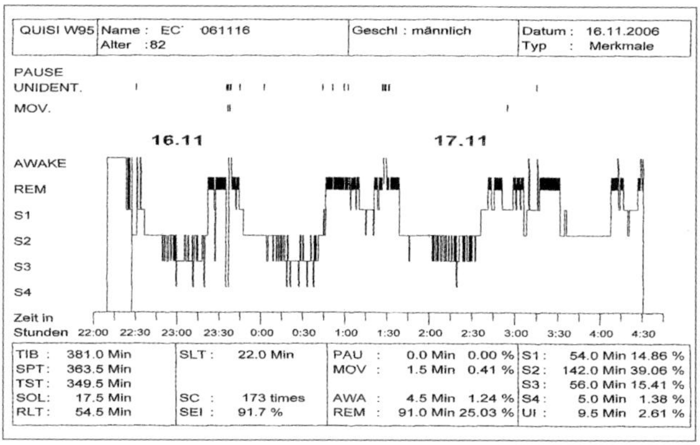

Abbildung 5:
links: Zustand nach Arzneimittelunverträglichkeit, rechts: Nach 4 Tagen täglicher Applikation von Natur-Klinoptilolith-Zeolith

Diese Beispiele zeigen, dass mittels Natur-Klinoptilolith-Zeolith die medikamentös gestörte Hirnelektrophysiologie durch diese siliziumhaltigen Substanzen mit Adsorbenzien- und Ionenaustauschfunktionen wieder hergestellt werden kann.

18. Die Rolle von Natur-Klinoptilolith-Zeolith bei derTherapie eines experimentellen metabolischen Myocardinfarkts – elektro-physiologische Aspekte

Veretenina [2004], an der Novosibirischen Medizinischen Akademie arbeitend, untersuchte im Rahmen ihrer Habilitationsschrift die Bedeutung der Wirkung von Natur-Klinoptilolith-Zeolith bei der Therapie eines experimentellen metabolischen Myokardinfarkts an Wistarratten und die Rolle der Funktion der Biometallmineralien Selen, Zink und Magnesium in diesem Prozess. Für diese Untersuchungen wurden 165 im Herbst und Winter geborene männliche Wistarratten, die in einem 12:12 Stunden Hell-Dunkel-Rhythmus lebten, verwendet. Zur Erzeugung des metabolischen Herzinfarkts wurde das Katecholaminmodell verwendet (hormonelles Stressmodell). Die drei Mineralien aus dem Plasma, der Lymphe, den Lymphknoten und aus dem Myokard wurden im Verlaufe des Therapieprozesses untersucht. Des Weiteren wurden die elektrophysiologischen Vorgänge des Myokards gemessen. Die Therapie erfolgte mit einer täglichen Dosis von 0,3 mg Natur-Klinoptilolith-Zeolith (Litovit) pro 100 g Körpergewicht der Tiere.

Die Ergebnisse der sehr umfangreichen Arbeit lassen sich wie folgt zusammenfassen: Mit Hilfe von Natur-Klinoptilolith-Zeolith wird die durch den Infarkt veränderte elektrophysiologische Funktion des Myokards wieder in das normale Niveau gebracht. Dieser Effekt wird auf die Wiederherstellung der Regulation des Elektrolythaushalts zurückgeführt, der infolge des Infarkts erheblich gestört war. Die Störung des Elektrolythaushalts besteht in erster Linie in einer dysregulatorischen Umverteilung der untersuchten Elemente Selen, Zink und Magnesium in verschiedenen Körpersystemen (Plasma, Lymphe, Lymphknoten und Myokard). Die Wiederherstellung des regulären Elektrolytstatus erfolgt durch die selektive Ionenaustausch-Adsorbenzienfunktion des Natur-Klinoptilolith-Zeoliths. So wird z. B. unter der Wirkung von Natur-Klinoptilolith-Zeolith im sanogenetischen Prozess (Heilungsprozess) Selen aus der Lymphe in das Myokard, in das Plasma und in den Lymphknoten verteilt und Magnesium aus dem Plasma in das Myokard und in den Lymphknoten. Zink wird aus der Lymphe in das Plasma und in den Lymphknoten gebracht. Diese

Umverteilung der Elektrolyte im Organismus bewirkt die Beseitigung des metabolischen Herzinfarkts und die Wiederherstellung der normalen elektrophysiologischen Vorgänge des Myokards. Diese systemische Regulation scheint ein wichtiger Faktor bei der Aufrechterhaltung des Elektrolythaushalts und der Elektrophysiologie zu sein.

Diese Untersuchungsergebnisse lassen erkennen, welche Bedeutung die Mineralien, speziell der Natur-Klinoptilolith-Zeolith für die Regulierung der elektrophysiologischen Prozesse im menschlichen Körper haben.
Es ist offensichtlich angebracht darüber nachzudenken, ob man Natur-Klinoptilolith-Zeolith als Adjuvanz in die Myokardtherapie mit einbeziehen sollte.

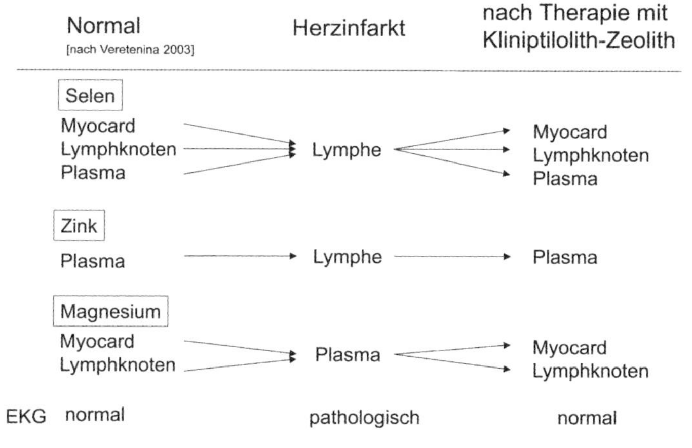

Abbildung 6: Systemische Mineraliendynamik und EKG bei Herzinfarktmodell (tierexperimentell) [erstellt nach Veretenina 2004]

■ 19. Diabetes mellitus unter dem Aspekt des Klinoptilolith-Zeoliths

Diabetes mellitus ist eine weit verbreitete Erkrankung. Der Diabetes mellitus Typ I (insulinabhängig) wird in Deutschland mit 200.000 Fällen beziffert. Diabetes mellitus Typ II (insulinunabhängig) soll 5,5 Millionen

Deutsche betroffen haben. Die Folgeerscheinungen Polyneuropathie, Retinopathie, Angiopathie sowie makro- und mikrodiabetische Zirkulationsstörungen lassen den Diabetes mellitus im Licht einer „bösartigen" Erkrankung erscheinen. Einer Information der Barmer [2/2006, S. 21-23] zufolge soll es in Deutschland nahezu sechs Millionen Diabetiker geben und Folgeerscheinungen großen Ausmaßes: 4.000 Erblindungen, 5.000 Nierenversagen, 30.000 Amputationen der Zehen, Füße und Unterschenkel pro Jahr. Offensichtlich ist die derzeitige Therapie noch nicht das Optimale. Nun haben sich in den letzten Jahren zwei neue Aspekte eröffnet:

1. Wo Diabetes mellitus ist, ist auch oxidativer Stress! Ivkovič [2005], Ivkovič und Schubert [2004], Ivkovič und Zabic [2002b], Ivkovič et al. [2000] und Ceriello et al. [1998] fanden bei Diabetikern einen sehr niedrigen totalen antioxidativen Status (TAS) und eine erhöhte Aktivität freier Radikale. Tierexperimentelle Untersuchungen zeigen, dass freie Radikale in der Pathogenese des Diabetes mellitus eine Rolle spielen und die Destruktion der Zellinseln stimulieren. Vor allem scheinen die Makrophagen außer Kontrolle zu geraten.
2. Parallel zu dieser Erkenntnis, dass der Diabetes mellitus eine Erkrankung infolge oxidativen Stresses ist, entstand eine wichtige andere Erkenntnislinie, die dem Silizium Bedeutung bei der Therapie des Diabetes mellitus bescheinigte: Oschilewski et al. [1985] wiesen nach, dass die Applikation von Silizium bei jungen BB-Ratten die Entwicklung eines Diabetes mellitus verhindern kann. Charlton et al. [1988] stellten fest, dass Silizium den Betazellverfall bei mageren Mäusen stoppen kann. SiO_2 ist ausgeprägt makrophagenspezifisch [Colic und Pavelic 2000] und verfügt über starke antioxidative Wirkung.

Baek und Yvon 1990, Wright und Lacy 1989, Lee et al. 1988, Kannehiro et al. 1984, Oshilevski et al. 1985, Voronkov 1983 sowie Bgatova und Novoselov 2000 zeigten in Modelluntersuchungen, dass SiO_2 ein wichtiger Wirkstoff in der Prävention von Diabetes mellitus sein kann.
Untersuchungen an Alloxan-diabetischen Ratten (tierexperimentelles Modell des Diabetes mellitus) zeigten, dass TMAZ die Entwicklung von Spätkomplikationen verhindern kann.

Ivkovič [2006] demonstrierte in einer Fallstudie an 62 Diabetikern, dass sich Patienten mit Diabetes mellitus im oxidativen Stress befinden. Die tägliche Einnahme von 3 x 1 Kapsel eines TMAZ (Glucobalans) verringerte den intrazellulären, oxidativen Stress (s. Abbildung 7) und erreichten den TAS-Wert der gesunden Kontrollgruppe.

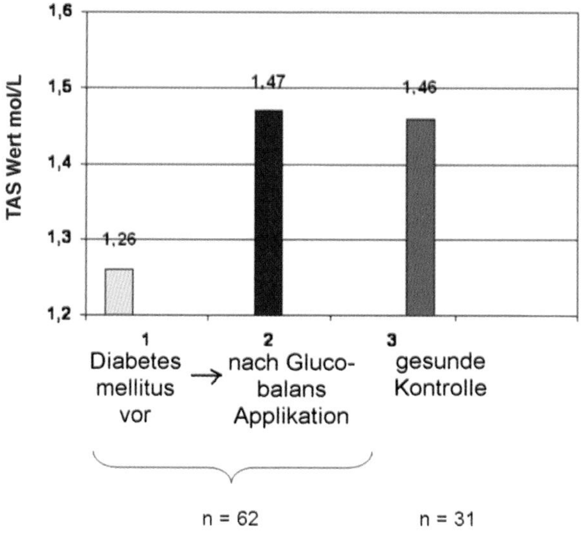

Abbildung 7:
TAS-Werte von Diabetikern ohne und mit Glucobalans sowie von Gesunden [Ivkovič 2006]

Über ähnliche Ergebnisse berichten auch Schulz et al. [2005a] mit einer Fallstudie, an der 31 Diabetiker teilgenommen haben. Weitere Untersuchungen von Ivkovič [2006] zeigten, dass an 62 Diabetikern, nach einmonatiger Applikation des TMAZ-Präparats Glucobalans, der Abfall des Blutzuckers im normalen Bereich erfolgte und gleichzeitig ein Anstieg der C-Peptidwerte zu verzeichnen war. Die Aktivierung von C-Peptiden bewirkt bekanntlich die Umwandlung des inaktiven Proinsulins in die aktive Insulinform.

Applikation Natur-Klinoptilolith-Zeolith bewirkt:

- C-Peptid ↑
- TAS ↑
- Blutzucker ↓
- Lebensqualität ↑

Die angeführten Ergebnisse der Pilotstudien, die noch durch weitere Untersuchungen bestätigt werden müssen, zeigen, dass sich mit Klinoptilolith-Zeolith auf jeden Fall ein völlig unschädlich wirkendes Basistherapeutikum für Diabetiker anbietet.

■ 20. Einfluss von Natur-Klinoptilolith-Zeolith auf eine experimentell erzeugte Lungenentzündung an Wistarratten

Das verbreitete Auftreten der Lungenentzündung (Pneumonie) in Russland und auch in anderen Ländern war Anlass zu untersuchen [Rominson 2004], welchen therapeutischen Einfluss Natur-Klinoptilolith-Zeolith auf eine experimentelle Pneumonie nehmen kann. Es wurden 70 Wistarratten, 35 Kontrollen (ohne Natur-Klinoptilolith-Zeolith) und 35 Verumtiere (mit Natur-Klinoptilolith-Zeolith) in die Untersuchungen einbezogen. Den Tieren der Verumgruppe wurden täglich 2 x 1,5 mg Litovit mit dem Futter verabreicht. Während die Tiere der Kontrollgruppe in den ersten zehnTagen des Experiments alle starben, war die Letalitätsrate bei der Verumgruppe nur 30 %. Die überlebenden Tiere der Verumgruppe zeigten vom 5. Tag der Therapie an eine Besserung ihres Allgemeinzustands. Am 20. Tag der Therapie waren alle überlebenden Tiere wieder in einem normalen Gesundheitszustand. Als Maß diente das Blutbild, der totale Antioxidantienstatus, der Mineralstatus, das Körpergewicht und die Beurteilung des Allgemeinzustands.
Aus den Ergebnissen wird die Schlussfolgerung gezogen, dass mit Hilfe von Natur-Klinoptilolith-Zeolith die Mineralhomöostase wieder hergestellt wird, die freie-Radikale-Belastung beseitigt und die Immunmodulation gestärkt worden ist. Natur-Klinoptilolith-Zeolith könnte diesen Ergebnissen zu folge als Basistherapie bei Pneumonien von Nutzen sein.

■ 21. Natur-Klinoptilolith-Zeolith und HIV-AIDS

[Ivkovič 2006c]
Die Aidskrankheit ist zu einer Seuche geworden, die sich weltweit ungehindert ausbreitet. Die Aidsweltkonferenzen, die stattgefunden haben,

bringen eine gewisse Hilflosigkeit gegenüber der Ausbreitung dieser Seuche zum Ausdruck.

15. Welt-AIDS-Konferenz: „Wir haben auf ganzer Linie versagt“
Die HIV-Epidemie schreitet ungebremst voran, eine Vakzine ist nicht in Sicht, und die Mehrheit der Betroffenen hat keinen Zugang zu Therapien. Die Konferenz in Bangkok bot nur wenige Lichtblicke.
[Deutsches Ärzteblatt 2004, 101, Heft 31-31, S. C1735]

Weltweit soll es mehr als 40 Mio. HIV-Infizierte Menschen geben. Davon 26 Mio. Menschen in Afrika.
Die HIV-AIDS-Krankheit wird unter klinischem Aspekt mit folgenden Verlaufsstadien charakterisiert.

I **Akute HIV-Infektion**
Beginnt als benigne Viruskrankheit bei 30-50 % der Kranken und dauert normalerweise 2-3 Wochen.

II **Asymptomatische HIV-Infektion (7-12 Jahre)**
Begleitet von einer generalisierten Lymphadenopathie, leichten Kopfschmerzen, Erhöhung der Serum-Gammaglobuline, der Transaminasen, des Albumins und des Cholesterins. Der wichtigste Marker ist die Bestimmung der CD4-Lymphozyten.

III **Frühe Symptomatische Phase der HIV-Krankheit**
Begleitet von Kopfschmerzen, Schwächegefühl, die CD4-Lymphozyten verringern sich progressiv unter 200/mm^3, orale Kandidose, Herpes Simplex Virus.

IV **Fortgeschrittene symptomatische Phase**
Niedrige CD4-Werte 50-20/mm^3, Auftreten von Tumoren, Gewichtsverlust, Demenz.

V **Späte Phase der HIV-Erkrankung – AIDS**
Auftreten des Zytomegalie-Virus, Gewichtsverlust, schwere Demenz, niedrige CD4-Lymphozyten-Werte, es kommt zur Infektion.

Ziele der Anti-HIV-Therapie und Ansatzpunkte für Natur-Klinoptilolith-Zeolith (TMAZ)

- die Bindung des HIV-Virus an die Zellmembran des CD4-Lymphozyts in der Anfangsphase der Infektion zu verhindern

- die Selbstheilung, d. h. Immunität, anzuregen; da dies der wirksamste Weg ist Viruskrankheiten zu bezwingen
- die Schaffung spezifischer Antikörper für das Virus ist die einzige Möglichkeit, die weitere Progression der Krankheit zu unterbinden
- die Replikation des Virus innerhalb der Zelle zu stoppen
- die Replikation des Genoms im CD4-Zellkern zu unterbinden

Begründung des Einsatzes von SiO_2-Mineralien (TMAZ) auf der Grundlage bisheriger Erkenntnisse:

- keine Nebenwirkung, keine toxische Wirkung, allgemein gute Verträglichkeit, kostengünstig
- Wirkung auf die Signalwege durch intrazelluläre Kaskade
- antioxidante Wirkung
- immunostimulierend
- antivirale Wirkung
- antibakterielle Wirkung
- antitumore Wirkung
- biophysikalische Wirkmechanismen im Organismus

Eine Fallkontrollstudie und ihre Ergebnisse [Ivkovič 2006c]
Insgesamt wurde für die Beobachtungsstudie ein spezielles Präparat verwendet, welches sich aus TMAZ Propolis und Colostrum zusammensetzt (Colostromin). In Dosen von 3-5 g TMAZ täglich wurde über die Dauer von 45 Tagen appliziert. Es wurden 46 männliche Personen in die Studie der Stadien III, IV und V einbezogen. Drei Personen starben drei Tage nach Beginn der Therapie. Neun Personen waren zur Kontrolle am Therapieende (45 Tage) nicht erschienen. Ausgewertet werden konnten 34 Personen.

Ergebnisse

- Bei 27 Patienten (79,5 %) ist die PCR-Viruslast um 90 % im Mittelwert gefallen. Von diesen 27 Patienten hatten 22 Patienten (81,5 % eine PCR-Viruslast unterhalb der nachweisbaren Grenze. Dies sind 65 % der 34 Patienten.
- Die CD4-Werte bei den 27 Patienten sind um 11 % gestiegen. Bei 16 von diesen Patienten sind die CD4-Werte um 42 % gestiegen und bei 11 Patienten sind die CD4-Werte um 18 % gefallen.

- Bei 7 der 34 Patienten (20,5 %) ist die PCR-Viruslast gestiegen.

Wenn diese Studie auch nicht repräsentativ ist, muss man zur Kenntnis nehmen, dass rund 80 % der mit TMAZ therapierten im Laufe der 45 Behandlungstage auf die Siliziummineralien angesprochen haben. Weitere längere Untersuchungen bzw. Applikationen sind erforderlich [Ivkovič 2006]

Schlussfolgerung

- Das TMAZ-Präparat Colostromin, ein antivirales, natürliches Produkt, ist durch die Anwendung der TMA-Technologie entstanden und wurde als Monotherapie an 34 Personen getestet.
- Es hat folgende Effekte gezeigt: antivital, antioxidativ, Immunmodulator-Effekt auf CD4 und CD8-T-Lymphozyten, Einfluss auf die Lebensqualität.
- Es ist ein natürliches Produkt ohne Nebeneffekte und Anzeichen von toxischer Wirkung.
- Es ist günstig für einen längeren Anwendungszeitraum.
- Es wurde in der terminalen Phase der AIDS-Krankheit getestet.
- Die Anwendung in der ersten Phase der Krankheit kann eine bessere Wirkung zeigen. Einer prophylaktischen Dauereinnahme des Colostromins könnten gute Erfolgschancen eingeräumt werden.
- TMAZ ist ein Superantigen, was bedeutet, dass es wie eine Impfung wirkt [Ivkovič 2006].
- Diese Charakteristika sind wichtig bei der Anwendung bei Kindern, denn die konventionelle Antivirus-Therapie ist toxisch und die Kinder vertragen sie schwer.
- Das Colostromin könnte ein Basistherapeutikum für alle Viruserkrankungen werden.
- Klinoptilolith-Zeolith-Zubereitungen könnten wegen ihrer nebenwirkungsfreien Charakteristika und wegen relativ geringer Kosten dort, wo sich die Aidskrankheit verbreitet, prophylaktisch und therapeutisch eingesetzt werden.

■ 22. Bewertung des therapeutischen Effekts von Litovit O (Natur-Klinoptilolith-Zeolith) am Modell der toxischen Hepatitis

[Aksyuk 1999 Institut für Ernährung der Russischen Akademie der Medizinischen Wissenschaft, Novosibirsk]

Unter dem Aspekt einer späteren klinischen Anwendung des Litovit O in der Klinik wurden Tierexperimente am Modell der toxischen Hepatitis vorgenommen. Aus insgesamt 16 Wistarratten wurde mittels einer standardisierten Methode eine toxische Hepatitis erzeugt. Diese war gekennzeichnet durch Anstieg des Gehalts von Bilirubin und Alaninaminotransferase (ALT), Anstieg von Kreatinin im Urin, Abfall des Hb im Blut, Vergrößerung der Leber und Nieren sowie morphologische Veränderungen der Leber. Nach der Bestätigung der Hepatitis durch die angeführten Parameter bei allen 16 Tieren erhielten 8 Tiere davon täglich 300 mg/kg Körpergewicht Natur-Klinoptilolith-Zeolith ins Futter beigemischt. Einen und zwei Monate später wurden die oben angeführten Blut- und Urinparameter kontrolliert.

Ergebnis

Nach einem Monat hatten sich die Blut- und Urinwerte bei der Therapiegruppe bis auf Bilirubin normalisiert. Auch bei den Kontrolltieren zeigten diese Werte eine Tendenz in Richtung Normalisierung, jedoch nicht so ausgeprägt wie bei der Therapiegruppe. Nach zwei Monaten wiesen beide Gruppen normale Blut- und Urinwerte aus. Danach wurden die Tiere getötet und die Leber wurde morphologisch untersucht. Dabei stellten sich bei allen Tieren der Therapiegruppe (mit geringen individuellen Unterschieden) normale Befunde heraus, während bei der Kontrollgruppe noch erhebliche morphologische pathologische Veränderungen festzustellen waren.

Der „sanogenetische" Effekt des Natur-Klinoptilolith-Zeoliths wird durch die Antioxidantien- und Detoxikationseigenschaft des Naturgesteins sowie durch die entzündungshemmende Wirkung des SiO_2 erklärt. Es zeigt sich aber auch, dass die Standard-Blut- und Urinwerte nicht immer den realen Befund reflektieren.

■ 23. Anwendung von Natur-Klinoptilolith-Zeolith (Litovit O) bei akuter Virushepatitis am Menschen

[Čuikova und Voshakov 1999, Lehrstuhl für Infektionskrankheiten der Staatlichen Universität Tomsk]

Die Virushepatitis stellt eine diffuse Entzündung des Leberparenchyms dar, ausgelöst durch Hepatitis-Viren. Gewöhnlich mit einem schweren Krankheitsgefühl, schleichend beginnend (2-9 Tage) mit mäßigem Fieber und Bradykardie einhergehend. 6-10 Wochen nach Inkubation: Ikterus, Juckreiz, Stuhlentfärbung und Dunkelfärbung des Urins und folgende weiter Symptome: erhöhte Serumwerte von ALT (Alaninaminotransferase), AST (Aspartataminotransferase), Bilirubin, AP (alkalische Phosphatase), GGT (Gammaglutamyltransferase), IgM (Immunglobuline der Klasse M für Makroglobuline), Leukopenie, Lymphozytose (T-Lymphozyten).

In die Untersuchung wurden 19 Patienten (9 Männer und 10 Frauen), Alter 17-40 Jahre, die an Hepatitis erkrankt waren und die vorgestellte Symptomatik auswiesen, einbezogen. Es erfolgte eine nach Alter und Geschlecht fast gleichverteilte Gruppierung:
Gruppe 1: Verum, 10 Patienten, Hepatitisstandardtherapie plus Litovit O
Gruppe 2: Kontrolle, 9 Patienten, Hepatitisstandardtherapie
Gruppe 3: 10 Gesunde zum Vergleich

Es wurde die Hepatitisstandarddiagnostik eingesetzt, welche die oben angeführte Symptomatik der akuten Lebererkrankung erfasst. Die Komplexdiagnostik wurde vor der Therapie und dann wöchentlich einmal zur Verlaufskontrolle angewendet. Die Untersuchung erstreckte sich auf einen Zeitraum von vier Wochen.

Litovit O, welches sich aus Klinoptilolith-Zeolith (55 %), Montmorillonit (10 %) und Haferkleie (35 % als natürlicher Vitamin B-Komplex) zusammensetzt, lag in Pulverform vor. Täglich wurden 2,5 g morgens und 2,5 g abends in Wasser als Suspension zubereitet und schluckweise getrunken. Die Verträglichkeit wurde von allen Patienten als gut eingeschätzt.

Ergebnisse

Es wurde festgestellt, dass die zusätzlich mit Litovit O therapierte Gruppe eine beschleunigte Symptomrückbildung mit einem Vorlauf von ca. vier Tagen gegenüber den nur mit der Hepatitisstandardtherapie versorgten Gruppe auswies. Dies bezog sich auf das Verschwinden des Ikterus, des Juckreizes, der Normalisierung der Stuhlfarbe und Urinfarbe sowie auf das gesamte Wohlbefinden. Die beschleunigte Symptomrückbildung äußerte sich auch in den Laborwerten, das wird nachfolgend am Beispiel des Bilirubins und an der Alaninaminotransferase (ALT) demonstriert

	Verlauf der Bilirubin-Konzentrationswerte Angaben in μmol/l			
Gruppen	**1. Woche**	**2. Woche**	**3. Woche**	**4. Woche**
mit Litovit O	228,05	55,72	17,43	15,0
ohne Litovit O	247,05	112,5	51,9	21,8

	Verlauf der ALT-Konzentrationswerte Angaben in mmol/l			
Gruppen	**1. Woche**	**2. Woche**	**3. Woche**	**4. Woche**
mit Litovit O	6,59	4,61	2,1	0,98
ohne Litovit O	6,62	5,44	3,1	1,72

Es wird die vorläufige Schlussfolgerung gezogen, dass Litovit O im Rahmen einer komplexen Hepatitistherapie Wirkungen zeigt, die den Normalisierungsprozess der Stoffwechselvorgänge und die Symptomreduzierung beschleunigt und positiv beeinflusst.

Da Litovit O eine gute Verträglichkeit und keine Nebenwirkungen gegenüber den standardtherapeutischen Mitteln hat, soll im Weiteren geprüft werden, wie das Natur-Klinoptilolith-Zeolith allein auf den Restaurationsverlauf der akuten Hepatitis wirkt. Den therapeutischen Effekt erklären die Autoren mit den folgenden besonderen Wirkeigenschaften des Natur-Klinoptilolith-Zeoliths, nämlich mit den immunmodulatorischen, antitoxischen, antipathologischen, antioxidativen, adsorbentischen, antihypoxischen, zellregenerierenden und hepatoprotektorischen Funktionen.

24. Untersuchungen zur Wirkung von Litovit O (Natur-Klinoptilolith-Zeolith) auf verschiedene Formen der Hepatitis

[Borodin, Ju. I.; E. G. Sacharova, 2003, Institut für klinische und experimentelle Lymphologie der Russischen Akademie der medizinischen Wissenschaft und staatliche Klinik für Infektionskrankheit, Novosibirsk]

Bezug nehmend auf die vorausgegangenen Arbeiten von Aksyuk [1999] sowie Čuikova und Voshakow [1999] wurde von den Autoren eine weitere Studie angestellt, die die Wirkung von Litovit O auf verschiedene Formen der Hepatitis klären sollten. Die Untersuchungen wurden an insgesamt 178 Hepatitispatienten durchgeführt, die in drei Gruppen zu je 58 aufgeteilt waren (2 Kontrollen und 1 Verumgruppe).

Gruppe 1: Standardtherapie bei Hepatitis
Virushepatitis A 12 (11 davon mit Gelbsucht)
Virushepatitis B akut 26 (20 davon mit Gelbsucht)
Virushepatitis B chronisch 20
Alter 21-45 Jahre, 27 Frauen, 36 Männer

Gruppe 2: Placebo, Standardtherapie bei Hepatitis plus Roggen- und Weizenkleie
Virushepatitis A 10 (7 davon mit Gelbsucht)
Virushepatitis B akut 31 (23 davon mit Gelbsucht)
Virushepatitis B chronisch 17
Alter 21-45 Jahre, 23 Frauen, 35 Männer
Täglich 2 x 2,5 g morgens und abends Placebosubstanz, 28 Tage lang

Gruppe 3: Verum: Standardtherapie bei Hepatitis plus Litovit O
Virushepatitis A 14 (12 davon mit Gelbsucht)
Virushepatitis B akut 27 (21 davon mit Gelbsucht)
Virushepatitis B chronisch 17
Alter 21-45 Jahre, 25 Frauen, 33 Männer
Litovit O = 55 % Klinoptilolith-Zeolith
10 % Montmorillonit

25 % Haferkleie
10 % Roggenkleie (Vitamin B)
Täglich 2 x 2,5 g morgens und abends, 28 Tage lang

Verlaufskontrolle am 14. und 28. Untersuchungstag, Vorkontrolle vor Beginn der Studie. Parameter: Allgemeiner Zustand, Hepatitissymptomatik (Gelbfärbung, Stuhlentfärbung, Urinfärbung), ALT, AST, allg. Eiweiß, Phosphatase, Cholesterin, Bilirubin, Glukose.

Ergebnis

Kontrolle 14 Tage nach Beginn. Gruppe 1 und Gruppe 2 (Placebo): keine wesentlichen Veränderungen der untersuchten Parameter und Hepatitisbefunde.
Gruppe 3 (Verum): Rückbildung der Gelbsucht, des Juckens, Wiederfärbung des Stuhls, normale Urinfarbe. Signifikante Senkung des Bilirubins, ALT und AST. Litovit bewirkte, dass sich ein Teil der Hepatitissymptomatik vorauseilend gegenüber den Kontrollgruppen zurückbildete, wie dies schon bei den Untersuchungen von Čuikava und Voshakov [1999] festgestellt wurde. Nach 28 Tagen zeigten alle drei Gruppen gleiche Befunde im Bereich der physiologischen Werte.
Die Autoren vertreten die Auffassung, dass Litovit O die Stabilisierung der Leberfunktion und die reparativen Prozesse stimuliert sowie durch die Ionenaustausch- und Adsorbenzienfunktion die Detoxikation beschleunigt.

■ 25. Applikation von Klinoptilolith-Zeolith mit Leberproblemen

Andreas Scheler, Facharzt für Allgemeinmedizin und Naturheilkunde aus Lübeck-Travemünde, stellte der froximun-Forschung Gamma-GT Laborwerte für 11 Patienten zur Verfügung. Die Patienten wurden mit froximun cama behandelt, da sie als Zeichen einer Leberbelastung erhöhte Transaminasen aufwiesen.
Bei allen 11 Patienten konnte eine Reduzierung der Gamma-GT-Werte festgestellt werden. Herr Scheler führt dies auf eine gute Affinität von froximun cama gegenüber der Absorptionsfähigkeit von Ammonium zurück.

Andreas Scheler berichtete. „Die von mir dokumentierten Fälle (11) zeigen deutliche die Verbesserung der Laborwerte des Blutes meiner Patienten auf. Auffällig ist vor allem eine Verbesserung des Gamma-GT-Werts, welches den Rückschluss auf eie gute Absorptionsfähigkeit von Froximun cama im Verdauungstrakt bestätigt.

Die Gamma-GT-Werte der untersuchten Patienten streuten vor der Behandlung zwischen 42 und 83 U/l mit einem Mittelwert von 61,18 U/l, einer Varianz von 226,76 und einer Standardabweichung von 15,06. Nach der Behandlung streuten die Gamma-GT-Werte zwischen 28 und 65 U/l mit einem Mittelwert von 44,9 U/l, einer Varianz von 139,69 und einer Standardabweichung von 11,82. Die mittlere Veränderung betrug nach der Behandlung 16,27 U/l mit einer Varianz von 62,02 und einer Standardabweichung von 7,88. Die mittlere Reduzierung betrug damit 26,60 % und streute zwischen 16,67 und 46,05 %. Angemerkt sei zudem, dass das Alter der untersuchten Patienten zwischen 50 und 80 Jahren betrug, wobei sich der Vergleichszeitraum der Untersuchung und Behandlung mit froximun über 30 bis 60 Tage erstreckte.

Diese Ergebnisse sollten uns ermutigen, hier eine oder mehrere Studien anzuschließen mit den Einschlussdiagnosen:

- Fettleberhepatitis
- Virushepatitis
- Leberzirrhose

Das Interesse ist groß, denn mit froximun steht uns ein natürliches und funktionales Mittel ohne Nebenwirkungen für den Patienten zur Verfügung. Die Anwendung dieser Produkte in der Therapie bei Lebererkrankungen stellt nicht nur für den Patienten eine wirklich Erfolg versprechende Alternative dar, sondern eröffnet auch uns Ärzten eine effektive und kostengünstige Behandlungsmethode, die zukunftsweisend sein kann – zumal auch im Bereich der Schulmedizin jede Behandlungsalternative fehlt.“

Die nachstehenden Untersuchungsergebnisse berücksichtigen eine Anwendung von täglich 6 Kapseln bzw. 3 bis 5 Gramm Pulver bei einer Einnahme von zwei bis vier Wochen.

Patient-Nr.	1	2	3	4	5	6	7	8	9	10	11
vor der Behandlung	46	49	76	52	44	76	69	74	83	42	62
nach der Behandlung	28	39	54	42	31	41	48	60	65	35	51
Differenz	18	10	22	10	13	35	21	14	18	7	11

Tabelle 10: Gama-GT-Werte (U/l) von 11 Leberpatienten, Andreas Scheler [Quelle: Auszüge vorliegender Forschungsergebnisse, froximun 2006, S. 11-12]

■ 26. Laboruntersuchungen bei Patienten mit Lebererkrankungen, die mit Klinoptilolith-Zeolith behandelt worden sind

Dr. med. Nikolai Daskaloff setzte froximun (Medizinprodukte mit Klinoptilolith-Zeolith) in der adjuvanten Therapie bei Leberzirrhose und Hepatitis ein und berichtet nachfolgend darüber.

Die vorliegende Auswertung umfasst vier Patientenbeispiele: Zwei Patienten mit der Diagnose Leberzirrhose, ein Patient mit Hepatitis sowie ein Patient mit Hepatose. Für Patienten mit Leberzirrhose lagen sowohl Werte der Gamma-GT als auch Ammoniak-Konzentrationen vor. Für den Hepatitis-Patienten sowie den Hepatose-Patienten standen innerhalb der Laborwerte nur Gamma-GT-Werte zur Verfügung. Der Vergleichszeitraum betrug bei allen Patienten zwischen vier und sechs Monaten mit jeweils zwei bis drei Laboranalysen. Für alle Patienten ist dabei eine wesentliche Reduzierung der Gamma-GT und somit ermittelt, auch der Ammoniak-Konzentration dokumentiert.

Insbesondere bei Patienten mit Leberzirrhose sind vor der Behandlung deutlich erhöhte Gamma-GT-Werte feststellbar, welche im Verlauf der Therapie erheblich reduziert werden konnten: In Fall 1 innerhalb von rund sechs Monaten von 202,0 U/l auf 130,0 U/l um ca. 36 % sowie im Fall 2 innerhalb von rund vier Monaten von 460,0 U/l auf 180,0 U/l um ca. 61 %. Gleichermaßen konnte bei den Leberzirrhose-Patienten die wesentlich über die Normwerte (19-94 µg/dl) hinausreichende Ammoniak-Konzentration erfolgreich reduziert werden. Im Fall 1 innerhalb von rund sechs Monaten von 154 μg/dl auf 92 μg/dl um ca. 40 % und damit in den Normbereich, sowie im Fall 2 innerhalb von rund vier Monaten von 134 μg/dl auf 78 μg/dl um ca. 42 % und damit ebenfalls in den Normbereich.

Bei den Patienten mit Hepatitis und Hepatose ist besonders auffällig, dass die Gamma-GT-WErte erheblich normalisiert werden konnten. So reduzierte sich der Gamma-GT im Fall 3 in rund vier Monaten von 158,0 U/l auf 56,0 U/l um ca. 65 % sowie der Gamma-GT im Fall 4 in rund sechs Monaten von 61,0 U/l auf 16,0 U/l um ca. 74 %.

„Die angewandten Methoden zur Beurteilung der Wirksamkeit von froximun basieren auf anerkannten technischen und labortechnischen Verfahren. Für die fortlaufende Beurteilung innerhalb einer Therapie mit froximun bzw. adjuvanten Therapie mit froximun wird die Bestimmung der Gamma-GT-Werte und Ammoniak-Konzentration durch eine Untersuchung des Blutserums empfohlen. Es besteht somit die Möglichkeit, belegbare Aussagen über die Wirksamkeit mit froximun in Bezug auf den behandelten Patienten zu erhalten und eine Verlaufskontrolle der Therapie zu kokumentieren."

Erklärende Bemerkung von Dr. Daskaloff über den Gamma-GT-Wert
Gamma-GT (Gama-Glutamyl-Transferase) ist ein Enzym, das in allen Organen vorkommt. Zur Bestimmung der Gamma-GT-Werte wird lediglich Blutserum des Patienten benötigt. Eine erhöhte Konzentration im Serum weist in der Regel immer auf eine Leberzellschädigung oder eine Schädigung der Gallenwege hin. Die Gamma-GT ist der empfindlichste Parameter zur Bestimmung von Leberschäden. Bei geringfügigen Schädigungen ist sie manchmal der einzige Hinweis im Blut. Unter anderem weisen Erkrankungen wie Hepatitis (Leberentzündung), Fettleber, Leberkrebs und Dyspepsien erhöhte Gamma-GT-Werte auf.

Der Gamma-GT-Wert beträgt bei gesunden Männern bis zu 66 U/l (IFFC-Einheit), während er bei Frauen nur bis zu 39 U/l beträgt. In den ersten sechs Lebensmonaten beträgt der Gamma-GT sogar bis zu 234 U/l, was auf die noch unzureichend auf die Umweltbedingungen abgestimmten Lebensumstände zurückzuführen ist (z. B. Umstellung der Ernährung).

Die Bestimmung der Gamma-GT-Werte ist über eine standardisierte Laboruntersuchung des Blutserums möglich. Durch die Darstellung der Werte in einer Zeitreihe eignet sich der Gamma-GT zudem sehr gut für mögliche Verlaufskontrollen in der Therapie. [Quelle: Auszüge vorliegender Forschungsergebnisse, froximun, S. 19-20]

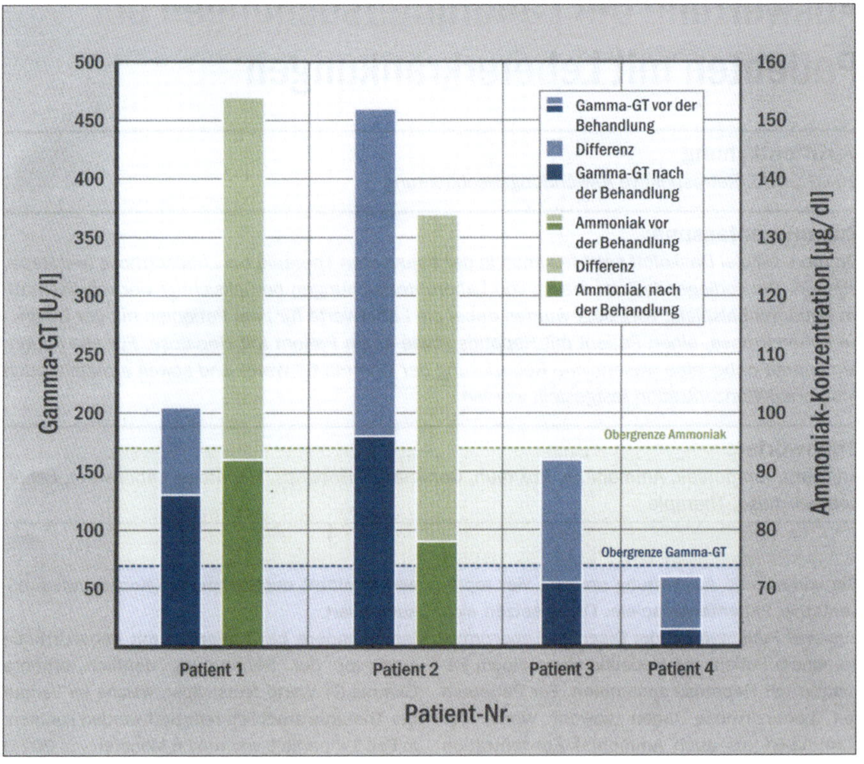

Abbildung 8: Auswertung der Laboruntersuchungen bei Patienten mit Lebererkrankungen, Dr. Daskaloff

■ 27. Hepatitis und Klinoptilolith-Zeolith – Fallbericht

Ein 51-jähriger türkischer Patient wurde von drei türkischen Universitäten wegen Hepatitis C und Leberzirrhose zur Lebertransplantation eingewiesen. Zuvor nahm er eine Konsultation in dem naturheilmedizinisch ausgerichteten Kurzentrum NaturMed Davutlar, Westtürkei mit der Frage, ob die Lebertransplantation notwendig wäre. Nach einer Überprüfung wurde die Frage verneint. Er wurde aufgenommen und folgendem Therapiekomplex unterzogen. Chronopsychophysiologisches Kurprogramm mit Bewegungs-, Thermalwasserbad-, Relaxations-, Rhythmus-, Imaginations- und Gesundheitsseminarelementen. Applikation der Natur-Klinoptilolith-Zeolith-Arzneimittelrezeptur RelaxSan, Tabletten (Natur-Klinoptilolith-Zeolith 250 mg, Montmorillonit 100 mg, Glyzin 100 mg). Täglich 6 Tabletten nach folgendem Zeitschema: je 1 Tablette sublingual: 07.00; 13.00; 19.00; 20.00; 21.00; 22.00 Uhr. Magnetfeldmatte PERTH täglich zweimal vormittags und nachmittags. Trinken von SiO_2-haltigem Thermalwasser. Bei der Einweisung in das Kurzentrum befindet sich der Patient in einem schwer depressiven, körperlich aber noch in einem relativ guten Zustand mit einer leichten Diabetes. Er bekam bisher länger als drei Jahre täglich neun verschiedene Arzneimittel. Bis auf das Antidiabetikum wurden alle abgesetzt. Um Entzugserscheinungen zu verhindern, erhielt der Patient täglich zusätzlich 6 Tabletten je 0,1 g Glyzin „Biotiki“ sublingual, zeitverschoben nach dem gleichen Zeitschema wie RelaxSan. Die Entwicklung der Leberwerte ist folgender Tabelle zu entnehmen.

	Angaben in U/l				
Datum	GGT	ALP	ALT	AST	Bemerkung
26.04.06	83	135	132	126	Einweisung
02.05.06	75	117	129	109	Kontrolle
09.05.06	62	102	89	43	Kontrolle
16.05.06	56	98	92	28	Kontrolle
24.05.06	32	92	38	22	Entlassung
Referenzwerte	< 49	30-270	< 41	< 38	
24.07.07	48	129	38	43	Nachkontrolle

Innerhalb von einem Monat hat sich der Patient vollständig in seinem Allgemeinzustand normalisiert. Er war körperlich und geistig sehr leistungsfähig. Es wurde Empfohlen, die RelaxSan- und Magnetmattentherapie fortzusetzen. Kontrollen im Oktober 2006 und Januar 2007 ergaben normale Leberwerte. Der Patient war beschwerdefrei und voll in seinem Beruf als Rechtsanwalt leistungsfähig [Hecht und Yilmaz 2006].

Eine Nachkontrolle ein Jahr später (24.07.2007) zeigt im Wesentlichen normale Leberwerte. Der Patient ist dabei voll leistungsfähig und in seiner Tätigkeit als Rechtsanwalt voll belastbar. Nach seiner Entlassung nahm er täglich sechs Tabletten RelaxSan® sublingual (1 Tablette enthält 250 mg Klinoptilolith-Zeolith, 100 mg Montmorillonit, 100 mg Glyzin).

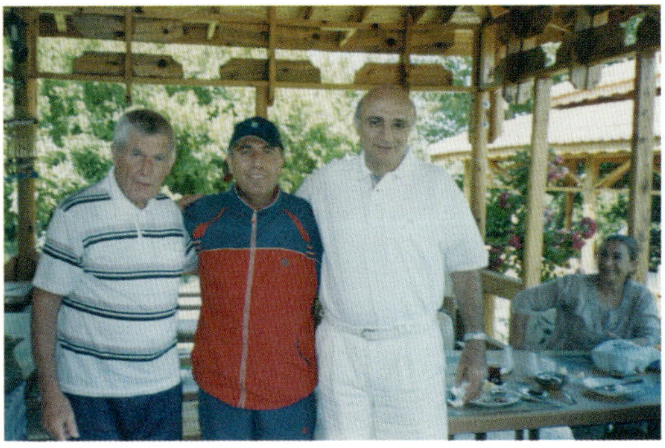

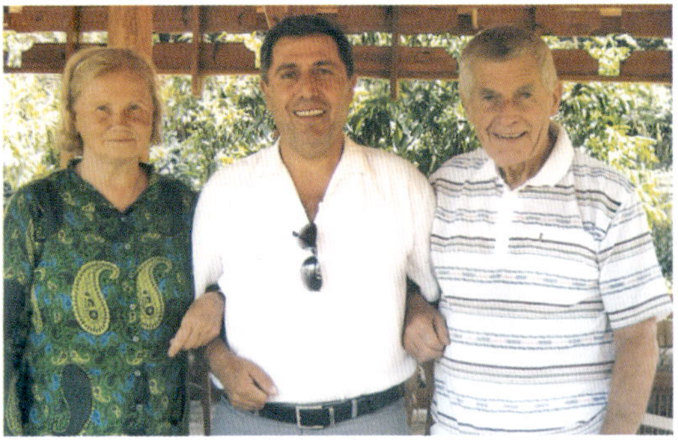

Abbildung 9:
oben: Der 51-jährige Patient am Tage der Beendigung seiner Therapie im Kurzentrum NaturMed Davutlar, Westtürkei (Mitte), links Prof. Dr. K. Hecht, rechts Chefarzt Dr. Y. Yilmaz und hinter ihm im Hintergrund die glückstrahlende Ehefrau des Gesundeten
links: Der 51-jährige Patient ca. ein Jahr später bei einer Wiedervorstellung im Kurzentrum NaturMed Davutlar mit Prof. Dr. K. Hecht (rechts) und seiner Ehegattin Elena (links)

Auszug aus einem Brief des 51-jährigen Patienten nach seiner Entlassung am 02.06.2006.

„Sehr geehrter Herr Prof. Dr. Med. Karl Hecht, lieber Professor,

es war für mich eine große Freude, dass ich Sie kennen gelernt habe und einen Monat mit Ihnen zusammen verbracht habe.
Von Ihnen, von Ihrer Frau Elena und Ihren Kollegen haben wir, ich und meine Frau, sehr viel Freundschaft und Herzlichkeit empfangen.
Sie und Dr. Yilmaz haben mir eine neue Lebensphilosophie gelehrt, haben mich überzeugt, dass ich überleben werde. Ich habe alle Empfehlungen durchgeführt. Was ist jetzt: Ich bin glücklich, ich bin gesund. Ich bin. stark. Ich glaube an mich selbst, an meinen Gott und an Ihren.
Sie haben von Ihren 50-jährigen Erfahrungen einen kleinen Teil an mich übertragen. Das ist ausreichend für mich, wodurch ich weiterlebe. Ich bin einer von wenigen, der die Bedeutung und die Wichtigkeit des Naturheilverfahrens kennen gelernt hat. Daher bin ich glücklich, NaturMed ist für mich und für meine Familie eine Lebensquelle geworden. Ich empfehle jetzt an alle, die Möglichkeiten der NaturMed-Kur zu nutzen.

Mit Hochachtung und Liebe,
N. Y.
Rechtsanwalt“

■ 28. Zur Ausleitung von Radionukliden mit Hilfe von Natur-Klinoptilolith-Zeolith

Die bisher größte Atomreaktorkatastrophe 1984 in Tschernobyl (Ukraine), die sehr viele „Strahlenkrankheitsopfer“ gefordert hat und im Ausmaß nahezu ähnlich ist, wie die Folgen des Atombombenabwurfs der USA-Luftstreitkräfte 1945 in den japanischen Städten Hiroshima und Nagasaki, hat zum Einsatz des Adsorbens und Ionenaustauschers Natur-Klinoptilolith-Zeolith als Therapeutikum und bei den Rettungsmannschaften als Prophylaktikum geführt. Dieses Naturgestein wurde nicht nur als unmittelbar helfendes Mittel für die Strahlenerkrankten verwendet, sondern gab auch Anregung für weitere Forschungen [Veretenina et al. 2003; Bgatova und Novoselov 2000]. Umfangreiche Forschungen in jüngerer Zeit (seit der Tschernobylkatastrophe) wurden in der sibirischen Filiale der Russischen Akademie der medizinischen Wissenschaften in Novosibirsk durchgeführt [Veretenina et al. 2003; Bgatova und Novoselov 2000].

28.1. Wie äußert sich die Strahlenkrankheit?

Strahlenkrankheit drückt sich in vielen Symptomen aus, z. B.

- in schweren psychoemotionellen und neurophysiologischen Störungen
- im asthenischen vegetativen Syndrom, oft als Schwelleneffekt bezeichnet, weil zunächst nur funktionelle Störungen wie Erschöpftsein, Motivationsarmut, Appetitlosigkeit, depressive Verstimmungen usw. auftreten
- als Strahlungsverbrennungen
- als Strahlungskatarakt
- Unfruchtbarkeit
- bösartige Geschwulste und Leukämie
- Genschädigungen [Bgatova und Novoselov 2000; Tsherbo und Zeldin 1998; Vasilenko 1992; Kiselev 1960]

28.2. Wie ist der heutige Erkenntnisstand der Siliziummineralientherapie bei Strahlenkrankheit?

Zusammenfassend lassen sich nach dem heutigen Erkenntnisstand auf der Grundlage zahlreicher wissenschaftlicher Arbeiten für die Behandlung der „Strahlenerkrankungen" mit Natur-Klinoptilolith-Zeolith [Bgatova und Novoselov 2000; Tsherbo und Zeldin 1998; Volkova 1998; Vasilenko 1992; Moskalev 1991; Pinčnk et al. 1991; Kuzin und Kolylov 1983; Kiselev 1960] folgende Aussagen treffen:

- Natur-Klinoptilolith-Zeolith erwies sich als ein nützliches Mittel zum vorbeugenden Schutz gegen Strahlungen, besonders dann, wenn es mit anderen Naturmitteln, z. B. Spirulina platensis und Laminaria und/oder mit Vitaminkomplexen in der Zusammenstellung Vitamin A, B6, C oder A, C, E, appliziert wurde.

- Bei den strahlungsgeschädigten Tschernobylopfern erwies sich als Therapeutikum der Natur-Klinoptilolith-Zeolith in Kombination mit den Vitaminkomplexen A, C, E oder A, B6, C als Erfolg versprechend.
- Bei der Ausleitung von radioaktivem Strontium 90 und Cäsium 137 erwies sich der Komplex Natur-Klinoptilolith-Zeolith mit Blaualgen (Spirulina platensis) oder Laminaria als effektiv.

28.3. Was ist bei der Siliziummineralientherapie bei der Strahlenkrankheit zu beachten?

> Wichtig für die Ausleitung von Cäsium 137 und Strontium 90 ist der sehr frühe Beginn des Einsatzes von Natur-Klinoptilolith-Zeolith mit den entsprechenden Kombinationsmitteln.

- Möglichst soll die Ausleitung in den ersten zehn Tagen nach dem Strahlungseinfluss erfolgen.
- Bezüglich der Effektivität der Behandlung von Strahlenkranken mit Natur-Klinoptilolith-Zeolith ist die Art der Bestrahlung zu beachten.

> Leichter ließen sich primär entstandene (durch direkte Strahlung) Strahlenschäden therapeutisch mittels Zeolith bewältigen, wobei die Therapie (Ausleitung) umso effektiver war, je früher sie nach der Bestrahlung einsetzte.

> Größere Therapieschwierigkeiten gibt es, wenn z. B. das Cäsium 137 über die Nahrung (z. B. Blattgemüse, Wurzelgemüse, Obst, Milch, Eier, Fleisch) in den menschlichen oder tierischen Organismus gelangte.

Wenn es in diesen Fällen nicht gelingt, innerhalb der ersten zehn Tage die Ausleitung zu besorgen, wird eine Therapie der endogenen Bestrahlung immer schwieriger [Veretenina et al. 2003; Bgatova und Novoselov 2000; Volkova 1998; Korotaev et al. 1992; Moskalev 1991; Pinčnk et al. 1991; Baraboy et al. 1991; Popov und Minnebayev 1997; Kuzin und Kolylov 1983].

28.4. Prophylaxe durch Dauereinnahme von Siliziummineralien – bester Schutz gegen Strahlenkrankheit

Von den russischen Autoren vertraten die meisten die Auffassung, dass der beste Schutz gegen Strahlenkrankheit die Dauereinnahme von Natur-Klinoptilolith-Zeolith in Kombination mit Vitaminen und anderen Naturwirkstoffen ist, weil man heute nicht weiß, wie eventuell Obst und Gemüse, aber auch Tierprodukte durch Radionuklide verseucht sind und welcher der überalterten Atomreaktoren wann und wie strahlen wird.

28.5. Schützen Siliziummineralien auch gegen elektromagnetische Strahlungen?

Es liegen dazu noch keine klassischen Studien vor, dafür aber Fallbeobachtungen und Einzelbeobachtungen in größerer Anzahl an verschiedenen Orten in Europa. Über sehr gute Effekte bei der Anwendung von Klinoptilolith-Zeolith als Schutz gegen Mikrowellenerkrankungen und Elektrosensibilität berichtete mir Ingrid Dickenson, die in London seit über 20 Jahren EMF-Strahlungsbelastete betreut. Sie informierte z. B. auch über folgenden Fall: Eine Frau, die infolge ihrer Elektrosensibilität keine U-Bahnfahrten mehr ertragen konnte, war nach der permanenten Einnahme von Klinoptilolith-Zeolith wieder dazu fähig. Wie sind diese Befunde zu erklären?

Dafür möchten wir drei plausible Argumente anführen.

1. Wenn Klinoptilolith-Zeolith und auch Montmorillonit gesundheitliche Schäden von ionisierender Strahlung beseitigen bzw. auch verhindern können, dann ist indirekt darauf zu schließen, dass die Siliziummineralien auch bei nichtionisierenden Strahlen gleichermaßen auch auf die Lebensprozesse wirken sollten. [Schlitter 1995].

2. Klinoptilolith-Zeolith vermag freie Radikale zu binden und zu neutralisieren. Dies ist vielfach belegt [Ivkovič und Schubert 2004]. Es ist bekannt, dass Strahlung von hochfrequenten elektrischen Magnetfeldern das Grundniveau von Radikalmolekülen in verschiedener Weise aufspal-

ten kann [Zeeman-Effekt und Stark-Effekt, siehe Warnke 2005]. Nach Warnke [2005] vermögen auch hochfrequente, nichtionisierende, athermische, elektrische Magnetfeldstrahlungen zur Bildung und zur „Lebensverlängerung" von freien Radikalen beizutragen. Dabei können sowohl freie Sauerstoffradikale (oxidativer Stress) als auch freie NO-Radikale (nitrosativer Stress) im menschlichen Körper ausgelöst werden. Aus diesen Erkenntnissen ist zu schlussfolgern, dass sich die Antioxidantienwirkung von Natur-Klinoptilolith-Zeolith auch bei den elektrischen Magnetfeldstrahlungen therapeutisch und prophylaktisch auswirken kann. Dafür sprechen die oben angeführten Beispiele.

3. Bekannt ist seit langem, dass elektromagnetische Strahlung die Hirnelektrizität zu stören vermag, die sich z. B. auch im elektrischen Schlafprofil zeigt und als Schlafstörungen äußert. Neue Forschungsergebnisse von Landgrebe et al. [2007] bestätigen das erneut [Journal of Psychosomatic Research 62/3, S. 283-288]Wie wir in Teil II unter Punkt 15.4 beschreiben, vermag Natur-Klinoptilolith-Zeolith auch Schlafstörungen zu reduzieren bzw. zu beseitigen. Auch dieser Befund lässt den indirekten Schluss zu, dass die Siliziummineralien gegen Elektrosensibilität und gegen die Symptomatik des Mikrowellensyndroms sehr wirksam sein könnten.

29. Natur-Klinoptilolith-Zeolith und Tumorerkrankungen – Defizite an Mineralien, insbesondere an SiO_2, als Tumorgenese?

In den letzten Jahrzehnten sind eine Anzahl von wissenschaftlichen Arbeiten erschienen, die Mineraldefizite oder den gestörten Mineralstoffwechsel im Zusammenhang mit der Tumorgenese nachwiesen [Chen et al. 1994; Sha et al. 1993; Marczynski 1988; Kalliomaki et al. 1987; Ohshima und Takahama 1987; Shen et al. 1987; Babenko und Maksimuchuk 1982; Delva 1973; Kvirikadze 1967; Delva 1963]. Hierbei wurde vor allem ein Defizit an Silizium mit festgestellt. Sowohl Schadstoffbelastung als auch Defizite von SiO_2 in den Nahrungsmitteln haben Defizite im SiO_2-Gehalt des Organismus zur Folge. 80 % der Menschen (weltweit) sollen an Siliziumdefizit leiden [Romanov 2000]. Folglich wären die siliziumhaltigen Gesteine Natur-Klinoptilolith-Zeolith und Montmorillonit als ein Mittel zur Komplementärtherapie (wie sie in neuester Zeit mit Vitaminen auf der Intensivstation betrieben wird [Biesalski 2007]) bei Tumorkranken durchaus angezeigt.

■ 29.1. Kann SiO_2-haltiges Trinkwasser Tumorerkrankungen vorbeugen?

Es ist bekannt, dass siliziumhaltige Mineralquellen bzw. Trinkwasserquellen krebsverhindernd sein können. F. Goldstein [1932] berichtete, dass im Ort Daun in Westdeutschland, in welchem eine Mineralquelle 80 mg/l Wasser Siliziumdioxid enthält, eine sehr niedrige Sterblichkeitsrate an Krebs gegenüber anderen Orten in Deutschland zu beobachten war. Voronkov et al. [1975] berichten, dass in den Gegenden, in denen das Trinkwasser wenig Silizium enthält, eine höhere Erkrankungsrate an Tumorkrankheiten zu verzeichnen war als in solchen Gebieten, in denen die Menschen mit natürlich siliziumangereichertem Wasser versorgt wurden.

■ 29.2. Silizium als Adjuvans der Chemotherapie bei Tumorerkrankungen

Wannagat [1971] beschrieb die Wirkung von Siliziumpräparaten als Adjuvans der Chemotherapie bei Krebskranken. Zusammenhänge zwischen Siliziummangel und Krebserkrankungen haben auch Voronkov et al. [1979, 1975], Charnot und Peres [1977] und Charnot [1953] in Tierexperimenten und an Fallbeispielen beobachtet. Voronkov et al. [1975] fanden in Tierexperimenten in den Tumoren Kalkeinlagerungen bei Gegenwart erhöhter Siliziumkonzentration im Gewebe. Die beschriebenen Abkapselungen der Tumoren durch Bindegewebe oder durch Kalkeinlagerungen ließen sich durch Funktionseigenschaften des Siliziums im Organismus erklären:

- Beteiligung an der Proteinsynthese [Davis et al. 2002; Birkhofer und Ritter 1958; Scholl und Letters 1959]
- Fähigkeit zu Aufbau des Bindegewebes [Carlisle 1986a und b]

- Wirkung als Adsorbens [Charnot und Peres 1977; Arslan et al. 1968; Kapskaya 1968]
- Steuerung des Kalzium-Stoffwechsels durch Silizium [Voronkov et al. 1975]
- Antioxidantienwirkung [Ivkovič 2006]

29.3. Ohne Silizium stehen alle Körperprozesse still

Diese Erkenntnisse sollten vor allem bei der Therapie von Tumorerkrankungen beachtet werden.

Werner [1968] stellte fest, dass in siliziumfreier Nährlösung Zellkulturen nach kurzer Zeit die wichtigsten Synthesefunktionen, z. B. Proteinsynthese, Chlorophyllsynthese, gestoppt werden und die Stabilität der Zellwände verloren geht. Dieser Stoffwechselverlust in der Grundsubstanz der extrazellulären Matrix bei chronischen und Tumorkranken wird u. a. auch noch durch folgende Befunde bestätigt:

- Mangel an Adenosin-Tri-Phosphatasen [Perger 1990]
- Inhibition der Na^+-K^+-Pumpe [Perger 1990]
- Senkung des Oxy-Hämoglobins im venösen Blut [Perger 1990; Bergsmann 1963]
- erhöhter Sauerstoffverbrauch und Bedarf in der extrazellulären Matrix [Perger 1990; Bergsmann 1963]
- Überschuss an freien O_2-Radikalen [Ivkovič 2006]
- Fehlsteuerung der Elektrophysiologie. Bei Tumorwachstum negatives Überschusspotential [Becker 1994]. Das Tumorgewebe wirkt wie eine sich stark entladende Batterie [Schlitter 1995, 1992]. Das ist eine Frühdiagnosemöglichkeit – Messung der elektrischen Potentiale!

29.4. Siliziummineralien als Basistherapeutikum bei Tumorerkrankungen?

Die außerordentlich starke Antioxidantienwirkung des Natur-Klinoptilolith-Zeoliths (insbesondere des TMAZ), sein hoher SiO_2-Gehalt, seine Ionenaustausch-Adsorbenzienfunktion, seine Schadstoff- und Detoxikationsregulation sowie die untoxische und nebenwirkungsfreie Charakteristik sprechen für einen Einsatz der Siliziummineralien als Basistherapeutikum bei onkologischen Erkrankungen. **Was nicht schadet kann bestenfalls nutzen, was schadet, sollte man dagegen lieber nicht nutzen.**

29.5. In-Vitro- und In-Vivo-Untersuchungen an verschiedenen Tumorarten mit TMAZ

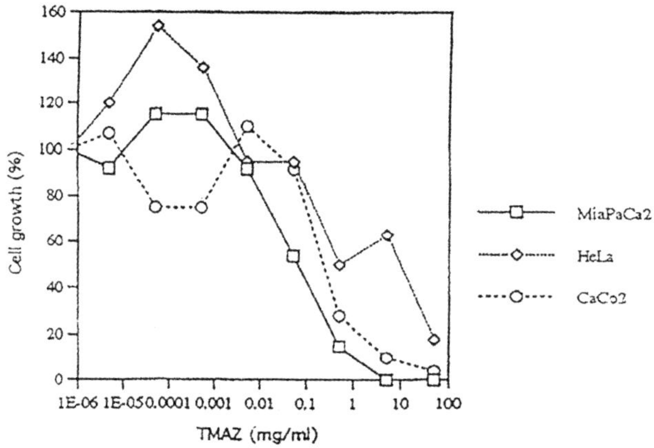

Abbildung 10: Darstellung der Wirksamkeit von TMAZ auf das Krebszellenwachstum bei direkter Anwendung in vitro [Lelas 2002]

Mit dem TMAZ wurden zahlreiche In-Vitro- und In-Vivo-Untersuchungen tierexperimentell und am Menschen durchgeführt, über die wir nachfolgend berichten werden [Pavelic et al. 2001, 2002; Zarkovic et al. 2003; Poljac-Blazi et al. 2001; Maltoni und Minardi 1988; Colic und Pavlic 2002, 2000; Katic et al. 2006]

Untersucht wurde der Einfluss von TMAZ (= Tribomechanisch aktivierter Zeolith (Natur-Klinoptilolith-Zeolith)) auf die Hemmung des Tumorzellenwachstums beim MiaPaCa2-Tumor (Pankreaskarzinom des Menschen), bei HeLa-Tumor (Zervixkarzinom des Menschen) und bei Hep2-Tumor (Larynxkarzinom des Menschen). Die Ergebnisse haben gezeigt, dass es zur Hemmung des Zellenwachstums in Abhängigkeit von der jeweils eingesetzten Dosierung von TMAZ und der jeweiligen Tumorart kommt. Am wirksamsten erwies sich die Dosis von 50 mg/ml und die beste Wirkung wurde bei den MiaPaCa2-Zellen erzielt [Lelas 2002].

29.6. Spontan auftretende Tumoren bei Hunden und die Behandlung mit TMAZ

Tabellen 11: Die Wirkung der FMAZ-Behandlung auf das Wachstum von spontanen Tumoren bei Hunden (-> Werte vor und nach der MZ-Behandlung, a. t. nach Behandlungsbeginn, HMT Hematokrit, ATL Alaninaminotransferase, AST Aspartataminotransferase, ALP Alkalinphosphatase, GGT Gamma-Glutamyltransferase, L Anzahl der Leukozyten)

Nr.	1	2	3	4
Rasse	Schnauzer	Pudel	Deutscher Schäferhund	Dt. Schäferhund (Mischling)
Alter (Jahre)	8	12	8	4
Gewicht (kg)	15	16	42	20
Geschlecht	männlich	männlich	männlich	weiblich
Diagnose	Prostata-Adenokarzinom	Prostata-Adenokarzinom (4x3 cm) und Hodentumor (20 cm)	Prostata-Adenokarzinom (5x5 cm) und Zyst	Multiples mammäres Adenokarzinom - 5; Knötchen (0,5-3 cm)
Vorherige Behandlung	Kastration	–	Antibiotika	–
TMAZ-Behandlung	3x200 mg/Tag, 28 Tage	3x200 und 2x200 mg/Tag, 6 Monate	3x1200 mg/Tag	3x400 mg/Tag 1 Monat
Biochem. und hematologische Veränderungen	HMT 61-> 45; ALT 103-> 62	AST 55->10; GGT 4->1	Bilirubin 25,8 -> 6,2; AST 497->16; ALT 433->43; ALP 79-> 33	keine Veränderung
Therapeutische Wirkungen	7 Tage a.t. allg. Verbesserung; Katheterentnahme 14 Tage a.t. keine Krankheitsanzeichen	90 Tage a.t. Verminderung in der Tumormasse (Hoden) bis 1/3	29 Tage a.t. Tumor Verschwand	10 Tage a.t. alle Knötchen verschwanden; 12 Mon. später keine Krankheitsanzeichen

Es wurden 22 Hunde untersucht und mit TMAZ behandelt, die einen spontan auftretenden Tumor auswiesen. Von 22 Tieren überlebten 14. Bei diesen verschwand der Tumor oder er verkleinert sich erheblich. In Tabelle 11 sind die 14 überlebenden Hunde im Einzelnen charakterisiert. Es soll noch erwähnt werden, dass die sehr hohen Serumwerte vor der Therapie für die Aspartaminotransferase (497 ∝mol/l) und die Alaninaminotransferase (433 ∝mol/l) nach einem Monat der TMAZ-Therapie auf normale Werte sanken (16 und 43 ∝mol/l) und für die Dauer des gesamten Beobachtungszeitraums (5 Monate) im normalen Bereich blieben.

Nr.	5	6	7	8	9
Rasse	Englischer Cockerspaniel	Pudel	Dobermann-Pinscher	Englischer Cockerspaniel	Airedale-Terrier
Alter (Jahre)	8	11	8	9	9
Gewicht (kg)	15				
Geschlecht	weiblich	weiblich	weiblich	weiblich	weiblich
Diagnose	Multiples mammäres Adeno-karzinom - 4 Knötchen (0,5-3 cm)	Multiples mammäres Adeno-karzinom - 4 Knötchen (0,5-3 cm)	Multiples mammäres Adeno-karzinom - 4 Knötchen (0,5-3 cm)	Multiples mammäres Adeno-karzinom - 4 Knötchen (0,5-3 cm)	Multiples mammäres Adeno-karzinom - 4 Knötchen (0,5-3 cm)
Vorherige Behandlung	–	–	–	–	Antibiotika
TMAZ-Behandlung	3x400 mg/Tag 58 Tage	5x400 mg/Tag 2,5 Monate	5x400 mg/Tag 3 Monate	3x400 mg/Tag 4 Monate	3x400 mg/Tag 4 Monate
Biochem. und hematologische Veränderungen	keine Veränderung	keine Veränderung	keine Veränderung	keine Veränderung	Keine Veränderung
Therapeutische Wirkungen	58 Tage a.t. alle Tumor-knötchen verminderten sich um 50%	2-3 Monate (kleinere Knötchen) 4-6 Monate (größere Knötchen)	2-3 Monate (kleinere Knötchen) 4-6 Monate (größere Knötchen)	2-3 Monate (kleinere Knötchen) 4-6 Monate (größere Knötchen)	2-3 Monate (kleinere Knötchen) 4-6 Monate (größere Knötchen)

Nr.	10	11	12	13	14
Rasse	Deutscher Schäferhund	Dt. Schäferhund (Mischling)	Eskimohund	Deutscher Pinscher	Berner Sennenhund
Alter (Jahre)	8	10	12	5	8
Gewicht (kg)	38	35	40	3	40
Geschlecht	männlich	männlich	männlich	männlich	männlich
Diagnose	Hautadeno-karzinom (Schwanz)	Flachzelliges Karzinom der Haut (Schwanz), 3 Tumore	Flachzelliges Karzinom der Zunge	Hypertrophie und Hyperplasie der Speichel-drüse	Lungenkrebs
Vorherige Behandlung	Operativ entfernt, Resektions-wunde verheilte nicht	Zwei Knötchen wurden operativ entfernt	Operativ entfernt, Resektions-wunde verheilte nicht	Antibiotika	–
TMAZ-Behandlung	6.400 mg/Tag 62 Tage lokale Appl. einer Pulver-substanz	4x100 mg/Tag 93 Tage	3x100 mg/Tag 32 Tage	3x100 mg/Tag 147 Tage	4x400 mg/Tag 35 Tage
Biochem. und hematologische Veränderungen	Glukose 6,9 -> 3,8; AST 50 -> 38	Urea	–	Urea 9,5 -> 7,5; AST 40 -> 27; ALT 54 -> 36; L 3,1 -> 12	AST 35-> 16; Bilirubin 8,5 -> 2,8
Therapeutische Wirkungen	3 Tage a.t. normaler Heilprozess begann und endete 7 Tage später	17,5 -> 6,3 verbleibendes Knötchen verschwand nach 67 Tagen a.t.	3 Tage nach Behandlung begann die Wunde zu hei-len; 2 weitere Tage später war die Wunde geheilt	7 Tage nach Therapiebeginn: Knoten wurde weicher und kleiner (75%) 14 Tage später keine Hypertro-phieanzeichen	7 Tage a.t. allg. Verbesserung; 7 Tage später kein nach-weisbarer Tumor (Röntgen)

Quelle: Pavelic el al. (2001), J. Molecular Medicine 78: 708-720

■ 29.7. Pilotstudien, Fallkontrollstudien und Fallberichte zu der Anwendung von TMAZ = Tribomechanischaktivierter Zeolith (Natur-Klinoptilolith-Zeolith) bei Patienten mit Tumorerkrankungen

Die Untersuchungen wurden in den Polikliniken Svecnjak in Zagreb unter Kontrolle von Dr. Slavko Ivkovič in einer Zeitspanne von 5 Monaten durchgeführt. Übersicht aus dem Jahr 2000. Die Patienten waren von der Schulmedizin aufgegeben oder lehnten eine Chemo- bzw. Strahlentherapie ab.

Es wurden 280 Patienten mit TMAZ-Präparaten mit täglichen Dosen von 3-10 g, individuell abgestimmt, therapiert. Die Effekte der TMAZ-Applikation sind bei 114 Patienten gemäß vorgeschriebener Beobachtungsprotokolle registriert worden.

Zerebrale Tumore wurden bei 21 Patienten im Finalstadium verfolgt. Die Patienten waren in einem schlechten Allgemeinzustand, unbeweglich und wurden nur symptomatisch therapiert, d. h. sie erhielten nur schmerzstillende, antidepressive Mittel. 3-4 Wochen nach Beginn der Einnahme des TMAZ haben sich deutliche Verbesserungen des Allgemeinzustands gezeigt. Die Patienten hatten keine epileptischen Anfälle mehr und wurden auch beweglicher, einige waren fähig selbst zu lesen, sich zu waschen und normal zu kommunizieren. Nach 5 Monaten hatten 14 Patienten keine Anzeichen mehr von Tumorerkrankung.

Bei 40 Patienten mit primären Lungentumoren im Finalstadium wurde der Allgemeinzustand in der 3. und 4. Woche nach Einnahmebeginn deutlich verbessert. Die Schmerzen wurden deutlich gemindert, Respiration und Beweglichkeit erfolgten beschwerdefrei. Bei dieser Gruppe verstarb nur ein einziger Patient aufgrund eines invasiv-kachektischen Anfalls.

Ferner wurde die Wirkung des TMAZ auf den Krankheitsverlauf von 53 Patienten in ausgesprochenem kachektischen Zustand mit Krebsbefall des Verdauungstraktes im Finalstadium klinisch beobachtet. Bei diesen Patienten trat die positive Wirkung etwas später ein (Woche 5-8), wobei 4 Patienten in der Anfangsphase der Einnahme verstorben sind. Der Rest der

Patienten hat sich gut erholt und nach 5 Monaten zeigten nur wenige Patienten die Spuren der Tumor-Krankheitssymptome.

Bei mehr als 150 Patienten wurde deutlich eine positive Wirkung des TMAZ in Kombination mit klassischen Therapiemethoden (Chemotherapie, Strahlentherapie) festgestellt. Dabei verringerten sich die Nebenwirkungen der klassischen Therapiemethoden.

Nachfolgend werden einige spezielle Beobachtungsstudien der letzen Jahre vorgestellt. Diese wurden unter der Leitung von Dr. Ivkovič in verschiedenen Kliniken in Zagreb durchgeführt [Ivkovič 2006b].

29.8. Fallkontrollstudie Hautkrebs – Malignes Melanom

[Ivkovič 2006b]

- Jedes Jahr erkranken in Deutschland mehr als 100.000 Menschen neu an Hautkrebs.
- Über 3000 sterben an den Folgen.
- Melanom der Haut ist der bösartigste Hautkrebs des Menschen.
- Das Risiko, im Laufe des Lebens ein Melanom zu entwickeln, beträgt in Deutschland etwa 1:200, in Australien bereits 1:50.
- Besonders betroffen sind Menschen im mittleren Lebensalter zwischen 45 und 60 Jahren.
- Melanome können trotz völlig fehlender Beschwerden und einer relativ geringen Größe bereits frühzeitig Tochtergeschwülste in andere Organe absetzen.
- Am häufigsten ist hier die Lymphknotenmetastasierung.

Studiendesign/Anwendung von TMAZ:

- 20 Patienten mit Hautkrebs – Melanoma Metastaticum Clark III + IV
  11 Patienten mit Metastasen in den Lymphknoten.
  3 Patienten mit subklavikularen und mediastinalen Lymphknoten
  3 Patienten mit subklavikularen Lymphknoten am Hals
  1 Patient mit subklavikularen und axialen Lymphknoten auch am Rücken, Lunge und Gehirn

1 Patient mit subklavikularen Lymphknoten mit massiven Metastasen auf der Haut
1 Patient mit primären Metastasen am linken Auge, und 5 Jahre nach Enukleation des Auges Metastasen in der Leber

- Dauertherapie mit der Kombination von Megamin Pulver, Megamin Forte und Megamin Plus, tägliche Dosis von 3-10 g, individuell abgestimmt

Ergebnis

- Von 20 Patienten ist 1 Patient nach 5 Monaten verstorben, nachdem er die Megamin Produkte abgesetzt hat.
- Nach 3 Jahren ist 1 Patientin mit Metastasen im Gehirn verstorben, nachdem es zu rezidiven Metastasen im Gehirn kam. Wir hatten keine Information wie lange sie die TMAZ-Megamin Produkte eingenommen hat.
- Die anderen 18 Patienten hatten bei der letzten Kontrolle im Januar 2006 keine Anzeichen für Rezidive der Krankheit, nicht einmal bei der PET-Untersuchung.

Beobachtung zum Therapieverlauf

- angiostatische Wirkung
- endostatische Wirkung ist konstant und langsam
- keine Rezidive, wenn TMAZ ohne Unterbrechung über einen Zeitraum von mehr als 6 Monaten diszipliniert eingenommen wird
- keine Nebenwirkungen wie bei der Chemotherapie
- schnelle Verbesserung des Allgemeinzustandes und der Lebensqualität

Im Vergleich mit Patienten die im gleichen Stadium der Krankheit waren und kein TMAZ genommen haben, sind diese nach 1-2 Jahren verstorben.

29.9. Beobachtungsstudie Lungenkrebs, Bronchialkarzinom

[Ivkovič 2006b]

- Im Jahr 2000 erkrankten nach Schätzungen des Robert-Koch-Instituts ca. 31.800 Männer und 10.400 Frauen an dieser Krebsart; mit steigender Tendenz

- Damit ist Lungenkrebs bei Männern und Frauen die dritthäufigste bösartige Tumorerkrankung
- Lungenkrebs ist selten heilbar
- Im Jahr 1999 verstarben in Deutschland laut Statistischem Bundesamt 37.616 Patienten an einem Bronchialkarzinom, darunter 28.192 Männer und 9.423 Frauen
- Es gibt verschiedene Arten von Lungenkarzinomen. Besonders bösartig ist das so genannte kleinzellige Lungenkarzinom
- Die nicht-kleinzelligen Lungenkarzinome – dazu gehören das so genannte Plattenepithelkarzinom, das Adenokarzinom und das großzellige Karzinom – wachsen langsamer und haben deshalb insgesamt eine bessere Prognose

Studiendesign/Anwendung von TMAZ

- 22 Patienten mit Bronchialkarzinom
- 15 Patienten mit kleinzelligem Bronchialkarzinom
- 7 Patienten mit planozellulares (makrozellulares) Karzinom
- 12 Patienten – 7 mit kleinzelligem und 5 mit planozellularem Karzinom – haben als Dauertherapie Megamin Pulver, Megamin Forte und Megamin Plus bekommen
- 10 Patienten haben eine Kombination von Megamin und Chemotherapie als Behandlung bekommen
- 2 Tage vor und 2 Tage nach der Chemotherapie haben sie die Megamin Therapie immer weggelassen

Ergebnis

- 1 Patientin mit kleinzelligem Karzinom ist nach 6 Monaten verstorben, nachdem sie ab dem 3. Monat die TMAZ Therapie abgebrochen hatte.
- Bei 1 Patientin mit planozellularem Karzinom kam es zum Rezidiv, nachdem sie für 6 Monate die Megamin Therapie unterbrochen hatte. Anschließend begann sie erneut mit der Megamin Therapie und nach 2 Monaten kam es zur Verkleinerung des mediastalen Rezidiv.
- 21 Patienten aus dieser Gruppe haben im Januar 2006 keine Anzeichen von Rezidiven gehabt. [Ivkovič 2006b]

■ 29.10. Fallkontrollstudie Nierenkarzinom

[Ivkovič 2006b]

- Nierenkrebs ist eine relativ seltene Tumorerkrankung in der Bundesrepublik Deutschland
- Etwa vier bis acht von 100.000 Menschen sind pro Jahr betroffen
- Allerdings beobachtet man in den letzten zehn Jahren weltweit eine Zunahme dieser Krebsform
- Nierenkrebs wird besonders häufig zwischen dem 40. und 60. Lebensjahr diagnostiziert
- Die Zahl der Neuerkrankungen und der Todesfälle verläuft in Deutschland seit Anfang der 90er Jahre weitgehend konstant.

Studiendesign/Anwendung von TMAZ

- 23 Patienten in der terminalen Phase aus der schulmedizinischen Therapie herausgenommen, mit zwei oder mehr Metastasen an den Knochen, der zweiten Niere, der Lunge und dem Gehirn
- Dauertherapie mit Kombination der TMAZ-Präparate Megamin Pulver, Megamin Forte und Lycopenomin Aktiv
- Zeitraum: 8 Jahre
- 3 Patienten sind nach 14 Tagen Therapie verstorben
- Bei 9 Patienten kam es zur Verkleinerung der Metastasen
- Nach einem Jahr Therapie kam es zu Veränderungen der Metastasen in den Beckenknochen
- Nach acht Jahren, 1998-2006 gibt es keine Anzeichen von Karzinomen
- Bei 8 Patienten gab es nach 2 Jahren eine vollständige Remission
- Bei 3 Patienten wurde das Wachstum der Metastasen gestoppt.

Der Vergleich mit der Gruppe der Patienten die kein TMAZ eingenommen haben, zeigt, dass alle Patienten nach einem Jahr verstorben sind.

29.11. Fallkontrollstudie Prostatakrebs mit TMAZ (1)

[Ivkovič 2006b]

- Prostatakrebs ist die häufigste Krebserkrankung bei Männern.
- Mit ca. 11.000 jährlichen Todesfällen ist das Prostatakarzinom an zweiter Stelle bei den Krebs bedingten Todesursachen.
- Die Ursachen des Prostatakrebses sind nicht bekannt. Als Risikofaktoren gelten u. a. Hormone, fortgeschrittenes Alter, genetische Veranlagung und Ernährung.
- Mehr als 90 % der Patienten sind zum Zeitpunkt der Diagnose über 60 Jahre alt.
- Das Durchschnittsalter der an Prostatakrebs erkrankten Männer liegt bei 72 Jahren.

Studie mit Anwendung von TMAZ

24 Patienten mit primärem Prostatakarzinom
Dauertherapie mit der Kombination der TMAZ-Präparate Megamin Pulver, Megamin Forte und Lycopenomin Aktiv

Ergebnis

- Bei allen Patienten sind nach 2 Monaten Therapie die PSA Werte gefallen
- Bei 7 Patienten konnten nach erneuter Biopsie nach 2 Monaten keine Tumorzellen des Adenokarzinoms mehr festgestellt werden
- 8 Patienten mit Metastasen in den Knochen haben folgendes gezeigt:
- Verbesserung des Allgemeinzustandes
- Wachstumsstopp der Metastasen in den Knochen nach 6 Monaten bei 5 Patienten
- bei 2 Patienten waren keine Metastasen mehr nachweisbar nach 6 Monaten
- bei 1 Patient kam es zur Streuung der Metastasen

■ 29.12. Fallkontrollstudie Prostatakrebs mit TMAZ (2)

[Pfeifer 2006]
Auszug aus dem Schreiben vom 01. November 2006 von Herrn Prof. L. Pfeifer an Herrn Dr. Tihomir Lelas, Tribomin, Zagreb, Kroatien (mit freundlicher Genehmigung von Herrn T. Lelas)

Brunnen, Schweiz, den 01. November 2006
TMAZ 7 und Lycopenomin für die Behandlung von hormonrefraktärem Prostatakrebs

Sehr geehrter Herr Lelas,

wie bereits am Telefon versprochen, übersende ich Ihnen meine Zusammenfassung über die Anwendung von TMAZ 7 in Verbindung mit Lycopenomin für die Therapie von Patienten mit hormonrefraktärem Prostatakrebs:

Fünfzehn Patienten mit hormonrefraktärem Prostatakrebs haben an dieser Pilotstudie im November 2005 teilgenommen. Alle Männer der Pilotstudie hatten bereits sämtliche konventionellen Behandlungen durchlaufen und wiesen ein eindeutiges Fortschreiten der Krankheit auf, einschließlich eines PSA-Anstiegs bei Eintritt in die Pilotstudie. Die Auswirkungen einer Kombinations-Therapie mit TMAZ 7 und Lycopenomin wurden analysiert.

Zu Beginn wurden tägliche Dosen von 3 x 3 g TMAZ 7 und 3 x 2 Kapseln Lycopenomin verabreicht. Es wurde beschlossen, den Patienten diese Dosis weiterhin zu geben, bis weitere Fortschritte in der monatlichen PSA-Messung erzielt würden. Die Patienten nahmen an einem Follow-Up-Zeitraum über 12 Monate teil. PSA, CBC und die Parameter der Blutbestandteile wurden monatlich überprüft. Die Patienten erhielten eine LHRH-Agonist-, Anti-Androgen- und/oder Phytotherapie, um eine paradoxe Entzugsreaktion im Rahmen der PSA-Werte zu vermeiden.

Von den fünfzehn hormonrefraktären Prostatakrebspatienten wiesen acht einen signifikanten Rückgang ihrer PSA-Werte im Verlauf der zusätzlichen Therapie mit TMAZ und Lycopenomin auf. Bei drei Patienten war zumin-

dest ein stabilisierender Effekt erkennbar und bei vier Patienten waren keinerlei Auswirkungen nach der Einnahme der beiden Präparate zu erkennen. Der PSA-Rückgang bei den acht Patienten war bei sechs von ihnen mindestens 6 Monate erkennbar und bei zwei Patienten von ihnen über einen Zeitraum von mindestens 11 Monaten. Von den sieben Patienten, die keinen signifikanten PSA-Rückgang mit der Anfangsdosis von TMAZ 7 und Lycopenomin aufwiesen, ging der PSA-Wert bei drei von ihnen nach einer Erhöhung der TMAZ 7-Dosis auf 8 x 3 g pro Tag zurück. Diese drei Patienten scheinen noch immer von TMAZ 7 zu profitieren, nach dem sie die Dosis nun bereits seit drei Monaten einnehmen.

Darüber hinaus gab es keine Nebenwirkungen durch die zusätzliche Einnahme der beiden Präparate. Nur zwei von den 15 Patienten wiesen auf den schlechten Geschmack von TMAZ 7 hin, setzten die Einnahme aber dennoch fort. Es gab weiterhin auch keine wesentlichen Änderungen in den CBC- und den Blutbestandteilergebnissen dieser Patienten während der Einnahme dieser beiden Präparate.
Obwohl es sich hierbei um vorläufige Ergebnisse im Rahmen der Anwendung von TMAZ 7 und Lycopenomin bei hormonrefraktären Prostatakrebspatienten handelt, kann doch ermutigend festgestellt werden, dass die orale Einnahme beider Präparate mit einem PSA-Rückgang in Verbindung gebracht werden kann und die Tumorentwicklung bei ca. 70 % der Patienten stoppt, ohne Nebenwirkungen zu verursachen. Daher sollte eine zukünftige Studie dieser beiden Präparate mit einer größeren Patientengruppe so bald wie möglich erwogen werden, da es bis dato keine wirksame Therapie für hormonrefraktären Prostatakrebs gibt.

Ich hoffe, dass wir weiterhin Positives mit TMAZ erleben werden und ich werde alle Maßnahmen ergreifen, um jede Bemühung in Bezug auf zukünftige klinische Tests mit diesem Präparat zu unterstützen.

Mit freundlichen Grüßen

Ben L. Pfeifer, M.D. Ph.D.
Prof. und Direktor Klinische Forschung
Abteilung Onkologie

■ 29.13. Fallsammlung zur komplementären Therapie von Tumorkrankheiten mit Natur-Klinoptilolith-Zeolith

In Kooperation mit Therapeuten von Tumorkranken aus Deutschland, Österreich, Russland und der Schweiz haben wir bei Patienten mit verschiedenen Tumoren (Mamacarcinom, Schilddrüsenkrebs, Magen- und Darmtumoren u. a.), die von Schulmedizinern aufgegeben worden sind, mit hohen Dosen Natur-Klinoptilolith-Zeolith (6-10 g/Tag Dauerapplikation) eine Therapieunterstützung gegeben. In 9 dokumentierten Fällen wurden Tumor und Metastasen völlig zum Verschwinden gebracht. Die Patienten sind heute wieder voll arbeitsfähig. In weiteren 14 Fällen hat das Tumor- und Metastasenwachstum zum Stillstand geführt und es wurde eine Einkapselung erreicht. In 28 Fällen haben wir in Einvernehmen mit den Tumortherapeuten eine bessere Verträglichkeit der Chemo- und Strahlentherapie sowie eine Lebensverlängerung bis zwei Jahre und länger gegenüber der medizinischen Prognose mit Natur-Klinoptilolith-Zeolith erreicht. Die Ergebnisse sind in nachfolgender Tabelle zusammengefasst dargestellt.

Beseitigung des Tumors und der Metastasen. Patienten sind wieder voll arbeitsfähig (Stand 1/2 bis 2 Jahre nach der Therapie)	9 Fälle
Abkapselung und Schrumpfung des Tumors + Metastasen. Patienten sind wieder voll arbeitsfähig (Stand 1/2 bis 2 Jahre nach der Therapie)	14 Fälle
Bessere Verträglichkeit der Chemo- und Strahlentherapie	28 Fälle
Nur kurzzeitige Effekte	9 Fälle

Natürlich ist diese Fallzusammenstellung nicht repräsentativ. Folglich müssen Forschungsprojekte angestrebt werden, die diese Ansätze positiver Effekte der Natur-Klinoptilolith-Zeolith-Applikation weiter verfolgen, aber auch jene, bei denen wir nur kurzzeitig effektive Wirkungen erzielen konnten (9 Fälle). Bei zwei von diesen Patienten wurde folgendes beobachtet: Nach Einnahme von Natur-Klinoptilolith-Zeolith trat eine zeitweilige Verbesserung des Allgemeinzustands und der Lebensqualität auf. Weil sich die paraklinischen Befunde der Patienten verschlechterten bzw. weil sich neue Metastasen oder maligne Zellbildungen an der operierten Stelle zeigten, wurde von den behandelnden Klinikärzten eine Chemotherapie angeordnet und die Natur-Klinoptilolith-Zeolith-Applikation abrupt abgesetzt. Hinweise, die Applikation von Natur-Klinoptilolith-Zeolith als Basistherapie während der Chemotherapie weiterzuführen, wurden nicht akzeptiert. In beiden Fällen starben die Patienten innerhalb von 1-2 Wochen infolge starker Metastasenbildung während der Chemotherapie.

30. Vorstellung zum TMAZ-Wirkungsmechanismus bei Tumorerkrankungen von Ivkovič [2006c], Ivkovič und Zabcic [2002a und b]

- TMAZ verhält sich wie ein SUPERANTIGEN wie eine Supervaccine
- TMAZ wird nicht resorbiert, sondern wirkt über das ZELLSIGNAL auf der Ebene des Darmepithels GALT
- Stimulierung des programmierten Zellentodes – Apoptose über den Signalweg der Protein Kinase B
- Inhibierung des Tumorwachstums durch die Adsorption der Wachstumsfaktoren
- Antioxidante Wirkung – die malignen Zellen befinden sich im oxidativen Stress
- Immunstimulation inhibiert das Wachstum der Metastasen
- Angiostatischer Effekt
- Der wichtigste Wirkungsmechanismus ist wahrscheinlich die Stimulation der Gluthation-Transferase
- Verhinderung von Genmutationen

31. Die Rolle der Psyche bei Tumorerkrankungen ist pathophysiologisch erklärbar

Von vielen nur naturwissenschaftlich und auf das Detail orientierten Medizinern wird eine Psychoneuropathogenese von chronischen und Tumorerkrankungen abgelehnt oder bestritten. Für sie bedeutet die Psyche ein „schwammiges Gebilde“, welches man nicht mit naturwissenschaftlichen Methoden erfassen kann. Dies ist aber eine einseitige und zudem unwissenschaftliche dogmatische Auffassung. Naturwissenschaftliche Methoden haben in der Biologie und noch mehr in der Humanmedizin ihre

Grenzen. Die psychosomatische Medizin [Uexküll 2003] und die Psychophysiologie [Schandry 1996] sowie die Neuropsychoendokrinologie [Voigt und Fehm 1983] und Neuropsychoimmunologie [Ader 1981] zeigen Wege und Methoden, wie man die **Unzulänglichkeit der naturwissenschaftlichen Methoden** in der Medizin [Sandritter 1962] **wissenschaftlich** durch neue Ansätze ergänzen kann.

Der heutige Erkenntnisstand über die Beziehungen

- zwischen Zentralnervensystem, vegetativem Nervensystem und extrazellulärer Matrix [Schlitter 1995 ; Heine 1991; Perger 1988; Pischinger 1990; Rimpler 1987; Hoff 1957; Schober 1953] und
- zwischen perineuralem Gleichstromsteuerungssystem und extrazellulärer Matrix [Becker 1994]
- zwischen Nervensystem und Immunsystem [Schedlowski und Tewes 1996; Rüegg 2006]
- zwischen neurobiologischen Prozessen und Psyche [Ruegg 2006]

lässt keinen Zweifel an einer Psychoneuropathogenese chronischer und Tumorerkrankungen.

Da alle diese psychonervalen Prozesse elektrophysiologisch ablaufen, benötigen sie einen intakten Elektrolythaushalt, um optimal funktionsfähig zu sein. Dessen Homöostase kann durch Siliziumminerale gesichert werden. Aus medizinisch-praktischer Sicht wusste bereits Hippokrates (460-370 v. Chr.) um die Bedeutung der neuropsychischen Vorgänge für das Gesundsein, Gesundwerden und bei der Entstehung von Krankheiten. Folgende Zitate belegen das:

„Ein Verlauf einer Krankheit wird weitgehend davon bestimmt, wie der Patient psychisch auf die Krankheit reagiert.“

„Ein Patient, der schon vom Tode gezeichnet ist, kann dennoch durch den Glauben an die Kunst des Arztes genesen.“

SiO_2-haltige Mineralien bieten dem neuropsychischen System ein solides Fundament.

32. Ganzheitlichkeit des Menschen und komplexe Therapie bei Tumorkranken wichtig

Die Herstellung der Mineralhomöostase und des Elektrolythaushalts sowie die Detoxikation mit SiO_2-Mineralien sind wichtige Voraussetzung für eine erfolgreiche Tumortherapie, vorausgesetzt, dass sie regelmäßig ohne Unterbrechung eingenommen werden. Eine Unterbrechung der Einnahme gefährdet den Therapieerfolg. Die SiO_2-Mineralien sind auch kein Allheilmittel, sie sind aber unseres Erachtens ein sehr wichtiges Basistherapeutikum, auf das man nicht verzichten sollte. Es darf aber dabei keinesfalls die Ganzheitlichkeit des Menschen und ein komplex-therapeutisches Herangehen vergessen werden. Neben Mineralien, Vitaminen, Aminosäuren und anderen Naturstoffen sollten der Ernährung und den Genussmitteln, Umstellung auf Gemüse und Obst (möglichst im rohen Zustand, auch als Säfte), Vermeiden von Weißzucker und Weißzuckerprodukten, von Schweinefleisch und Wurstwaren, von Bohnenkaffee und schwarzem Tee sowie von Alkohol- und Nikotinprodukten, einer angemessenen Bewegung und der Aufnahme von ausreichend Flüssigkeit Aufmerksamkeit geschenkt werden.

Entscheidender Heilungsfaktor ist aber die psychische Betreuung und psychische Führung des Tumorkranken. Eine Psychoonkologie sollte den ersten Platz in der Tumortherapie einnehmen.
Zu empfehlen sind Entspannungstechniken, Gesprächsgruppen und Einzelgespräche, Autogenes Training und die Visualisierung nach Simonton [1994].

Nicht das einzelne Organ ist erkrankt, stets ist der gesamte Mensch in seiner biopsychosozialen Einheit erkrankt. Davon sollte bei jeder Tumortherapie ausgegangen werden. Aber auch das mannigfaltige Umfeld, welches auf den Menschen wirkt sollte unbedingt berücksichtigt werden.
Die unspezifische Wirkung der SiO_2-reichen Naturmineralien Klinoptilolith-Zeolith spielt als Basistherapeutikum und Basisprophylaktikum eine wesentliche Rolle. Das was bisher kaum bei der Tumortherapie beachtet wird, nämlich die Ausführung der toxischen Stoffe des Tumors, der chemischen und Strahlungstherapie, sowie die der zerstörten Tumorzellen: das vermag der Natur-Klinoptilolith-Zeolith zu bewerkstelligen.

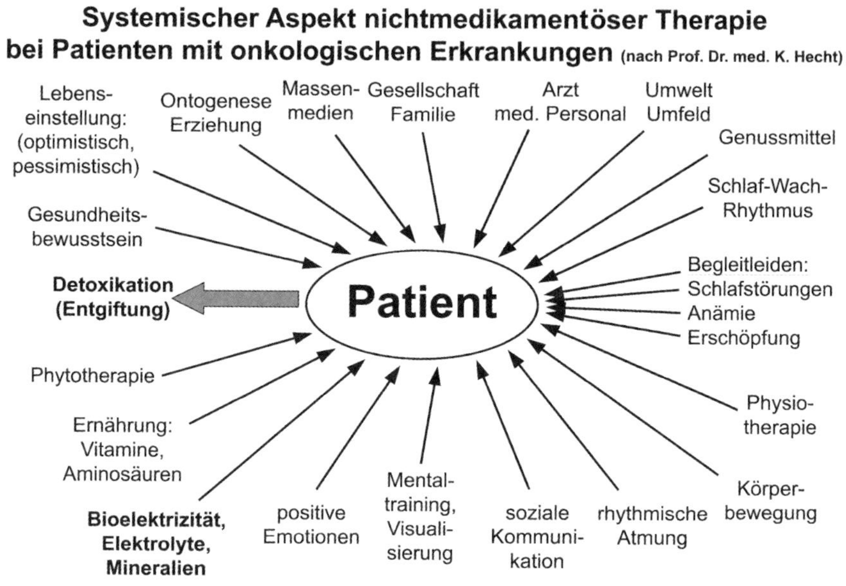

Abbildung 11: Systemische Aspekte nichtmedikamentöser Therapie bei Patienten mit onkologischen Erkrankungen

■ 33. Sport, oxidativer Stress (Bildung von freien Radikalen) und Klinoptilolith-Zeolith

In den letzten Jahren wird im Zusammenhang mit Freizeit und Leistungssport die Bildung von freien Radikalen (oxidativer Stress) diskutiert und es werden Möglichkeiten gesucht, die schädliche Wirkung und Leistungsbeeinträchtigung der freien Radikalen auszuschließen. In diesem Zusammenhang kam der Klinoptilolith-Zeolith ins Gespräch. Zunächst sollen einige Fragen beantwortet werden.

33.1. Entsteht bei normalem Sport oxydativer Stress?

Nein.
Eine regelmäßig dosierte körperliche Bewegung von 1-2-Mal eine Stunde pro Tag mit entsprechenden Erholungspausen stärkt die Abwehr gegenüber der Bedrohung von freien Radikalen: Durch regelmäßige Körperbewegung kann man Patienten mit folgenden Krankheiten erfolgreich ohne Medikamente behandeln oder diese verhindern. Z. B. Bluthochdruckkrankheit, Herzkrankheiten und Arteriosklerose, Depressionen, Gedächtnisverlust, Krebs.

Durch regelmäßige und dosierte Körperbewegung kann auch dem Alterungsprozess entgegen gewirkt werden. Welche Sportarten sollte man Wählen? Ausdauersport, z. B. Nordic Walking, Wandern, Laufen, Skilaufen, Schwimmen, Wassersport, Radfahren.
Unsere eigenen Erfahrungen: Täglich 1-2-Mal ca. eine Stunde Nordic Walking in unterschiedlichem Tempo (langsam – schnell im Rhythmus). Beim Nordic Walking werden 85-90 % aller Körpermuskeln gut durchblutet. **Dazu Einnahme von 3-5 g Klinoptilolith-Zeolith täglich,** um den bioelektrischen Akku wieder aufzuladen. Das hält uns jung.

Was ist für den Freizeitsportler schädlich?
Unregelmäßige, systemlose, einmalige, starke Belastungen, Überschätzung der eigenen Leistungsfähigkeit, nicht beachten von Erholungszeiten. Wenn die Erholung (Entspannung) nicht erfolgt, kehrt sich der sportliche Effekt um. Durch übermäßige Bildung von „freien Radikalen" wird der Körper strapaziert und Erkrankungen wird Vorschub geleistet.

Wichtig ist: Untrainierte müssen mit langsamer und regelmäßiger Belastung beginnen. Eine einmalige Überbelastung eines Untrainierten kann, genau wie bei einem überforderten Leistungssportler, zu tagelangem oxidativem Stress führen. Für den Freizeitsportler ist wichtig und richtig zu wissen: gut dosiert, regelmäßig, langsam Belastung steigern, ausreichende Erholungsphasen.
Die häufig nachgewiesene Antioxidantienwirkung von Klinoptilolith-Zeolith kann bei regelmäßiger Einnahme regulierend wirken, den oxidativen

Stress verhindern und vor Überforderung schützen. Deshalb empfehlen wir Freizeitsportlern regelmäßig Klinoptilolith-Zeolith einzunehmen um kein Defizit von Elektrolyten und Bildung von freien Radikalen zuzulassen.

Was muss der Leistungssportler beachten?

Es ist wissenschaftlich nachgewiesen, dass exzessives Training von Leistungssportlern die Überproduktion von freien Radikalen fördert. Aus der Überproduktion der freien Radikalen ergeben sich folgende Veränderungen der Stoffwechselprozesse.

Faktoren der Überproduktion

An der Überproduktion von freien Radikalen beteiligt:

- Aktivitätsminderung von spezifischen Enzymen, die einen prozentualen Zuwachs der Sauerstoffkonzentration bedingen → der Sauerstoff führt zur Bildung freier Radikale.
- Die Laktat-Oxidation im Muskel führt zur Umwandlung von Sauerstoff in ein Peroxidanion (eines der schädlichsten freien Radikale).
- Mit dem Anstieg der Körpertemperatur kommt es in der Phase der Energieproduktion zur erhöhten Produktion von freien Sauerstoffradikalen.
- Bei der durch Muskelkontraktion hervorgerufenen Minderdurchblutung des Gewebes und seiner anschließenden Reperfusion (Wiederdurchblutung) kommt es zur Anhäufung von Peroxidanionen auf der Basis der Hypoxanthin-Produktion (Hypoxanthin entsteht aus dem muskulär bedingten Abbau von Purin)
  [Ivkovič, S. und A. Müller-Schubert 2004: Oxidativer Stress – Risikofaktor Nr. 1 für Ihre Gesundheit. Astra GmbH, Schlanstedt]

Was muss der Leistungssportler besonders beachten?

Untersuchungen zeigen, dass bei dem Leistungssportler im Durchschnitt die freien Radikale um das 6 bis 8-fache ansteigen können. Wird bis zur Erschöpfung trainiert, kann die Produktion von freien Radikalen bis um das 20-fache ansteigen. Parallel dazu entsteht ein Mangel an dem notwendigen lebenswichtigen Sauerstoff, dessen Verbrauch bei exzessivem Training in den Muskeln auch bis um das 20-fache steigen kann. Um die Leistung zu gewährleisten, entziehen die Muskeln den Sauerstoff aus anderen Organen,

z. B. Leber, Darm, Magen, Nieren. Dadurch entsteht in diesen Organen einerseits ein Mangel an Sauerstoff und andererseits eine Überproduktion an freien Radikalen. Bei einmaligen Belastungen ist eine Normalisierung bei einer Ruhepause ohne weiteres möglich. Bei häufigeren Überforderungen entstehen die oben erwähnten Folgeerscheinungen, weil generell der gesamte Stoffwechsel gestört wird. Die Folge davon ist eine erhöhte Verletzungsgefahr, z. B. gehäuftes Auftreten von Muskel- und Sehnenrissen.

Deshalb ist die regelmäßige kontinuierliche Zufuhr von Elektrolyten, vor allem in Form von Klinoptilolith-Zeolith, für den Leistungssportler besonders wichtig, weil dadurch der Regenerations- und Erholungsprozess optimal verlaufen kann.

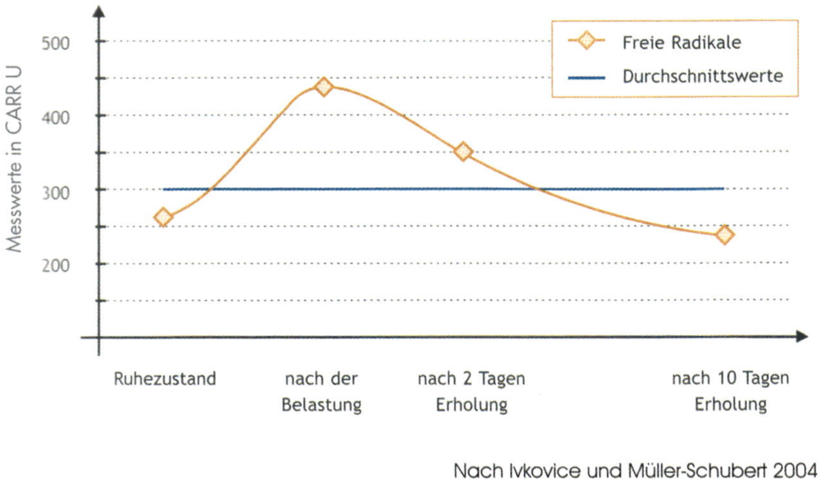

Abbildung 12:
Belastung durch freie Radikale bei Radsportlern nach einem 150 km-Radrennen [Ivkovič und Müller-Schubert 2004]

Bei dem Radrennen wird der starke Anstieg der freien Radikalen nach der Belastung deutlich. Es dauert noch einige Tage, bis sich die Werte normalisieren. Zur Bestimmung der freien Radikalen wurde die Freie-Radikalen-Analyse mit Hilfe des d-ROM-Tests verwendet.

33.2. Klinoptilolith-Zeolith-Wirkung verbessert Regulationsprozess bei Sportlern

T. Lelas und A. Lelas [2004 Präliminere Studie über die Verwendung von Megamin zur Senkung der Anteile von Lactaten und Ammonium im menschlichen Körper. Wissenschaftlicher Bericht, Zagreb] konnten mit folgenden Untersuchungen anhand der Lactatbestimmung im Blut zeigen, dass mittels Verabreichung von Klinoptilolith-Zeolith (TMAZ) der Lactatgehalt im Blut bei Sportlern niedrig gehalten werden konnte.

Sie verabreichten Freizeitsportlern täglich eine Woche lang 13-15 g Klinoptilolith-Zeolith. Diese mussten in einer bestimmten Zeiteinheit maximale Leistungssteigerung mittels Fahrradergometer erbringen. Dabei wurde Lactat im Blut bestimmt. Durch die Applikation von Klinoptilolith-Zeolith konnte die Lactatkonzentration im Blut niedrig gehalten werden. Es wurde festgestellt, dass die Senkung des Lactatspiegels unter 2 mmol/l eine Leistungssteigerung von 26,5 %, unter 3 mmol/l um 22,9 % und unter 4 mmol/l eine Leistungssteigerung von 18,3 % bewirkte. Die optimale Wirkung von Klinoptilolith-Zeolith und die erbrachte sportliche Leistung konnten anhand der Lactatmessung nachgewiesen werden. Diese Ergebnisse sind ein guter Ansatz für weitere Studien zu dieser Problematik.

Beobachtungen an Leistungssportlern von G. Bandtke und D. Lazik (Rudern), denen längere Zeit Klinoptilolith-Zeolith (froximun) appliziert wurde, ergaben, dass sich dieser Naturwirkstoff positiv auf den Regenerationsprozess auswirken kann. Von Bandtke und Lazik werden Pilotstudien angeregt, um den Sportlern zu einer besseren und stabileren Gesundheit und damit zur besseren Belastbarkeit und mehr Leistung verhelfen zu können [Badtke, Pro. Dr. med. G. und Dr. rer. nat. I. Lazik: Wirkung von froximun auf Leistungs- und Regenerationsfähigkeit von Sportlern. Froximun, Auszüge vorliegender Forschungsergebnisse, Nov. 2006].

Anmerkung. Unsere über achtjährige Erfahrung mit der Anwendung von Klinoptilolith-Zeolith kann diese Auffassung nur unterstützen. Eine wesentliche Voraussetzung für einen gesunden Leistungssport ist ein permanent optimaler Elektrolythaushalt, der Gesundheit und hohe Leistungsfähigkeit gewährleistet und nach den Anforderungen den Regenerationsprozess schnell wieder herstellt.

34. Kann Klinoptilolith-Zeolith neurodegenerative Veränderungen hemmen oder beseitigen?

Chelat-Therapie bei G93A mutierten ALS-Mäusen.

S. J. Del Signore(1), E. C. Stack, S. Matson, K. Cormier, K. Smith, R. J. Ferrante (2).
(1) Neurol. Boston Univ. Sch. Med. Bedford, M; (2) The Grecc Unit, Bedford Veterans Admin. Med. Ctr. Bedford, MA

Zusammenfassung: Es wurde festgestellt, dass Metall-vermittelter oxidativer Stress eine besondere Rolle in der Pathogenese der Amyotrophen Lateralsklerose (ALS) bei veränderten Stoffwechselfunktionen mit aktivem Zelltod spielen kann. SOD1 Mutanten können zu abnormen Kupfer- und Eisenbindungen führen, die zu reaktiven Sauerstoffbindungen, oxidativem Stress mit anschließendem Zelltod führen. Es ist bekannt, dass eine Chelat-Therapie einen effektiven Schutz der Nerven gegen neurodegenerative Störungen wie Alzheimer-, Parkinson- und Huntington- Erkrankungen bewirkt. Durch die Bindung an Chelate werden die veränderten Metallionen abgesondert. Ein Chelat hat kürzlich ein erneutes klinisches Interesse ausgelöst. Klinoptilolith, ein Vulkangestein aus der Gruppe des Minerals Zeolith, kann sehr effektiv als Chelatbinder in der Behandlung von chronischen und akuten Krankheiten eingesetzt werden. Klinoptilolith ist in der Liste der FDA „Generally Regarded As Safe" aufgenommen. Ein solches gut verträgliches und wirksames Klinoptilolith ist das Froximun. Wir untersuchten die pharmakologische Wirkung von Froximun in G93A transgenic ALS Mäusen. Froximun erweiterte dosisabhängig bedeutsam das Überleben der behandelten Tiere gegenüber den unbehandelten Mäusen. Froximun verbessert den Verlust des Körpergewichts und die motorischen Leistungen der G93A Mäuse. Froximun wirkt schützend auf Nerven, reduziert die Rückenmarksatrophie der motorischen Vorderhörner. Gleichzeitig untersuchten wir die Anteile der 8-Hydroxy-2-deoxyguanosine (8OH2'dG) der Nukleus DNA aus dem Rückenmark der G93A Mäuse. 8OH2'dG ist ein Marker für den oxidativen DNS-Abbau. Vermehrte Mengen an 8OH2'dG Anteile wurden im Rückenmark von 120 Tagen alten und unbehandelten G93A Mäusen im Vergleich zu den behandelten altersgleichen Geschwistern nachgewiesen. Froximun reduziert signifikant den 8OH2'dG Level im Vergleich zu den unbehandelten G93A Mäusen. Diese Ergebnisse belegen, dass Froximun das Überleben motorischer Nervenbahnen unterstützt und die Progression der ALS in den Mäusen durch indirekte Einflussnahme als Antioxidanz reduziert. Diese Ergebnisse geben Hinweise auf eine fortzusetzende Forschung der möglichen therapeutischen Strategien bei einer ALS.

Neuroscience 2007

***Übersetzung:** Dr. rer. nat. Erwin Walraph, Immunologe*

Kommentar von Prof. em. Prof. Dr. med. K. Hecht: Dieser Befund zeigt, dass Klinoptilolith-Zeolith die Elektrolytbalance zu regulieren und somit die Bioelektrizität des Menschen wieder herzustellen vermag, die eine wesentliche Grundlage der Funktion des Nervengewebes ist. Die Wirkung des Klinoptilolith-Zeolith fußt in erster Linie auf biophysikalischen und chemophysikalischen Gesetzmäßigkeiten und sekundär auf Grundlage der Biochemie. Wenn sich diese Befunde am Menschen bestätigen lassen, dann könnte vielen Leidenden geholfen werden.

35. Ergebnisse aus 7-jähriger eigener Erfahrung (K. Hecht) mit Natur-Klinoptilolith-Zeolith (dokumentierte Fallsammlung)

Prophylaktische Wirkung gegen Infektkrankheiten bei regelmäßiger Einnahme von meistens Kombinationen von Natur-Klinoptilolith-Zeolith und Montmorillonit oder nur Natur-Klinoptilolith-Zeolith. Keine Infekte.	über 86 Fälle
davon 18 über 6 Jahre, 26 4-6 Jahre, 42 1-4 Jahre	
Kupieren von Migräne in der Anflutungsphase (Kombination von Montilo(r) 3 g und Spiruptilo(r) 5 Tabletten/Tag)	14 Fälle
Neuropathien: Verbesserung des Allgemeinzustands und des Umgangs mit Schmerzen, (täglich 3 g Natur-Klinoptilolith-Zeolith + Montmorillonit 1:1)	12 Fälle
davon 4 über 4 Jahre, 8 1-4 Jahre	
Kupieren von Entzündungen der Mundschleimhaut (innerlich 1-5 g/Tag für die Dauer der Entzündung; gewöhnlich 2-10 Tage äußerlich teilweise zusätzlich Mundspülungen Natur-Klinoptilolith-Zeolith /Montmorillonitpulver in Wasser-Suspension 1:1)	34 Fälle
Verbesserung des Osteoporosezustands mit nachweisbar erhöhter Knochendichte (8 Wochen täglich 3 g Natur-Klinoptilolith-Zeolith + Montmorillonit 1:1; nach 8 Wochen Kontrolle)	4 Fälle
Kupieren einer schweren Nierenbeckenentzündung mit hoher Dosis (5 g/Tag; Kombination Natur-Klinoptilolith-Zeolith + Montmorillonit. Nach 2 Wochen erhebliche Besserung. Nach 4 Wochen gesund)	1 Fall ♀ 52 Jahre
Kupieren einer schweren Lungenentzündung mit hoher Dosis bei einer Tumorpatientin (5 g/Tag; Kombination von Natur-Klinoptilolith-Zeolith + Montmorillonit. Nach 3 Tagen Besserung, nach 10 Tagen sichtbare Besserung. Nach 21 Tagen stark verbessert. Danach nicht mehr zur Kontrolle gekommen.)	1 Fall ♀ 61 Jahre
Kupieren eines Diabetikerfußes (4 Wochen täglich 10 g Natur-Klinoptilolith-Zeolith. Nach 4 Wochen völlige Ausheilung der Wunde)	1 Fall ♂ 61 Jahre

■ 36. Schlussbemerkungen und Ausblick

Die vorgestellte Faktensammlung zur Wirkung von SiO_2-haltigen Naturmineralien auf die Gesundheitsprozesse des Menschen zeigt eine außerordentliche Mannigfaltigkeit der Anwendungsbereiche dieser unspezifisch wirkenden Stoffe Klinoptilolith-Zeolith, Montmorillonit/Bentonit und Tone. Die selbstregulierende Funktion des SiO_2 und dessen stimulierende Wirkung auf das Selbstheilungssystem des Menschen sind zwar schon Jahrtausende bekannt, im letzten Jahrhundert aber in Vergessenheit geraten oder nur in latenter Weise angewendet worden, wie z. B. Bentonit (Montmorillonit und disperses SiO_2) als Adjuvans in vielen Medikamenten. SiO_2 ist biogen geprägt und in unseren Genen enthalten. Deshalb vermögen der vom SiO_2 nach biophysikalischen und chemophysikalischen Gesetzen gesteuerte Klinoptilolith-Zeolith aber auch Montmorillonit/Bentonit und Tone die neuropsychobiologische Selbstregulation des Menschen adäquat zu steuern.

Der Nobelpreisträger und als Urwalddoktor bekannte Dr. Albert Schweitzer (1875-1965) formulierte mit der ihm innewohnenden Weisheit: „Wir Ärzte tun nichts anderes, als den Doktor im Inneren zu unterstützen und anzuspornen. Heilen ist Selbstheilung". Mit dem SiO_2 im Klinoptilolith, Montmorillonit/Bentonit) und Tonen haben wir ein sehr wesentliches Stimulans für die Selbstregulation und Selbstheilung in die Hand bekommen.

SiO_2 ist aber keinesfalls ein Allheilmittel, sondern ein Stimulator für unsere Selbstregulation und Selbstheilung. Dieses gilt es von jenen, die so genannte Heilberufe ausüben, weise, klug und mit Vernunft anzuwenden. Denken wir aber dabei daran, dass das Auftreten des Arztes und seine Ausstrahlungskraftwirkung auf den Patienten ebenfalls die Selbstheilungskräfte im Patienten stimulieren kann. Hippokrates gab den klugen Rat: „Es kommt nicht darauf an, was der Arzt dem Patienten gibt, sondern wie er es gibt.

Heute ist dies mit bildgebenden hirndiagnostischen Verfahren nachgewiesen [Rüegg, J. C. (2006): Gehirn, Psyche und Körper. Schattauer Verlag, 3. Auflage]. Leider steht so etwas in keiner der vielen Leitlinien. Die Erreichung dieses Effekts, den ein Arzt immer beim Patienten erreichen soll wird sträflichst missachtet. Die Medizin war und ist immer ein Fachgebiet, welches auf das Individuum ausgerichtet ist und in dem die Arzt-Patienten-Beziehungen auf Vertrauen und Gleichberechtigung fundiert sein muss.

Hippokrates gebrauchte oft den Begriff Heilkunst. Darunter ist unseres Erachtens die Kunst zu verstehen, die Selbstregulation und Selbstheilung des Patienten so zu stimulieren, dass sich sein Gesundheitszustand und seine Lebensqualität optimal verbessern. Mit dem SiO_2 und Klinoptilolith-Zeolith, Montmorillonit und Tonen ist uns ein biogener Wirkstoff gegeben worden, der richtig und weise angewendet ein wertvolles Hilfsmittel des Arztes sein kann.

Was vor allem dabei wichtig ist. Diese Naturstoffe haben keine unerwünschten Nebenwirkungen und keine Gefahr einer Überdosierung.

Teil III
Biologische Transmutation von Mineralien (Kervran)

K. Hecht: Stellungnahme zu Forschungsergebnissen über die Transmutation (Umwandlung) von Elementen (Mineralien) mittels schwacher Energien in lebenden Organismen von Corentin Louis Kervran (1901-1983)

■ 1. Substitutionstherapie von Mineralien erfordert systemisches Denken

Die systemische Regulation von Mineralien haben wir in den Kapiteln 17 bis 19 Teil I beschrieben und demonstriert, dass der Mineralhaushalt unter dem Aspekt der Wechselbeziehungen der einzelnen Elemente gesehen und beurteilt werden muss.

Diese wissenschaftliche Tatsache erhält durch die biologische Transmutation von Kervran einen unermesslichen und bedeutsamen neuen Aspekt. Kervran untermauert die systemische Regulation von Mineralien und schafft neue wissenschaftliche Tatsachen. Es gibt völlige Übereinstimmung von Kervran und uns:
Die Applikation nur eines einzigen Minerals, z. B. Calcium bei Osteoporose, kann nicht nur wirkungslos sein, sondern die Elektrolythomöostase aus dem Gleichgewicht bringen. Kervran hat auch die Bedeutung des Siliziums im Mineralstoffwechsel und unter dem besonderen Aspekt der biologischen Transmutation bewertet. Silizium hat aus unserer Sicht nicht nur steuernde Einflüsse auf verschiedene Mineralien, sondern steht mit diesen auch in Wechselbeziehung (Kapitel 29 Teil I). Die Substitutionstherapie mit Applikation einzelner Mineralien ist eher ein Glaubensbekenntnis als ein wissenschaftlich fundiertes Vorgehen.

Eine linear kausale Reaktionskette für die Regulation der Elektrolyte annehmen zu wollen, wie das mit dem von der Schulmedizin angewendeten Newtonschen Denkmodell geschieht, ist irreal und unphysiologisch.
Schema des Newtonschen Denkmodells:
A → B → C → D

Ein hochorganisierter Vielzellenorganismus kann nur durch ganzheitliche systemische Wechselbeziehungen funktionieren, wie dies das Modell der Quantenphysik zeigt.

Quantenphysikalisches Denkmodell:

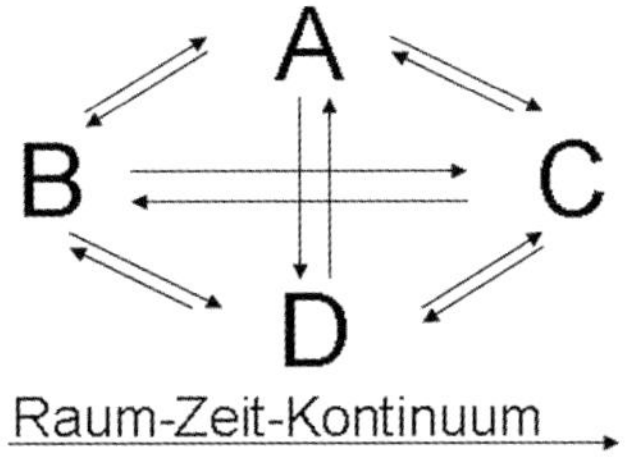

Lebensprozesse vollziehen sich im Raum-Zeit-Kontinuum durch ständigen Aufbau und Abbau von Regelkreisen. Unser Leben vollzieht sich in einer fortdauernden funktionellen Wandlung von Schöpfung und Vergehen. „Die Welt existiert nicht, sie ereignet sich."

■ 2. Warum benannte Voronkov das Silizium als Feuerwehr des Organismus?

Nach Fertigstellung unseres Manuskripts Siliziummineralien erhielten wir von Herrn Volker Jonas aus Taucha (besten Dank) eine Zusammenstellung einiger Arbeiten von C. L. Kervran [1989], die zeigen, dass in lebendigen Organismen auf atomarer Grundlage und mittels eines schwachen energetischen Niveaus Mineralien umgewandelt werden können, z. B. Silizium in Calcium. Dabei erinnerten wir uns an die Arbeiten des russischen Siliziumforschers Voronkov [Voronkov et al. 1975], in denen er beschrieb, dass bei der Kalzifizierung von Tumoren und Tuberkuloseherden in der Lunge eine starke Anreicherung von Silizium gefunden wurde. Er charakterisierte das Silizium als „die Feuerwehr" des Organismus, d. h. es tritt dort im Körper in Erscheinung, wo es dringend benötigt wird. Ist dies ein Ausdruck der Funktionen der biologischen Transmutation von Mineralien? Voronkov et al. [1975] zeigten des weiteren, dass bei Siliziummangel und Überangebot von Calcium Arteriosklerose entstehen kann. Mit der biologischen Transmutation der Mineralien von Kervran erhielten wir ein Erklärungsmodell für die von Voronkov et al. [1975] beschriebenen Vorgänge und auch für unsere erfahrungsmedizinischen Erkenntnisse, die wir mit der praktischen Anwendung von Siliziummineralien gesammelt haben. Die Erkenntnisse von Kervran [1989] zeigen uns Medizinern, welche Naturquellen es noch gibt, um den Menschen optimale Gesundheit zu geben. Sie zeigen aber auch, wie eng begrenzt eigentlich unser Wissen von den Lebensprozessen ist, besonders, wenn Dogmen ärztliches Handeln beeinflussen.

Es ist daher für mich ein Bedürfnis in aller Kürze, selektiv nur auf die Medizin bezogen in diesem Kapitel einige Erkenntnisse von Kervran weiter zu vermitteln und zu kommentieren. Diese kurzen Darlegungen sollten Anregung geben, sich mit der biologischen Transmutation von Mineralien in menschlichen Organismus zu befassen.

Die Arbeiten von Kervran sollte man nicht nur lesen, sondern studieren, um deren Tragweite für Ökologie und Gesundheit zu begreifen. Ich bin deshalb dem Leiter des Spurbuchverlags Klaus Hinkel sehr dankbar, dass er mir die Möglichkeit geboten hat, an dieser Stelle auf die Arbeiten von Kervran aufmerksam machen zu können.

■ 3. Warum enthält das Hühnerei mehr Kalzium als es im zugeführten Futter enthalten ist?

Um das Verständnis des Lesers für die biologische Transmutation von Mineralien zu wecken, möchte ich zwei Stellen aus den Arbeiten von Kervran [1989] zitieren.

1. „Im Jahre 1799 war der französische Chemiker Vauquelin so fasziniert von der großen Menge Kalk, die eine Henne jeden Tag produziert, dass er beschloss, ein Tier in einem Käfig einzusperren und nur mit Hafer zu füttern. Zuerst analysierte er, wie viel Kalk in einem Pfund Hafer enthal-

ten war und dann fütterte er die Henne damit. Hinterher untersuchte er, wie viel Kalk mit den Eierschalen und den Exkrementen ausgeschieden worden war. Er stellte fest, dass die Henne fünfmal soviel Kalk ausgeschieden hatte, wie in der Nahrung enthalten war. Vauquelin folgerte daraus, dass der Kalk sich gebildet haben musste, aber woher, das wusste er nicht.“ Heute wissen wir, dass Hafer viel SiO_2 enthält und Pferden das glatte Fell verleiht. Gleiches vermag auch Klinoptilolith-Zeolith. Das SiO_2 hat sich offensichtlich in Calcium umgewandelt und so die kalkhaltige Eierschale gebildet.

2. Kervran [1989]: „Meine Eltern hatten ein paar Hühner, für die sie neben dem Hof einen Auslauf hatten. Wir wohnten in der Bretagne und mein Vater war dort Regierungsbeamter. In der Gegend gab es viel Schiefer und Granit, aber absolut keinen Kalkstein. Die Hühner erhielten nie Kalk und doch legten sie in der Saison jeden Tag Eier mit Kalkschale. Damals fragte ich mich noch nicht, woher der Kalk kam, doch mich faszinierte es zuzuschauen, wie die Hühner unablässig am Boden scharrten, wenn man sie auf den Hof freiließ. Sie suchten Glimmerstückchen. (Glimmer ist zusammen mit Quarz und Feldspat Bestandteil von Granit; alle drei sind Siliziumverbindungen. Mehr wusste ich in meiner Grundschulzeit noch nicht.) Mir fiel auf, wie gut die Hühner ihre Auswahl trafen, wenn es geregnet hatte: Im sauberen, gewaschenen Zustand sahen diese Bruchstücke wie winzige Spiegel aus. Man konnte genau sehen, wo sie mit ihren Schnäbeln gepickt hatten.

Keiner konnte mir erklären, weshalb die Hühner nach Glimmer scharrten und nicht nach Sand. Jedes Mal wenn ein Huhn geschlachtet wurde, sah ich meiner Mutter beim Öffnen des Vormagens zu; immer fand sie Sandkörnchen, nie Glimmerstückchen. Wo war der Glimmer geblieben? In den Magen weitergewandert? Weshalb aßen die Tiere dieses Mineral? Dieses Problem fesselte mich und blieb wie alles Geheimnisvolle in meinem Unbewussten haften, denn ich wollte logische und klare Erklärungen, wie bei all den Fragen nach dem „Warum“, die Kinder so stellen.“

Wiederum sind es SiO_2-haltige Mineralien, wie z. B. Glimmer, die die Eierschale bildeten. Kervran [1989] hat das in der Kindheit gestellte

„Warum?“ als Erwachsener nicht vergessen. Als hoher Beamter des französischen Gesundheitswesens konnte er alle Möglichkeiten nutzen, seine Forschungen zur biologischen Transmutation in enormer Breite und Tiefe durchzuführen. Seine Ergebnisse fanden weltweit Beachtung, stimulierten aber auch eine weltweite Gegnerschaft von ewigen Dogmatikern.

4. Biologische Transmutationen finden in Kernen der Atome statt

Kervran belegt, dass die biologische Transmutation von Mineralien in Kernen der Atome stattfindet (Protonen und Neutronen).

Bekanntlich benennt man Atome, die gleich viele Protonen aber verschieden viele Neutronen ausweisen als Isotope. Die stabilen (nicht radioaktiven) Isotope des Magnesiums werden von der Kernphysik wie folgt geschrieben: ^{24}Mg, ^{25}Mg, ^{26}Mg.

Obgleich die biologische Transmutation von Mineralien ein völlig neuer Wissenschaftszweig ist und mit der Kernphysik im eigentlichen Sinne nichts zu tun hat, bedient sich Kervran zwecks besseren Verständnisses der vertrauten Symbolik der Kernphysik, jedoch mit Einsetzen eines Doppelpunkts „:=“

Z. B.

$$^{39}K + {}^{1}H := {}^{40}Ca$$
$$^{24}Mg + {}^{16}O := {}^{40}Ca$$
$$^{28}Si + {}^{12}C := {}^{40}Ca$$

Aus diesen Beispielen geht gleichzeitig hervor, dass Calcium aus Kalium, Magnesium und Silizium im Rahmen der biologischen Transmutation gebildet werden kann.
Auf der Grundlage der Forschungsergebnisse von Kervran [1989] sind folgende Calciumbildungen aus Kalium, Magnesium und Silizium möglich.
a) von Kalium ausgehend:

39K + 1H := 40Ca
41K + 1H := 42Ca

b) von Magnesium ausgehend, mit stabilen Sauerstoffisotopen:

24Mg + 16O := 40Ca
26Mg + 16O := 42Ca
25Mg + 17O := 42Ca
25Mg + 18O := 43Ca
24Mg + 18O := 42Ca
26Mg + 18O := 44Ca

c) aus stabilen Isotopen des Siliziums und des Kohlenstoffs:

28Si + 12C := 40Ca
30Si + 12C := 42Ca
29Si + 13C := 42Ca
30Si + 13C := 43Ca

Aus diesen Beispielen werden die vielfältigen Möglichkeiten ersichtlich, die unser Körper für die biologische Transmutation bieten kann. Auf die Bildung von Calcium aus Silizium und Kohlenstoff kommen wir später noch einmal zurück.

■ 5. Die Entstehung von Calcium aus Silizium

[Kervran 1989]
Nachfolgend möchte ich eine Zusammenfassung dieses Kapitels aus dem Werk von Kervran erstellen und meine Kommentare dazu geben.

Die Reaktion Si + C : = Ca ist offensichtlich schon im Urgestein abgelaufen. Kervran bezieht sich auf Dr. Charruyer, Leiter der Abteilung Physik der Medizinischen Hochschule von Limoges. Dieser fand in Urgestein-Schieferschichten Calcit-Drusen. Die rhombischen Calciumcarbonatkristalle darstellen, sehr hart sind und viele Kilogramm schwer sein können. Nach Auffassung von Charruyer können diese nicht in die Schieferschichten eingewandert, sondern nur endogen gebildet worden sein.

Kervran führt an, dass seit dem Altertum bekannt ist, dass Kieselsäure (SiO_2) sowie Schachtelhalm (Zinnkraut) zur Rekalzifizierung, z. B. bei Knochenbrüchen, angewendet worden ist. Schachtelhalmabsud wurde zur

Zeit Kervrans auch bei Schwangeren angewendet, um die Skelettbildung des Embryos zu unterstützen.

Nach Kervran [1989] kann der menschliche Körper kein zugeführtes Calcium aufnehmen. Mineralisches Calcium ist ein anorganischer Reaktionsrückstand. Eine Calciumversorgung über Kieselsäure und Kalium sollte das Mittel der Wahl sein.

Kervran [1989] bestätigt auch unsere Erfahrungen, dass der menschliche Körper eine enorme Toleranz gegenüber zugeführter Kieselsäure (SiO_2) zeigt. Als ein weiteres Forschungsergebnis führt Kervran an, dass bei der Entwicklung des Kükenskeletts das im Ei befindliche Calcium nicht ausreicht. Es muss durch SiO_2 gebildet werden. Auf die Bedeutung des SiO_2 bei der Skelettbildung von Küken hat auch die amerikanische Siliziumforscherin Edith Muriel Carlisle [1972] verwiesen.

Da zur Zeit Kervrans Forschungsarbeiten die Siliziumforschung in Lebensprozessen in Frankreich wie in ganz Westeuropa auch noch heute unterentwickelt war und unterschätzt wurde (mit Ausnahme der Gruppe Charnot), hat er nur wenige Anwendungsbeispiele für die Entstehung von Calcium aus Silizium durch biologische Mutation angeführt. Zu dieser Zeit blühte aber die Siliziumforschung im medizinischen und biologischen Bereich in Russland. 1975 gaben Voronkov et al. ein Buch „Silizium und Leben" in deutscher Sprache heraus. In diesem Werk sind mehr als 5.000 Literaturquellen angeführt. Leider fehlt Kervran, wie auch Kervran offensichtlich Voronkovs Arbeiten nicht kannte. Schade für den wissenschaftlichen Fortschritt, dass sich beide Forscher nicht zusammengefunden haben. Auch Edith Muriel Carlisle wäre eine wertvolle Kooperationspartnerin für Kervran gewesen.

■ 6. Biologische Mutation von Mineralien in der Medizin

Kervran [1989] hat in enger Zusammenarbeit mit Ärzten und medizinischen Forschern Ergebnisse erhalten, die zeigen, welche Möglichkeiten die biologische Transmutation von Mineralien bietet, wenn ihr Einzug in die Therapie stattfinden wird. Das Kapitel Medizin möchte ich wie folgt zusammenfassen und kommentieren.

1. Zunächst setzt sich Kervran mit der Substitutionstherapie von Mineralien kritisch auseinander. Aus der mechanischen Sichtweite einen Stoff in einem so komplizierten Organismus, wie ihn der Mensch bietet, ersetzen zu wollen, spiegelt nach Kervran ein primitives Denken wieder und beruht auf mangelndem Verständnis für die Physiologie des Menschen. Er kritisiert die Vertreter der Substitutionstherapie, dass sie noch nie Magnesium und Calcium vor und nach der Applikation bestimmt haben. Sie behaupten aber, dass die Summe von Magnesium und Calcium im Organismus konstant sei. Kervran belegt, dass dies nur eine relative Konstanz ist, die darin besteht, dass Magnesium abnimmt und Calcium zunimmt. Real konstant ist die Summe an Magnesium plus Kalium plus Calcium.

2. Kervran: Die Fragen der „Rekalzifizierung" und Stärkung der Knochen muss völlig neu erforscht werden. Mit Bezugnahme auf Forschungsergebnisse von Charnot (einem französischen Siliziumforscher) betont er wiederholt, dass Magnesium und Silizium die Hauptquellen darstellen, aus denen der Organismus „Kalk" bildet.

3. Forschung an tuberkulösen Meerschweinchen zeigten, dass vor dem Calcium Silizium verschwindet und dass jede Tuberkulose mit einer Dekalzifizierung einhergeht, wenn ungenügend Silizium vorhanden ist. Kervran stellte folgende Faustregel auf: **Verschwindet Kieselsäure (SiO_2), dann verlässt Calcium den Knochen, führt man Kieselsäure zu, dann kehrt Calcium in den Knochen zurück.** Das sind nach meiner Meinung völlig neue Aspekte für die Therapie.

4. Rheumabehandlung mit Kalium und Silizium.
   Charnot beobachtete, dass bei Rheuma auch eine Dekalzifizierung stattfindet. Er verabreichte einer Patientin, deren Gelenke deformiert waren, Kalium und Siliziumdioxid. Vor der Therapie wurde eine Röntgenaufnahme angefertigt. Nach sechs Behandlungstagen zeigte die Röntgenaufnahme eine völlige Ausheilung. Derartige Rheuma-Fälle mit dem

gleichen Therapieeffekt durch Kalium und Siliziumdioxid beschreibt Charnot (nach Kervran) reihenweise. Diese Therapieeffekte bewertete Kervran als den Beweis für die biologische Transformation von Mineralien im menschlichen Körper. Wir sehen diesbezüglich unsere Erfahrungen bestätigt, die wir mit Siliziummineralien gemacht haben.

5. **Calcium ist nicht immer das richtig Mittel, wenn Kalzifizierung erfolgen soll.**
   Untersuchungen von Kervran bei der Heilung von Knochenbrüchen zeigten, dass z. B. Schachtelhalm und andere Siliziummineralien den Heilungsprozess beschleunigen. Calciumzufuhr verzögert dagegen den Heilungsprozess. Kervran führt weitere Untersuchungen bei Knochenbrüchen an und zeigt, dass calciumreiche Nahrung den Heilungsprozess verlangsamt. Dagegen beschleunigt calciumarme und siliziumreiche Kost den Heilungsprozess.

6. Kortison, ein häufig appliziertes Hormon bei Entzündungsprozessen, führt zu großem Kaliumverlust, so dass Dekalzifizierung auftritt. Heute ist bekannt, dass dieses Hormon Osteoporose hervorruft. Die Anwendung von Siliziumdioxid in solchen Fällen ist effektiver.

7. Verzögerte Zahnentwicklung bei Kindern kann durch calciumreiche Kost entstehen. nachdem die Kinder keine Milchprodukte erhielten, dafür frisches Obst und Gemüse, war dieser gesundheitliche Schaden sehr schnell behoben.

Diese wenigen Beispiele aus den Arbeiten von Kervran [1989]
1. verweisen auf die Bedeutung des Siliziumdioxids im Mineralstoffwechsel, speziell im Knochenaufbau bzw. -abbau in Krankheitsfällen.
2. zeigen, dass die biologische Transmutation von Mineralien im menschlichen Körper Realität ist, durch die eine enorme Flexibilität im Mineralstoffwechsel während dieser allgemeinen Adaptationsprozesse gewährleistet werden kann.
3. leiten die Aufmerksamkeit auf wichtige therapeutische Konsequenzen, wenn selektive Zufuhr von Mineralien, speziell von Calcium, den Lebensprozessen mehr Schaden als Nutzen antuen kann.

Wir haben mit Bezugnahme auf den Titel unseres Buchs vorwiegend die Rolle des Siliziums in der biologischen Mutation herausgestellt. Kervran zeigt aber in seinem Werk, dass diese Prozesse bei allen Elementen, die in der ersten Hälfte der Tabelle des Periodischen Systems stehen, möglich sind.

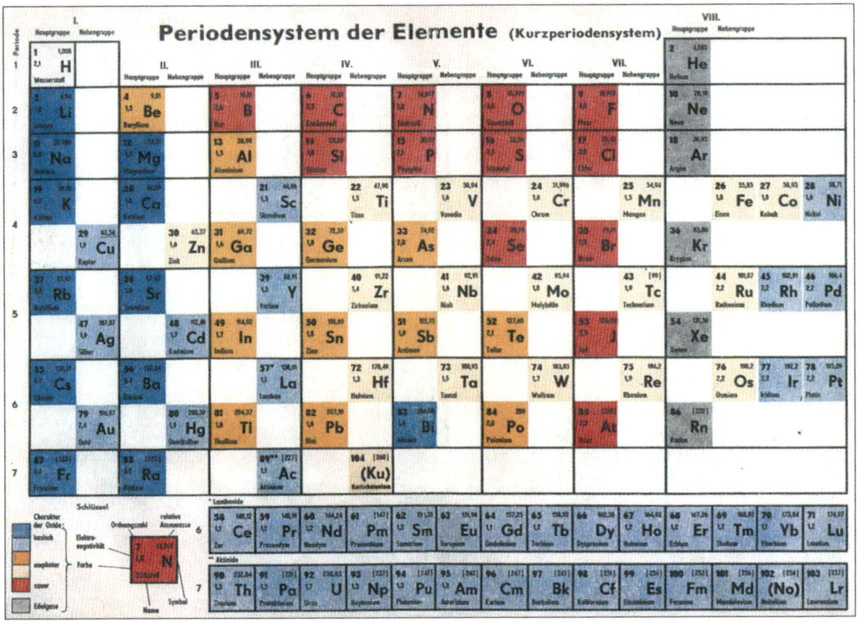

■ 7. Wann entstand die biologische Transmutation in der Evolution des Lebens?

Diese Frage möchten wir versuchen anhand einer Hypothese zu diskutieren.

> Die Beteiligung von siliziumhaltigen Tonmaterialien bei der Entstehung des Lebens auf der Erde wird von zahlreichen Autoren vertreten und auch experimentell belegt [Sedlak 1967, 1965, 1961; Panda 1962; Samoulov 1957; Pirie 1956; Herrera 1928; Cayeux 1894].

Die aus den verschiedenen Ländern der Erde stammenden Autoren (Russland, Frankreich, Südamerika, Indien, England und Polen) vertreten einheitlich die Meinung, dass die biophysikochemische Protoorganisation des Lebens auf der Erde mit siliziumhaltigen Tonmaterialien in Verbindung steht, da der Charakter des Urmilieus im Wesentlichen seine Prägung durch Silizium erhielt. Der Kohlenstoff soll im Ergebnis sekundärer Prozesse in die chemischen Strukturen der Protoorganismen einbezogen werden. Dabei soll das Silizium verdrängt worden sein. Diese Entwicklung lässt sich an einer Reihe von Protozoen nachweisen. Aus SiO_2 bestehende Skelette sind besonders für Fossilien (z. B. den Schachtelhalm) charakteristisch. Bei dem Übergang zu höheren Organismen nimmt die Rolle von Kohlenstoff bei der Organismusorganisation scheinbar zu und die des SiO_2 ab.

Ist dies aber nicht bereits eine Erscheinung der biologischen Transmutation? Wenn auch SiO_2 als Spurenelement eingestuft ist und im menschlichen Körper der Kohlenstoff scheinbar dominiert, so zeigen die in den vorstehenden Kapiteln beschriebenen Wirkungen von SiO_2 in Lebensprozessen dessen große Bedeutung, unabhängig von den Mengenanteilen. Wie wir aus den Arbeiten von Kervran entnehmen konnten, vermögen Silizium und Kohlenstoff gemeinsam Calcium zu bilden. Dieser Prozess könnte auch in der Evolution abgelaufen sein.

Man muss in diesem Zusammenhang feststellen, dass Silizium und Kohlenstoff in der Tafel des periodischen Systems unmittelbar untereinander stehen. Silizium hat die atomare Zahl 14 (3. Periode) Kohlenstoff die atomare Zahl 6 (2. Periode). Beide Elemente sind tetravalent ausgelegt, wenn sie in organischen Verbindungen eingeschlossen sind.

Ist dieses Gemeinsame beider Elemente vielleicht die Grundlage für eine biologische Transmutation, die möglicherweise auf der Grundlage eines Wechselspiels zwischen Silizium und Kohlenstoff noch heute abläuft? Dann würde aber die Hypothese, dass Kohlenstoff Silizium aus den Lebensprozessen in der Evolution verdrängt hat, nicht stimmen. Die angebliche Verdrängung des Siliziums durch Kohlenstoff soll durch die Abkühlung der Erde begünstigt worden sein. Als Argument wird dazu angeführt, dass Kieselorganismen im Meer sich bei Vulkanaktivität explosionsartig vermehren.

Die von Kervran beschriebene Transmutation stimuliert uns, derartige Prozesse neu zu untersuchen und zu durchdenken. Können wir vielleicht die Auswirkungen des Treibhauseffekts mit Kenntnissen der biologischen Transmutation in den Griff bekommen?

Aus der Tatsache, dass es die biologische Transmutation von Mineralien gibt, müssen wir kritisch eingestehen, dass wir noch sehr wenig von den Naturgesetzen und von den Lebensprozessen des Menschen wissen. Für Therapeuten, die heute selbstsicher auf der Grundlage von Leitlinien Medikamente haufenweise in ihre Patienten „schaufeln", die Siliziummineralien überheblich als „esoterisches Zeug" bezeichnen, sollte diese Feststellung Anlass sein, bescheidener und kritischer die natürliche „Heilkunst" zu beachten.

Folgendes Postulat des berühmten französischen Physiologen Claude Bernard (1813-1878) sollte dabei beherzigt werden: „Wenn man sich einer Tatsache gegenübersieht, die im Widerspruch zu einer herrschenden Theorie steht, so muss man die Tatsache annehmen und die Theorie verwerfen, selbst wenn letztere allgemein geglaubt wird, da große Köpfe sie befürworten".

Literaturverzeichnis

Teil I

Adey, W. R.; F. O. Schmidt (eds) (1970): The Neurosciences II. Rockefeller University Press, New York

Alke, H. (1989): Gesunder Schlaf. Falken-Verlag, Niederhausen Ts., S. 54-55

Allison, D. G.; R. W. Dougherty; E. F. Bucklin; E. E. Snyder (1974): Grain overload in cattle and sheep. Chance in microbial populatios. Amerik. J. Vet. Res. 36, S. 181

Avzyn, A. P.; V. A. Shakhlamov; M. A. Rish; L. S. Stročkova (1991): Mikroelementosen des Menschen. Medizina, Moskau, S. 1-496

Bartos, J.; J. Habrda (1974): Bentonit in der Prävenz und Therapie von Durchfallerkrankungen neugeborener Kälber. Vet. Med. (Praha) 19, 12 S. 707-716

Belizkiy I. A.; Ja. B. Novoselov (2006): Gegenwärtige Vorstellungen von der Wirkung des Mineralischen Nahrungsergänzungsmittels Litovit beim Menschen. Infromatinsposter der Wissenschaftlichen Produktionsgesellschaft NOV, Novosibirsk

Berg, J. M.; J. L. Tymoczko, L. Stryer (2003): Biochemie. (5. Auflage) Spektrum, Akademischer Verlag, Heidelberg, Berlin

Bgatov, V. I.; V. N. Kostina; V. L. Kuznezov; N. N. Mayanskaya; T. I. Novoselova; Ya. B. Novoselov; O. V. Tikhonova (2000): Schönheit aus dem Herzen der Mineralien. (russisch) Ekor, Novosibirsk, S. 1-94, ISBN 5-85618-106-9

Bgatova, N. P.; Ya. B. Novoselov (2000): Anwendung der biologisch-aktiven Nahrungsergänzungsmittel in Form von Naturmineralien zur Detoxikation des Organismus. (russisch) Ekor, Novosibirsk, S. 1-238

Blagitko, E. M.; F. T. Yashina (2000): Prophylaktische und therapeutische Eigenschaften des Naturzeoliths. Ekor, Novosibirsk, S. 1-158

Borai, N. A.; V. F. Naggar; S. S. Elgamol (1983): Dissolotion rate studies of some oral hypoglycemic agents from drug-montmorillonits adsorbates. Pharm. Ind. 45, S. 1014-1016

Browne, J. E.; J. R. Feldkamp; J. L. White; S. L. Hem (1980): Potential of organic cationsatured montmorillonite as treatment for poisoning by weak bases. J. Pharmacent. Sei. 69 12, S. 1393-1395

Bürgerstein (2002): Handbuch Nährstoffe. Verlag Haug, Stuttgart

Carlisle, E. M. (1972): Silicon an essential element for the chick. Science 178, S. 619-621

Carlisle, E. M. (1974): Silicon as an essential element. Fed. Proc. 33, S. 1758-1766

Carlisle, E. M. (1986a): Silicon in Animal Tissues and Fluids. Academic Press. Inc. New York

Carlisle, E. M. (1986b): Silicon as an essential trace element in animal nutrition. In: Ciba Foundation Symp. 121: Silicon biochemistry., John Wiley u. Sons, Chichester u. a., S. 123-139

Carlisle, E. M. (1986c): Silicon. In: W. Mertz (ed): Trace Elements in Human and Animal Nutrition. 5th edn. Academic Press, Orlando, Florida

Carringer, R. D.; B. J. Weber; T. J. Monaco (1975): Adsorption-Desorption of selected pesticides by organic matter and montmorillonit. J. Agri. Food Chem. 23

Charlton, B.; A. Bacelj; T. E. Mandel (1988): Administration of silica particles or anti-Lyt2 antibody prevents beta-cell destruction in NOD mice given Cyclophosphamide. Diabetes 37, S. 930-935

Dashman, T.; G. Stotzky (1984): Adsorption and binding of peptides on homoionic montmorillonite and koalinite. Soil. Biol. Biochem. 16, S. 51-55

Dashman, T.; G. Stotzky (1986): Microbial utilization of amino acids and a peptide bound on homoioic montmorillonits and koalinite. Soil. Biol. Biochem. 18, S. 5-14

Daskaloff, N. (2005): Untersuchung zum Resorptionsverhalten von aktiviertem Klinoptilolith-Zeolith im menschlichen Verdauungstrakt mittels Isotopenmarkierung. froximun: Auszüge vorliegender Forschungsergebnisse, November 2006, S. 41-42

Davis, D. H.; C. S. Giannoulis; R. W. Johnson; T. A. Desai (2002): Immobilization of RGD to (111) silicon surfaces for enhanced cell adhesion and proliferation. Biomaterials 23/19, S. 4019-4027

Dembinski, Z.; W. Wieckowski; A. Kulinska (1985a): The influence of bentonite of polish production on chosen parameters of a healthy state and productivity in dairy cattle. Med. Weter. 47, 4, S. 220-223

Dembinski, Z.; B. Kosicki; S. Mroz-Dembinsi; L. Szozesnjak; W. Wieckwoaki (1985b): Influence of bentonite of polish production on the acid-alkaline balance of dairy cattle in the perinatal period. Med. Weter. 41, S. 377-314

Dimitrocenko, V.; Z. M. Moroz (1972): Primobenic bentonitoy, prirodnych obogascennychziream, rezionsch zivotnych i ptizy. Vestnik Salakochez, Nauki 9, S. 12-18

Fischer, M. H. (1951a): The Formation of Living Substance. Steinkopff, Darmstadt

Fausteck, J. D.; I. Kusztrich (2006): Leben mit der inneren Uhr. Econ, Berlin, S. 41-43

Fisher, L. K.; V. G. MacKay (1983): The investigation of sodium bicarbonate or bentonite as supplements in silages fed to lactating cows. Can. J. Anim. Sci. 63, S. 939-947

Galyean, M. L.; R. C. Chabot (1981): Effects of sodium bentonite, buffer salts, cement kiln dust and clinoptilolite on ruman characteristics of beef steers fed a higt roughahe diet. J. Anim. Sci. 52, 5, S. 1197.1294

Gazda, E.; I. Tammer (1997): Langzeitpilotstudie zur Untersuchung des Schlafverhaltens und der Schlafregulation von Depressionen und Neurotikern mittels Schlafprotokoll zur Überprüfung der Definition chronischer Schlafstörungen nach dem Internationalen Diagnostik- und Code-Manual. Dissertation Med. Fak. Humboldt-Universität Berlin

Globa, L. J.; G. N. Nikovskaya; M. N. Rotmistov (1983): Kinetics of the interaction between bacteriophages T2 and MS2 and montmorillonits. Dokt. Akad. Nauki Ukr. Ser. Geol. 01, S. 52-54

Goldstein, F. (1932): In: K. Kaufmann (1997): Silizium, Heilung durch Ursubstanz. Helfer Verlag, E. Schwabe GmbH, Bad Homburg

Gorokhov, W. K.; V. M. Duničev; O. A. Melnikov (1982): Zeolithe aus Sakhalin. Vladivostok, Dalnevostočnoe Knishnoe isdatelstovo, S. 1-105 (russisch)

Gröber, U. (2002): Orthomolekulare Medizin. Wissenschaftlichere Verlagsgesellschaft, Stuttgart

Hampel, I. (1985): Orientierende Untersuchungen zu Wirkungsmechanismen und veterinärmedizinischen Indikationsgebieten von einheimischem Bentonit bei oraler Applikation. Dissertation, Humboldt-Universität zu Berlin

Hampel, I.; U. Jacobi (1986): Zur Bedeutung der natürlichen Ionenaustauscher Bentonit und Zeolith. Mn. Vet. Med. 41, S. 238-243

Hartweg, R.; M. Schweiger; R. Schweiger; H. G. Schweiger (1985): Cell and rhythms. proc. Nat. Acad. Sci (USA) 82, S. 6899-6902

Hauser, E. (1955): Silicic Science. D. van Nostrand Co. Inc. Princeton, New Jersey, Toronto, London, New York

Hauss, W. H.; G. Junge-Hülsing; G. Gerlach (1968): Die unspezifische Mesenchymreaktion. G. Thieme Verlag, Stuttgart

Heine, H. (1990): In A. Pischinger (Hrsg.): Das System der Grundregulation. 8. erw. Aufl. 1. Teil: Aufbau und Funktion der Grundsubstanz, Haug Verlag, Heidelberg, S. 13-87

Heine, H. (1991): Lehrbuch der biologischen Medizin. Hippokrates, Stuttgart

Hildebrandt, G. (1998): Die Missachtung der biologischen Zeitprogramme des Menschen durch Nacht- und Schichtarbeit. In: B. Adam; K. A. Gußler; M. Held (Hrsg.): Die Nonstop-Gesellschaft und ihr Preis. Hirzel Verlag Stuttgart, Leipzig

Hilz, M.(1979): Die Spurenelemente im Kaolinen, kaolinitischen Tonen und Bentoniten – ihr Verhalten bei Ionenaustauschreaktionen und gegen Säuren. Diss. Univers. München

Hoe, C. M.; J. S. Wilkinson (1973): Liver function: a review. Austr. Vet. J. 49, S. 163-169

Horzetzky, A. (1980): Untersuchungen zur Minderug der azidogenen Belastung bei Milchkühen durch prophylaktischen Einsatz von Bentonit bzw. Änderung der Fütterungssequenz unter besonderer Berücksichtigung von Strohpellet-Konzentrat-Rationstypen. Vet. Med. Dipl. Arbeit, Humboldt-Universität zu Berlin

Iler, R. K. (1955): The Colloidal Chemistry of Silica and Silicaten. New York

Iler, R. K. (1979): The Chemistry of Silica. Wiley, New York

Khalilov, E. N.; R. A. Bagirov (2002): Natural Zeolites, their Properties, Production and Application. International Academy of Science Baku, ISBN 5-8066.1006-4, S. 1-347

Kaufmann, K. (1997): Silizium – Heilung durch Ursubstanz. Helfer-Verlag E. Schwabe GmbH, Bad Hamburg

Klosterkötter, W. (1955): Untersuchungen über die eiweißfällende Wirkung der kolloidalen Kieselsäure. I. Mittg. Arch. Hyg. Bakt. 138, S. 522

Kober, B. (1955): Die Anwendung der Kieselsäure in der Heilkunde. Münchener Medizinische Woche 23, S. 767-770

Kollmann, P. (1982): Prüfung verschiedener Möglichkeiten der Metaphylaxe der azidotischen Belastung in Bullenmastbeständen. Vet. Med. Dipl. Arbeit Humboldt Universität Berlin

Kraetsch, D.; Th. Schikora (1986): Erweiterung der Einsatzpallete dür den einheimischen Bentonit für nichttradiotionelle Verwendungszwecke in der DDR. Forschungsbericht: Institut für mineralische Rohstoff- und Lagerstättenwirtschaft. Dresden

Kroll, W. (1958): Der oxydative Abbau von Huminsäuren in Gegenwart von Kieselsäure. Dissertation Landwirtschaftliche Fak. Göttingen vom 26.06.1958

Kudryashova, N. I. (2000a): Kremnewoje sdorowje (Gesund durch Silizium). Moskwa, Obras-Kompani (russisch)

Kudryashova, I. (2000b): Behandlung mit Ton. (russisch) Moskau Opraz Kompanisdat., S. 1-94

Lavie, P. (1986): Ultrashort sleep-wking schedule. Part 3 "gates" and forbidden zones for sleep. EEG and Clinic. Neurophysiology 63, S. 414-425

Lavie, S.; G. Stotzky (1986): Adhesion of the clay minerals montmorillonite, kaolinite and attapulgite reduces respiration of histoplasma capsulatum. Appl. Environm. Microbiol. 51, 1, S. 65-73

Lehninger, A. L. (1970): In: W. R. Adey; F. O. Schmidt (eds): The Neurosciences II. Rockefeller University Press, New York. Zitiert bei Rensing, L. (1973): Biologische Rhythmen und Regulation. Gustav Fischer Verlag, Jena

Lelas, T. (2002): Projekt TMAZ-Megamin. Zusammenfassung der Forschungsergebnisse 1997-2002. Informationsmaterial nur für Wissenschaftler, Ärzte, Heilpraktiker und Therapeuten

Matsumoto, M.; S. Shinoda; H. Takahashi; Y. Saito (1984): Carbon-13 nuclear magnetic relaxation studies of benzene molecules adsorbed on the pillar interlayered montmorillonite. Bull. Chem. Soc. Jpn. 57, S. 1795-1800

McGinity, J. W.; T. L. Lach (1976): In vitro adsorption of various pharmaceuticals to montmorillonite. J. Pharm. Sci. 65, S. 896

Mironova, G. F. (1999a): Prilmenecie BAF k pische tipa "Litovit" pediatrie. (Anwendung des Nahrungsergänzungsmittels vom Typ Litovit in der Pädiatrie) Nowosibirsk, Nov. S. 1-21

Mironova, G. F. (1999b): Dreijährige Erfahrungen der Anwendung von Litovit in der klinischen Pädiatrie (russisch). Abstraktband: Materialien der wissenschaftlich-praktischen Konferenz „Naturmineralien im Dienste des Menschen: Mineralien in Umwelt und Leben". Ekor-Verlag, Novosibirsk, S. 133-134

Monkhouse, D. C.; J. L. Lach (1972): Drug-excipient-interactions. Can. J. Pharm. Sci. 7, S. 29-46

Nasolodin, V. V.; V. Ya Rusin; V. A. Vorobev (1987): Zinc and silicon metabolism in highly trained athletes under hard physical stress (russisch). Vaprosy pitaniya 4, S. 37-39

Nekrassova, A. (2000): Die Heilung durch Ton. (russisch) Poliservis-M. Moskau S., S. 1-118

Nikolajev, W.; D. Mayanskiy (1997): Zur Effektivität der neuen Nahrungsergänzungsmittel. Sibirische Gesundheit heute 6, S. 1-3

Oschilewski, U.; U. Kiesel; H. Kolb (1985): Administration of silica prevents diabetes in BB-rats. Diabetes 34, S. 197-199

Petkova, E.; t. Venkov; P. Choushkov; Yu Enchere; T. Stefanov (1982): Study on the prophylactic effect of the bulgarben preparation in degestive troubles with calves. Vet. Med. Nauk. (Sofia) 19, 1, S. 52-56

Porubean, C. S.; C. J. Cajserna; J. L. White; S. L. Hem (1978): Mechanism of adsorption of clindamycin and tetracyclin by montmorillonite. J. Pharm. Sci 67, S. 1081

Pütz, J.; Ch. Niklas; E. Norten (1997): Darm und Po. Gesunde Pflege von innen und außen. Verlagsgesellschaft Köln, S. 11 und 12

Račikov, S. V. (1999): Veränderung des Gehalts der Spurenelemente und Ausführung der Radionuklide aus Organen und Gewebe der Rinderjungtiere bei Verfütterung von Zeolithergänzungen. Dissertation, Brjansk. Landwirtschaftliche Staatsakademie des Ministeriums für Landwirtschaft und Lebensmittel der Russischen Föderation. S. 1-122

Randoll, U. G.; K. Olbrich et al. (1994a): Ultrastrukturtomographische Beobachtung von Lebensprozessen in Abhängigkeit von schwachen elektromagnetischen Feldern. Telekom, U.R.S.I.-Landesausschuss u. ITG-Fachausschuss. Tagungsband Kleinheubach

Randoll, U. G.; R. Dehmlow; G. Regling; K. Olbrich (1994b): Ultrastructure tomographical observations of life processes as dependent on weak electromagnetic fields. Dtsch. Zschr. Onkol. 26,1, S. 12-14

Randoll, U. G.; F. F. Hennig (1995): Hochauflösende Vitalmikroskopie und deren Bedeutung für die Zelldiagnostik. Internationales wehrtechnisches Symposium 1995 – Elektromagnetische Verträglichkeit. Bundesakademie für Wehrverwaltung und Wehrtechnik, Mannheim, 04.-06.10.1995, Tagungsband

Rensing, L. (1973): Biologische Rhythmen und Regulation. VEB Gustav Fischer Verlag, Jena, S. 217-229

Romanov, G. A. (2000): Zeolithe: Effizienz und Anwendung in der Landwirtschaft. Sammelband der russ. Akademie der Landwirtschaftswissenschaften Band II, russisch, Moskva

Rösler, H. J. (1991): Lehrbuch der Mineralien. Deutscher Verlag für Grundstoffindustrie. Leipzig, S. 428-619

Roth, R. (1980): Untersuchungen zur Beziehung von Kieselsäure und Kaliumaufnahme bei Lyclotella cryptica Inaugural. Diss. Universität Marburg, FB. Biologie

Rozsahogyi T.; P. Euvi; L. Timar (1982): Über den Einfluss von Bentonit N-100 auf den Erfolg der intensiven Bratenlämmermast. II Pansensaft- und Harnuntersuchungsbefunde. III Blutuntersuchungsbefunde. Magyar Allat. Lap. 37, S. 115-119, 459-463

Rupprecht, H.; F. Stanislaw (1973): Einlagerungsverbindungen gebräuchlicher Schichtsilikate. Pham. Ind. 53, S. 497

Sanchez-Martin, M. J.; M. Sanchez-Camazano (1984): Aspects of the adsorption of azinophosmethyl by smectites. J. Agri. Food Chem. 32, 4, S. 720-724

Sanchez-Martin, M. J.; M. Sanchez-Camazano (1987): Adsorption of chloridazone by montmorillonits. Chemosphere 16, S. 937-944

Schaenzler, N.; D. Burkhardt (1996): Das Immunsystem natürlich stärken mit Vitaminen und Mineralien. Süd-West Verlag, München

Schlitter, H. E. (1995): Die Krebskrankheit aus ganzheitlicher Sicht eines biologisch unteilbaren Organismus. Der Deutsche Apotheker 47/4, S. 1-13

Scholl, O.; K. Letters (1959): Über die Kieselsäure und ihre physiologische Wirkung in der Geriatrie. München, Medizinische Wochenschrift 101/5, S. 2321-2325

Schwarz, K. (1973): A bound form of silicon in glycosaminoglycans and polyuronicies. Proc. Nati. Acad. Sci USA 70, S. 1608-1612

Schwarz, K. (1978): Significance and functions of silicon in warm-bloodes animals. In: G. Bendz; I. Lindqvist (ed): Biochemistry of Silicon and Related Problems. Plenum Press, New Your, S. 207-230

Schwarz, Th. (1987): Toxikologische Untersuchungen des DDR-Bentonits unter besonderer Beachtung der Bentonitwirkung auf den Mengen- und Spurenelementestatus von Versuchstieren und landwirtschaftlichen Nutztieren. Diss. A., Humboldt-Universität zu Berlin

Schwarz, Th.; E. Werner (1987b): Zum „Carry over" Potential toxischer Elemente aus Bentonit im tierischen Gewebe und Organ. In: M. Anke (Hrsg.); Chr. Brückner; H. Gürtler; M. Grün: Arbeitstagung Mengen- und Spurenelemente. S. 92-98

Schwarz, Th.; E. Werner (1987c): Die Wirkungen längerfristiger Bentonit-Applikationen auf den Stoffwechsel ausgewählter Spurenelemente bei der Zwergziege. In: M. Anke (Hrsg.); Chr. Brückner; H. Gürtler; M. Grün: Arbeitstagung Mengen- und Spurenelemente. S. 99-106

Schwarz, Th.; B. Seifert; G. Wunsch (1989): Bentonit – mehr als ein inerter pharmazeutischer Hilfsstoff. Beiträge zur Wirkstoffforschung. Heft 34. Akademie-Industriekomplex Berlin, S. 1-27

Schweiger, H. G. (1987): Die Zelle und ihre Rhythmen. In: J. Schulz; R. Gattermann; J. A. Romanow: Chronobiologie – Chronomedizin. Martin-Luther-Universität, Wissenschaftliche Beiträge 36 (P30), Halle/Saale, Wittenberg, S. 170-177

Shalmina, G. G.; Ya B. Novoselov (2002): Sicherheit der Lebenstätigkeit. Ökologisch-geochemische und ökologisch-biochemische Grundlagen. Novosibirsk, S. 1-433 (russisch)

Slanina, L.; J. Sokol; J. Rosival; O. Bordora (1973a): Pufferung der Futterration mit Montmorillonit (Bentonit) bei Wiederkäuern unter Versuchsbedingungen. Vet. Med. (Praha) 18, S. 465-474

Slanina, L.; J. Sokol; J. Lehocky; J. Rosival; A. Zurek (1973b): Kurzfristige Pufferung des Pansens mit Montmorillonit (Bentonit) bei Mastvieh unter Terrainbedingungen. Vet. Med. (Praha) 18, S. 724-734

Slanine, L. (1974): Pufferung des Panseninhalts mit Montmorillonit bei industriemäßiger Rinderhaltung. Dt. tierärztl. Wschr. 81, 23, S. 552-555

Slanina, L.; J. Sokol; J. Aehocky; J. Rosival (1974): Ganzjährige Pufferung der Futterration mit Montmorillonit (Bentonit) bei Kühen und deren Einfluss auf den Gesundheitszustand und die hämatologischen sowie biochemischen Kennwerte. Vet. Med. (Praha) 19, 8, S. 463-472

Slanina, L.; J. Lehocky; J. Sokol; J. Rosival (1975): Ganzjährige Pufferung er Mastrinderfutterration mit Bentonit und dessen Einfluss auf Metabolismus und Nutzleistung. Vet. Med. (Praha) 20, 2, S. 65-73

Snyder, L. R. (1968): Principles of Adsorption Chromatography. New York

Stanislaus, F. (1974): Arzneistoffliberation aus Einlagerungsverbindungen mit pharmazeutisch gebräuchlichen Schichtsilikaten. Diss. Universität München

Stanton, M. (2006): froximun bei der Behandlung akuter und chronischer Lebererkrankungen. froximun: Auszüge vorhandener Forschungsergebnisse, S. 9-10

Stotzky, G.; L. T. Rem (1966a): Influence of clay minerals on microorganisms. I. Montmorillonite an kaolinite on bacteria. Can. J. Microbiol. 12, S. 547-563

Stotzky, G.; L. T. Rem (1966b): Influence of clay minerals on microorganisms. IV. Montmorillonite an kaolinite on fungi. Can. J. Microbiol. 13, S. 1535-1550

Svedrup, H. U.; M. W. Johnson; R. M. Fleming (1942): The Oceans. New York

Takahashi, Y.; H. Imai (1983): Adsorption of heavy metal cations in montmorillonite. Soil. Sci Plant Nutr. 29, 2, S. 111-122

Veretenina, O. A.; N. V. Kostina; T. I. Novosolova; Ya B. Novoselov; A. G. Roninson (2003): Litovit. Ekor-Verlag, Novosibirsk, S. 1-104 (russisch)

Voigt, R. (1987): Lehrbuch der pharmazeutischen Technologie. Verlag Volk und Gesundheit, Berlin

Voronkov, M. G.; G. L. Zelchan; E. Lukevitz (1975): Silizium und Leben. Akademie-Verlag, Berlin

Voronkov, M. G. (1983): Wunderelement des Lebens. Asimut, Irkutsk, S. 1-107 (russisch)

Voronkov, M. G.; I. G. Kusnezov (1984): Silizium in der lebendigen Natur. Nowosibirsk, Nauke, S. 1-157 (russisch)

Wagner, Chr. (1998): Verifizierung von ein- und mehrwöchigen biologischen Rhythmen des Schlafverhaltens von schlafgestörten Patienten mittels Schlafprotokoll. Dissertation Med. Fak. Humboldt-Universität zu Berlin

Wehkamp; J.; R. Bals; B. Kraft; J.-M. Schröder; E. F. Stange (2007): Angeborene Immunabwehr: Klinische Relevanz der endogenen antimikrobiellen Peptide in innerer Medizin und Dermatologie. Deutsches Ärzteblatt 104/5, S. C223-228

Werner, H. (1968): Botanical Society Report 81/9, S. 425. In: K. Kaufmann (1997): Silizium – Heilung durch Ursubstanz. Helfer-Verlag E. Schwabe GmbH, Bad Hamburg

WHO (1987): Ottawa Charta zur Gesundheitsförderung. In: T. Abelin; Z. J. Brezezinski (Hrsg.): Measurement in health promotion and protection. Kopenhagen, WHO Regional Publication European Series, No. 22, S. 653-658

William, R. J. P. (1986): Introduction to silicon chemistry and biochemistry. In Ciba Foundation

Symposium 121: Silicon biochemistry. Wiley and Sons, Chichester u. a., S. 24-39

Willich, St. N. (2007): Gesundheitliche Wertschöpfung. Deutsches Ärzteblatt 104/26, S. C1608-C1610

Willstätter, R. E.; H. Kraut; K. Lobinger (1925): Bet. Dtsch. Chem. Ges. 59, S. 2462

Willstätter, R. (1931): Über Kieselsäurewanderung und Verkieselung der Natur. Natur und Museum. Senkenbergische Naturforschende Gesellschaft, S. 322

Wolferseder, E. (1965): Untersuchungen über Adsorption und Abgabe verschiedener Antiseptika in Suspensionen und Hydrogelen von kolloidaler Kieselsäure Aerosil® und von Silikaten. Dissert. Univers. München, Naturwiss. Fak. 01.12.1965

Teil II

Ader, R. (1981): Psychoimmunology. Academic Press, New York, London

Aksyuk (1999): Institut für Ernährung der Russischen Akademie der Medizinischen Wissenschaft, Novosibirsk

Andreas Scheler (2006): Einsatz von froximun cama bei Patienten mit Leberproblemen. froximun Auszüge vorliegender Forschungsergebnisse, S. 11-12

Andresen, U.; H. Sauerwein (2003): Antioxidativer Stress und Therapie von Verbrennungen beim Hund. Tierärztliche Umschau 58/2, S. 70-77

Arslan, S.; Yo Carnot; G. Perres (1968): Intestinal absorption and blood transport of Silicon. C. R. Soc. Biol. 162/8-9, S. 1513-1516

Babenko, G. A.; T. P. Maksimuchuk (1982): Effect of trace element deficiencies on the activity of metalloenzymes and growth of Guerin carcinoma. Ukrainskie Biokhimicheskii Zhurnal 54/1, S. 55-60

Badtke, G. und D. Lazik (2006): Wirkung von froximun auf Leistungs- und Regenerationsfähigkeit von Sportlern. In: froximun: Auszüge vorliegender Forschungsergebnisse

Baek, H. S.; J. W. Yoon (1990): Role of macrophages in the pathogenesis of encephalomyocarditis virus induced diabetes in mice. J. Virology 64/12, S. 5708-5715

Baraboy, V. A.; E. V. Orel; I. M. Karnaykh (1991): Azidose und Strahlung. (russisch) Naykova dumka, Kiev, S. 1-255

Barmer (2006): Ausgabe 2/2006, S. 21-23

Becker, R. O. (1994): Heilkraft und Gefahren der Elektrizität. Scherz Verlag – Neue Wissenschaft, Bern, München, Wien (Übersetzung aus dem Englischen)

Bedrica, L. (2003): Anwendung des natürlichen tribomechanisch aktivierten Zeoliths (TMAZ) bei der Behandlung von Verbrennungen einer Hündin und zweier Welpen. Tierärztliche Umschau 58/2, S. 78-87

Bergsmann, O. (1963): Begünstigen banale extrapulmonale Herde homolateralen Beginn der Lungentuberkulose? Beitr. klin. Tbk. 125, S. 506

Bgatov, V. I. (1999): Naturmineralien im Leben der Menschen und der Tiere. Proceedings der wissenschaftlich-praktischen Konferenz „Mineralien im Dienste der Gesundheit des Menschen", Ekor, Novosibirsk, S. 8-11

Bgatova, N. P.; Ya. B. Novoselov (2000): Anwendung der biologisch-aktiven Nahrungsergänzungsmittel in Form von Naturmineralien zur Detoxikation des Organismus. (russisch) Ekor, Novosibirsk, S. 1-238

Bgatova, N. P. (2001): Subzellulare Aspekte bei der Anwendung der Naturmineralien zur Detoxikation des Organismus. Proceedings der wissenschaftlich-praktischen Konferenz „Mineralien im Dienste der Gesundheit des Menschen", Ekor, Novosibirsk,, S. 12-13

Bildujeva, D. G. (2001): Entwicklung der Futterergänzung auf der Grundlage von Zeolithen und Bewertung ihrer immunomodulierenden Aktivität. Dissertation, Ulan-Ude. Ostsibirische technologische Staatsuniversität des Bildungsministeriums der Russischen Föderation

Biesalski; H. K. (2007): Mikronährstoffe und Antioxidantien auf der Intensivstation. Med. Report 31/1, S. 2-3

Birkhofer, L.; H. Ritter (1958): In: Kaufmann, K. (1997): Silizium – Heilung durch Ursubstanz. Helfer-Verlag E. Schwabe GmbH, Bad Hamburg, Liebig's Annals of Chem. 612, 22

Blagitko, E. M.; I. A. Volkova (1999): Litovit als Komponente einer komplexen Therapie bei obliterarender Arteriosklerose der Gefäße der unteren Extremitäten. Abstraktband: Materialien der wissenschaftlich-praktischen Konferenz „Naturmineralien im Dienste des Menschen: Mineralien, Umwelt und Leben". Ekor-Verlag, Novosibirsk, S. 93-94 (russisch)

Blagitko, E. M.; A. S. Polyakevič (1999): Litovit in der Komplextherapie bei Patienten mit hochgradigen Verbrennungen (russisch). Abstraktband: Materialien der wissenschaftlich-praktischen Konferenz „Naturmineralien im Dienste des Menschen: Mineralien, Umwelt und Leben". Ekor, Novosibirsk, S. 98-99 (russisch)

Blagitko, E. M.; F. T. Yashina (2000): Prophylaktische und therapeutische Eigenschaften des Naturzeoliths. Ekor, Novosibirsk, S. 1-158 (russisch) ISBN 5-85618-115-8

Borodin, J. I.; E. G. Sacharova (2003): Institut für klinische und experimentelle Lymphologie der Russischen Akademie der medizinischen Wissenschaft und staatliche Klinik für Infektionskrankheit. Novosibirsk

Carlisle, E. M. (1986a): Silicon in Animal Tissues and Fluids. Academic Press. Inc. New York

Carlisle, E. M. (1986b): Silicon as an essential trace element in animal nutrition. In: Ciba Foundation Symp. 121: Silicon biochemistry., John Wiley u. Sons, Chichester u. a., S. 123-139

Ceriello et al. (1988): Zitiert bei Ivkovič (2005)

Charlton, B.; A. Bacelj; T. E. Mandel (1988): Administration of silica particles or anti-Lyt2 antibody prevents beta-cell destruction in NOD mice given Cyclophosphamide. Diabetes 37, S. 930-935

Charnot, A. (1953): Maroc. med. 32, S. 589-597. In: M. G. Voronkov; G. L. Zelchan; E. Lukevitz (1975): Silizium und Leben. Akademie-Verlag, Berlin

Charnot, Y; G. Peres (1977): Silicon, endocrine balance and mineral metabolism (calcium and magnesium). Nobe-Symp. 1978. Volume Date 1977 40. Biochem. Silicon Reat. Probl. S. 269-280

Chen, F.; P. Cole; L. Wen; Z. Mi; E. J. Trapido (1994): Estimates of trace elements in Chinese farmers. Journal of Nutrition 124/2, S. 196-201

Colic, M.; K. Pavelic (2000): Molecular mechanisms of anticancer activity of natural dietetic products. Journal of Molecular Medicine 78, S. 333-336

Colic, M.; K. Pavelic (2002): Immunostimulatory effect of natural clinoptilolite as a possible mechanism of its antimetastatic ability. Journal of Cancer Research and Clinical Oncology 128, S. 37-44

Čuikova und Voshakov (1999): Lehrstuhl für Infektionskrankheiten der staatlichen Universität Tomsk

Čuprova, A. V.; G. F. Mironova; Sukhobeva (1997): Anwendung des Litovits in der Behandlung der älteren Kinder. Proceedings der internationalen wissenschaftlichen Konferenz „Naturmineralien im Dienste der Menschheit". Novosibirsk, S. 135-137 (russisch)

Daskalov, N. (2006): Auswertung der Laboruntersuchung bei Patienten mit Lebererkrankung. Auszüge vorliegender Forschungsergebnisse, S. 19-20

Davis, D. H.; C. S. Giannoulis; R. W. Johnson; T. A. Desai (2002): Immobilization of RGD to (111) silicon surfaces for enhanced cell adhesion and proliferation. Biomaterials 23/19, S. 4019-4027

Delva, V. A. (1963): Trace elements in malignant tumors of man. Trudy Donetsk Gos Med. Inst. 23, S. 17-21

Delva, V. A. (1973): Level of some trace elements in brain tumors in relation to the histostructures and phases of it's biological evolution. Mikroelement Med. 4, S. 64-69

Deutsches Ärzteblatt (2004): Jg. 101, Heft 31-31, 2. August 2004, S. C1735

Djaikov, J. J. (2003): Klinische Studie zur Wirkung von Litovit bei der Ausleitung von Schwermetallen aus dem menschlichen Körper. Forschungsbericht der Tshelbinsker Staatlichen Medizinischen Akademie des Ministeriums für Gesundheitswesen der Russischen Föderation. (russisch)

Esina, L. V. (1999): Erste Erfahrungen bei der Anwendung von Litovit in einer dermatologischen Praxis. Proceedings der Konferenz „Naturmineralien im Dienste der Menschheit". Ekor-Verlag, Novosibirsk, S. 197-108

Goldstein, F. (1932): In: K. Kaufmann (1997): Silizium, Heilung durch Ursubstanz. Helfer Verlag, E. Schwabe GmbH, Bad Homburg

Hecht, K.; M. M. Chananaschwili (1984): Zur Psychologie, Physiologie und Pathologie der Emotionen. In: M. M. Chananaschwili; K. Hecht: Neurosen. Akademie Verlag, Berlin, S. 167-222

Hecht, K.; E. N. Hecht-Savoley (2005): Naturmineralien, Regulation, Gesundheit. Schibri-Verlag, Berlin, Milow

Hecht, K.; H.-P. Scherf; Y. Yilmas; P. Melfert (2006): Effektivitätsnachweis einer chronopsychobiologische orientierten Naturheilkur mittels Blutdruckentspannungstest (BET). Phys. Med. Rehab. Kurort (zum Druck eingereicht)

Heine, H. (1991): Lehrbuch der biologischen Medizin. Hippokrates, Stuttgart

Hoff, F. (1957): Fieber, unspezifische Abwehrvorgänge, unspezifische Therapie. G. Thieme Verlag, Stuttgart

Ivkovič, S; V. Hegedusic; M. Colditz; D. Zabcic (2000): Magamin gegen freie Radikale. Forschungsergebnisse. Berichte und Informationen zum Thema Megamin. Berlin

Ivkovič, S; D. Zabcic (2002a): The effect of tribomechanically activated zeolite (TMAZ) on total antioxidant status of healthy individuals ad patients with malignant disease. Free Radic Biol. Med. 33, Suppl. 1, S. 172

Ivkovič, S; D. Zabcic (2002b): Antioxidative Therapy: nanotechnology product TMA-Zeolite reduces oxidative stress in cancer and diabetic patients. Free Radic. Biol. Med. 33 (suppl. 2), S. 331

Ivkovič, S.; A. Müller-Schubert (2004): Oxidativer Stress-Risikofaktor Nr. 1 für Ihre Gesundheit. Astra GmbH, Schlanstedt

Ivkovič, S. (2005): Oxidativer Stress bei Diabetes mellitus. Forschungsbericht Klinomed. Institut für angewandte Nanotechnologie und Nanomedizin, Berlin-Buch

Ivkovič, S. (2006a) Diabetes mellitus. Megamin Produktvorstellung

Ivkovič, S. (2006b): Tumorkrankheiten. Megamin Produktvorstellung

Ivkovič, S. (2006c): HIV-AIDS und Hepatitis. Megamin Produktvorstellung

Kalliomaki, P. L.; P. Paakko; K. Malmqvist; J. Pallon; S. Antila; H. Vainio; K. Kalliomaki; S. Sutinen (1987): Miltielement analysis in human long tissue correlatet with smoking, pulmonary emphysema and lung cancer. Journal of Aerosol Science 18/6, S. 711-715

Kamakina, M. V. (1999): Anwendung von Litovit bei chronischer Akne. Proceedings der Konferenz „Naturmineralien im Dienste der Menschheit. Ekor-Verlag, Novosibirsk, S. 116-117

Kanehiro, H.; H. Nakano; Y. Nakajima; N. Segewa; Y. Murao; K. Nakagawa; K. Schiratori (1984): Triple-combination therapy with cyclosporine, antithymosyte, serum and silica in pancreatic. Islet xenografting transplantation proceedings 19, S. 1276-1278

Kapskaya, E. I. (1968): Data on silicon metabolism in an animal. Mikroelem. sel Khoz Med. 4, S. 214-218

Katic, M.; B. Bosnjak; K. Gall-Troselj; I. Dikie; K. Pavelic (2006): A clinoptilolite effect on cell media and the consequent effects on tumor cells in vitro. Frontiers in Bioscience 11, S. 1722-1732

Kaznatčeyev, V. P.; Ya. P. Skorin (1981): Langzeitrhythmen (vitalitätsrhythmen) bei der Adaptation an extreme Bedingungen. In: J. Schuh; K. Hecht; J. A. Romov: Chronobiologie und Chronomedizin. Akademie-Verlag, Berlin, S. 575-587

Khalilov, E. N.; R. A. Bagirov (2002): Natural Zeolites, their Properties, Production and Application. International Academy of Science Baku, ISBN 5-8066.1006-4, S. 1-347

Khasnulin, V. I.; V. G. Selyatizkaya; P. V. Khasnulin (1999): Anwendung von Litovit bei der Maladaption von Tunnelbauarbeitern der Stadt Seveso-Minsk. Proceed. Konferenz „Naturmineralien im Dienste der Menschheit", Ekor-Verlag, Novosibirsk, S. 161-163

Kiselev, P. N.; E. S. Nakhilnizkaya (1960): Einige Fazite der Erforschung der Wirkung der ionisierenden Strahlung auf die Permeabilität des Gewebes. (russisch) Med. radiologiya 5/9, S. 73-82

Korotaev, T. K.; M. A. Čllenov; A. V. Kiryanov; G. A. Ivanikov; A. I. Azarshvili; E. K. Kuznezova; I. M. Altykhova; I. M. Papfenova (1992): Modifiziertes Kalziumalginat – ein hocheffektives Mittel zur Ausleitung von radioaktivem Stronzium. (russisch) Radiobiologiya 1, S. 126-129

Kotova, N. V.; K. N. Syvorova (2002): Juvenile Akne. Ekor-Verlag, Moskau, Novosibirsk

Kuzin, A. M.; V. A. Kolylov (1983): Radiotoxine. (russisch) Nauka, Moskau, S. 1-174

Kvirikadze, N. A. (1967): Content of trace elements in the urine of patients with bladder tumors. Soobsch. Akad. Aauk Grus. SSR 45/1, S. 241-245

Landgrebe et al. (2007): J. of Psychosomatic Research 62/3, S. 283-288

Lee, K. G.; C. Y. Pak; K. Amono; I. W. Yoon (1988): Prevention of lymphocytic thyroiditis and insulitis in diabetes-prone BB rats by the depletion of macrophages. Diabetologie 31/6, S. 400-402

Lelas, T., Vesna (2002): Projekt TMAZ-Megamin. Zusammenfassung der Forschungsergebnisse 1997-2002. Informationsmaterial nur für Wissenschaftler, Ärzte, Heilpraktiker und Therapeuten, Zagreb 02.04.2002

Lelas, T.; A. Lelas (2004): Präliminere Studie über die Verwendung von Megamin zur Senkung der Anteile von Lactaten und Ammonium im menschlichen Körper. Wissenschaftlicher Bericht, Zagreb

Linandakis, N. M. (2004): Vitamins and minerals can improve sleep. Sleep and Health, 03, S. 4, ISSN 1547-1586

Lindsley, D. B. (1951): Emotion. In: S. S. Stevens (ed.): Handbook of Experimental Psychology. Wiley, New York

Maltoni, C.; F. Minardi (1988): First available results of long-term carcinogenicity bioassay on detergancy zeolites (MS 4A and MS 5A). Ann. N. Y. Acad. Sci. 534, S. 978-85

Marczynski, B. (1988): Carcinogenesis as the result of the deficiency of some essential trace elements. Medical Hypotheses 26/4, S. 239-249

Mironova, G. F. (1999a): Prilmenecie BAF k pische tipa "Litovit" pediatrie. (Anwendung des Nahrungsergänzungsmittels vom Typ Litovit in der Pädiatrie) Nowosibirsk, Nov. S. 1-21

Mironova, G. F. (1999b): Dreijährige Erfahrungen der Anwendung von Litovit in der klinischen Pädiatrie (russisch). Abstraktband: Materialien der wissenschaftlich-praktischen Konferenz „Naturmineralien im Dienste des Menschen: Mineralien in Umwelt und Leben". Ekor-Verlag, Novosibirsk, S. 133-134

Moskalev; Yu, J. (1992): Funktional-strukturelle Störungen in der Leber der wilden Nagetiere aus den Havariegebieten des AKWs von Tschernobyl. Radiobiol. 1, S. 19-22

Nikolayev, V. N. (1999): Zum Einfluss der Naturzeolithe und Tone auf das ZNS-Verhalten sowie auf Funktionen der Fortpflanzung (Kriterien der Optimierung des Verhaltens). Proceedings der wissenschaftlich-praktischen Konferenz (mit internationaler Beteiligung) „Naturmineralien im Dienste der Menschheit". Novosibirsk, Verlag Ekor, S. 57-59 (russisch)

Novizkaya, Z. T. (1999): Anwendung des Litovits in der therapeutischen Praxis des Arztes. Proceedings der wissenschaftlich-praktischen Konferenz (mit internationaler Beteiligung) „Naturmineralien im Dienste der Menschheit". Novosibirsk, Verlag Ekor, S. 135-136 (russisch)

Ohshima, S.; M. Takahama (1987): Elemental analysis of particulate pollutants in the human lung, lung cancer cases in four residential areas. Igaka no Ayumi 140/3, S. 169-170

Oschilewski, U.; U. Kiesel; H. Kolb (1985): Administration of silica prevents diabetes in BB-rats. Diabetes 34, S. 197-199

Pavelic, K; M. Hadzija; Lj Bedrica; J. Pavelic; I. Dikic; M. Katic; M. Kralj; M. H. Bosnar; S. Kapitanovic; M. Poljak-Blazi; S. Krizanac; R. Stojkovic; M. Jurin; B. Subotic; M. Colic (2001): Natural zeolite cliniptilolito: new adjuvant in anticancer therapy. J. Mol. Med. 78, S. 708-720

Pavelic, K.; M. Katic; V. Sverko et al. (2002): Immunostimulatory effect of natural clinoptilolite as a possible mechanism of its antimetastatic ability. J. Cancer Res. Clin. Oncol. 128, S. 37-44

Pavlova, N. T.; O. B. Zaizev (1999): Analyse der Erfahrungen bei der Anwendung von Litovit unter den Bedingungen einer Poliklinik. Proceedings der wissenschaftlich-praktischen Konferenz (mit internationaler Beteiligung) „Naturmineralien im Dienste der Menschheit". Novosibirsk, Verlag Ekor, S. 140-142 (russisch)

Perger, F. (1988): Fragen der Herderkrankung. Deutscher Zahnärztekalender, Carl Hauser Verlag, München, Wien, S. 23-38

Perger, F.(1990a): In: A. Pischinger (Hrsg.): Das System der Grundregulation. 8. Aufl. 3. Teil: Die therapeutischen Konsequenzen aus der Grundregulationsforschung. Haug Verlag, Heidelberg, S. 140-231

Perger, F. (1990b): Die Revision des Herdbegriffs. Der praktische Arzt. Österreichische Zeitschrift für Allgemeinmedizin 44, S. 923-931

Pesterev, L. N.; B. S. Oksenkov; N. P. Labzovskaya; L. D. Mikhaylenko; R. A. Motova; I. G. Belyalova (1999): Litovit in der komplexen Behandlung der Dermatosen. Proceedings der internationalen wissenschaftlichen Konferenz „Naturmineralien im Dienste der Menschheit". Ekor-Verlag, Novosibirsk, S. 145-146 (russisch)

Pfeifer, B. L. (2006): Direktor Klinische Forschung Abt. Onkologie Aeskulapklinik, CH 6440 Brunnen. Brief an T. Lelas (01.11.2006) über Ergebnisse der Anwendung von TMAZ bei Patienten mit Prostatakrebs.

Pinčuk, V. G.; V. V. Nikitčenko; B. Ya Goldshmidt; L. I. Andrutshak; Ya. I. Serkiz (1991): Biologische Effekte bei Tieren im Zusammenhang mit der Havarie des AKWs von Tschernobyl. (russisch) Radiobiologiya 4, S. 648-653

Pischinger, A. (1990): Das System der Grundregulation. 1. Aufl. (1975) und 8. Aufl. (1990), Haug Verlag, Heidelberg

Poljak-Blazi, M; M. Katic; M. Kralj; N. Zarkovic; T. Marotti; B. Bosajak; V. Sverko; T. Balog; K. Pavelic (2001): In vitro and in vivo effect of natural clinoptilolite on melignant tumors. Stud. Surf Sci Catal. 135, S. 5309-5316

Popov, A. N.; M. M. Minnebayev (1997): Endotoxemie bei experimenteller Acholie. (russisch) Biol. eksperim. biolmed. 123/1, S. 101-102

Romanov, G. A. (2000): Zeolithe: Effizienz und Anwendung in der Landwirtschaft. Sammelband der russ. Akademie der Landwirtschaftswissenschaften Band II, russisch, Moskva

Roninson, A. G.; Y. B. Novoselov; N. N. Kostina (1999): Die Perspektive der Anwendung der Mittel mit selektiven Ionenaustausch- und Sorbenteigenschaften zur Erreichung des immunomodulierenden Effekts. Proceeding der wissenschaftlich-praktischen Konferenz „Naturmineralien im Dienste des Menschen", Ekor, Novosibirsk, s. 147-149

Ruegg, J. C. (2006): Gehirn , Psyche und Körper. Schattauer Verlag, 3. Auflage

Rimpler, M. (1987): Der Extrazellulärraum – eine unterschätzte Größe. Ein neuer Ansatz der Zellpathologie. Therapie Woche 37, S. 37-40

Sandritter, W. (1962): Der heutige Stand der Krebsforschung. Strahlentherapie 118, S. 161

Schandry, R. (1998): Lehrbuch Psychophysiologie. Beltz, Psychologie Verlags Union, Weinheim

Schedlowski, M.; U. Tewes (1996): Psychoneuroimmunologie. Spektrum Akademischer Verlag, Heidelberg, Berlin, Oxford

Schlitter, H. E. (1992): Die unspezifische Rolle des vegetativen Nervensystems und der Matrix bei Gewebswachstum und Differenzierung am Beispiel der Krebsengtstehung und Krebsausbreitung. In: H. Heine; P. Anastasiadis (eds): Normal Matrix and Pathological Conditions. Gustav Fischer Verlag, Stuttgart, Jena, New York, S. 29-42

Schlitter, H. E. (1995): Die Krebskrankheit aus ganzheitlicher Sicht eines biologisch unteilbaren Organismus. Der Deutsche Apotheker 47/4, S. 1-13

Schober, R. (1953): Beziehungen der Nebennierenrindenhormone zum experimentellen Geschwulstwachstum. 2. Krebsforschung 59, S. 28.43

Scholl, O.; K. Letters (1959): Über die Kieselsäure und ihre physiologische Wirkung in der Geriatrie. München, Medizinische Wochenschrift 101/5, S. 2321-2325

Schulz, J.; K. Gulbin; S. Ivkovič; P. Bendzko (2005a): Klinische Fallkontrillstudie mit Megamin (TMAZ) bei Patienten mit Diabetes mellitus Typ 2. Forschungsbericht Klinomed. Institut für angewandte Nanotechnologie und Nanomedizin, Berli-Buch

Schulz, J.; K. Gulbin; G. Gulbin; S. Ivkovič; P. Bendzko (2005b): Fallkontrollstudie der Schuppenflechte mit Megamin (TMAZ). Neue Möglichkeiten bei der Behandlung der Psoriasis (Schuppenflechte) mit neuartigen Antioxidantien. Forschungsbericht Klinomed. Institut für angewandte Nanotechnologie und Nanomedizin, Berli-Buch

Sha, Y; P- Liu; Dong Y; P. Zhang; Z. Yang; Y. Wu; J. Li; D. Lin; Y, Wang; D. Zhang (1993): Study on the collelation of trace elements in human scalp hair with esophageal cancer by PIXE. Nuclear Instruments and Methods in Physics, Research Section B. Baem Interaction with Materials and Atoms, B75 (1-4), S. 177-179

Shakov, Y. I. (1999): In: O. A. Veretenina; N. V. Kostina; T. Novoselova; Y. B. Vovoselov; A. G. Ronnisonn (2003): Litovit. Novosibirsk, S. 38-39

Shatkin, O. A.; V. N. Sivačenko; A. F. Tkač; Ya. B. Novoselov (1999): Einwirkung von Litovit auf einige physiologische Funktionen gesunder Männer im Examensstress. Proceedings der wissenschaftlich-praktischen Konferenz (mit internationaler Beteiligung) „Naturmineralien im Dienste der Menschheit". Novosibirsk, Verlag Ekor, S. 109-113 (russisch)

Shen, G.; J. Lin; P. Li; F. Chen (1987): Quantitative analysis of biochemical components and inorganic elements of coal miners' lung carcinoma tissue. Zhonghua Yufang Yexue Zazhi 21/3, S. 133-136

Simonton, O. C.; St. M. Simonton; J. Creighton (1994): Wieder gesund werden. Rowohlt-Sachbuch, Rembeck bei Hamburg

Suvorova, K. N.; N. V. Kotova; M. V. Kamakina (1999): Komplexe Behandlung von Patienten mit Akne unter Einbeziehung von Sorbentien. Proceedings der internationalen wissenschaftlichen Konferenz „Naturmineralien im Dienste der Menschheit". Ekor-Verlag, Novosibirsk, S. 154-155 (russisch)

Suvorova, K. N.; S. L. Gombolovskaya; M. V. Kamakina (2000): Hyperandrogene Akne bei Frauen. Ekor, Moskau, Novosibirsk, S. 1-72

Tsherbo, A. P.; A. L. Zeldin; N. A. Belyakov (1998): Mediko-ökologische Aspekte des Strahlenschutzes der Bevölkerung. (russisch) Efferentnaya terapiya 4/1, S. 57-62

Tsitsishvili G. V; T. G. Andronikasvili; G. N. Kirov; L. D. Filizova (1992): Natur Zeolites. Ellis Horwood Chi-chester

von Uexküll, Th. (2003): Psychosomatische Medizin. Urban und Fischer, München, Jena, S. 1-1564

Urbanski, A. S.; Ov. V. Glazunov; N. V. Sutyrina (1999): Erfahrungen bei der Anwendung von Litovit M bei Kombinationstherapie chronischer Dermatosen. Proceedings der internationalen wissenschaftlichen Konferenz „Naturmineralien im Dienste der Menschheit". Ekor-Verlag, Novosibirsk, S. 159-160 (russisch)

Vasilenko, I. Ya. (1992): Biologische Wirkung der Produkte der Kernteilung. (russisch) Radiobiologiya 1, S. 60-68

Veretenina, O. A.; N. V. Kostina; T. I. Novoselova; Ja. B. Novoselov; A. G. Roninson (2003): Litovit. Novosibirsk, Izdar (Verlag) Ekor, S. 1-103 (russisch), ISBN 5-85618-107-7

Veretenina, O. A. (2004): Methode zur Aufklärung der Mechanismen der biometallinduzierten Stoffwechselstörungen bei akutem Mypkardinfarkt. Dissertation. Novosibirische Staatliche Medizinische Akademie, Novosibirsk (russisch)

Voigt, K. H.; H. L. Fehm (1983a): Psychoendokrinologie. Int. Welt 6, S. 130-136

Voigt, K. H.; H. L. Fehm (1983b): Hormone und Emotionen. In: H. A. Euler; H. Mandl (Hrsg.): Emotionspsychologie. Urban und Schwarzenberg, München

Volkova, E. M. (1998): Immunsystemzustand bei Bergungsleuten der Tschernobylhavarie auf AKW mit neuropsychischen Störungen in der entfernten Periode nach der Havarie. Autoreferat der Doktordissertation Sgmutoursk

Voronkov, M. G.; G. L. Zelchan; E. Lukevitz (1975): Silizium und Leben. Akademie-Verlag, Berlin

Voronkov, M. G. (1979): Biological activity of silatrans. Top. Cur. Chem. 84, S. 77-135

Voronkov, M. G. (1983): Wunderelement des Lebens. Asimut, Irkutsk, S. 1-107 (russisch)

Wannagat, W. (1971): Mitt. Techn. Univers. Carolo-Wilhemina, Braunschweig 6/2-3, S. 11

Warnke, U. (2005): Schädigungen des Menschen durch Hochfrequenzsender sind seit Jahrzehnten „Stand des Wissens". Teil I: Pathologischer Wirkungsmechanismus der Schädigung: induzierter nitrosativer/oxidativer Stress. Teil II: Physikalisch möglicher Mechanismus der Schädigung: No-Radikal-Anregung und Stabilisierung durch Kombination von DC-Feldern mit Radio- und Mikrowellen. Tagungsband 1. Bamberger Mobilfunk-Ärzte-Symposium 29.01.2005

Werner, H. (1968): Botanical Society Report 81/9, S. 425. In: K. Kaufmann (1997): Silizium – Heilung durch Ursubstanz. Helfer-Verlag E. Schwabe GmbH, Bad Hamburg

Wolfener Analytik GmbH froximun (2006c): Untersuchung der Absoption von Schwermetallen und Amonium durch MAC. Auszüge vorliegender Forschungsergebnisse, S. 35-40

Wright, J. R. jr.; P. E. Lacy (1989): Silica prevents the induction of diabetes with complete Freund's adjuvant and low-dose streptotocin in rats. Diabetes research 11/2, S. 51-52

Zarkovic, N.; K. Zarkovic; M. Kralj; S. Borovic; S. Sabolovic; M. Poljak-Blazi; A. Cipak; K. Pavelic (2003): Anticancer and antioxidative effects of micronized zeolite clinoptilolite. Anticancer Res. 23, S. 1589-1595

Teil III

Carlisle, E. M. (1972): Silicon an essential element for the chick. Science 178, S. 619-621

Cayeux, L. (1894): Bull. Soc. geol. France 22, S. 197, In: Voronkov, M. G.; G. L. Zelchan; E. Lukevitz (1975): Silizium und Leben. Akademie-Verlag, Berlin

Herrera, L. A. (1928): Att. Acad. naz. Lincer 7/6, S. 544. In: Voronkov, M. G.; G. L. Zelchan; E. Lukevitz (1975): Silizium und Leben. Akademie-Verlag, Berlin

Kervran, C. L. (1989): Biologische Transmutation. Autorisierte Übersetzung des englischen Werks (Deutsch von Helmut Lasarcyk). Nach der englischen Version von Michel Abehsera. 2. Auflage, Happiness Press P. O. Box DD Magalia California 95954, ISDN 0-916508-47-1

Panda, A. (1962): Indian Pulp and Paper 16, S. 470. In: Voronkov, M. G.; G. L. Zelchan; E. Lukevitz (1975): Silizium und Leben. Akademie-Verlag, Berlin

Pirie, N. W. (1956): Brit. J. Philos. Sci. 6, S. 341. In: Voronkov, M. G.; G. L. Zelchan; E. Lukevitz (1975): Silizium und Leben. Akademie-Verlag, Berlin

Samoulov, I. I. (1957): Rol Mikroorganizamov v pitanii rasteniy i povyshenic effectivnosti bakterialnnykh udobreniy. Moskau (russisch)

Sedlak, W. (1961): Zerz naukowe (Lublin) Nr. 3, S. 95. In: Voronkov, M. G.; G. L. Zelchan; E. Lukevitz (1975): Silizium und Leben. Akademie-Verlag, Berlin

Sedlak, W. (1965): Kosmos (Warszawa) Ser. A 14, S. 23. In: Voronkov, M. G.; G. L. Zelchan; E. Lukevitz (1975): Silizium und Leben. Akademie-Verlag, Berlin

Sedlak, W. (1967): Rola Kremn w ewolucj, biochemicznej zycia. Warszawa (polnisch). (Die Rolle des Siliziums in der Evolution des biochemischen Lebens.)

Voronkov, M. G.; G. L. Zelchan; E. Lukevitz (1975): Silizium und Leben. Akademie-Verlag, Berlin

Weitere umfassende Informationen
zum Verlagsprogramm finden Sie unter:

www.spurbuch.de